Beltz Taschenbuch 830

Über dieses Buch:
Vor dem unter Jugendlichen und Erwachsenen relativ weit verbreiteten Gebrauch von Ecstasy, aber auch anderen Designerdrogen
oder psychoaktiven Pflanzen die Augen zu verschließen, hilft weder
den »Usern« noch denen, die mit ihnen zu tun haben, seien es Eltern, Lehrer, Psychotherapeuten oder Sozialarbeiter. Ausführlich erklärt der Autor die Wirkungsweise der beteiligten Stoffe und berichtet sachlich, wie problematisch vor allem der unüberlegte Umgang
mit den neuen Drogen insgesamt sein kann – ob Ecstasy, Ketamin
oder »Engelstrompete«.
Darüber hinaus schlägt er wirksame Strategien vor, die es dem Benutzer von Ecstasy und ähnlichen Rauschdrogen ermöglichen, die
künstliche Welt, in die er sich begeben hat, wieder zu verlassen, insbesondere wenn damit auch positive Erfahrungen verbunden gewesen sind. Eine wirksame Drogenbekämpfung ist seiner Meinung
nach keine Frage psychiatrischer Diagnostik oder der Moral, sondern muß ebenso das gesellschaftliche Klima, in dem Drogen konsumiert werden, und die Gründe für den Gebrauch beim Einzelnen
mitberücksichtigen.
Auf diese Weise gelingt dem Autor ein neues und umfassendes Konzept für die Vorbeugung und Therapie, das sich in der Praxis be-
währt und in Fachkreisen große Anerkennung gefunden hat.

Der Autor:
Helmut Kuntz ist Familientherapeut und seit langem in der Drogenberatung tätig. Er kennt die »Szene« genau und verfügt über eine
fundierte Beratungspraxis mit Ecstasy-Konsumenten bzw. den
Usern anderer Rauschdrogen. Therapeutisch gilt dem Autor die Einbeziehung des Körpers als besonders wichtig, positive Strategien zur
Suchtentwöhnung zu entwickeln. 2000 erschien von ihm bei Beltz
sein vielbeachtetes Buch »Der rote Faden in der Sucht. Neue Ansätze in Theorie und Praxis«.

Helmut Kuntz

Ecstasy – auf der Suche nach dem verlorenen Glück

Vorbeugung und Wege aus Sucht und Abhängigkeit

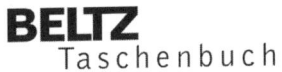

Besuchen Sie uns im Internet:
www.beltz.de

Beltz Taschenbuch 830
2001 Beltz Verlag, Weinheim und Basel
Erweiterte Neuausgabe

© 1998 Beltz Verlag,Weinheim und Basel
Umschlaggestaltung: Federico Luci, Köln
Umschlagabbildung: © Hartmut Müller-Stauffenberg, Ullstein Bilderdienst
Satz: Satz- und Reprotechnik GmbH, Hemsbach
Druck und Bindung: Druckhaus Beltz, Hemsbach
Printed in Germany

ISBN 3 407 22830 9

Inhalt

Vorwort zur zweiten Auflage

Die unendliche Geschichte der Rauschmittel

Als mein Ecstasy-Buch 1998 in der ersten Auflage erschien, erfuhr ich unerwartet viele Reaktionen. Aus allen Teilen der Republik erreichten mich Anrufe von Menschen, die mit Ecstasy in Berührung waren. Besorgte Eltern erhofften sich von mir Hilfe für ihre Söhne und Töchter, deren Leben durch die Droge aus den Fugen geraten war. Da ein Therapietourismus ihre Probleme indes nicht gelöst hätte, konnte ich sie nur an die Sucht- und Drogenberatungsstellen vor Ort verweisen, in der Hoffnung, daß sie dort auf kompetente Ansprechpartner treffen würden. Viele regelmäßige Gebraucher von Ecstasy wandten sich nach der Lektüre meines Buches aus eigenem Antrieb an mich, weil sie mit den unliebsamen Folgen ihres Drogenkonsums nicht mehr zurechtkamen und sie sich in dem, was ich über die tieferen Wirkungen der »Glückspillen« geschrieben hatte, wiederfanden. Mit etlichen von ihnen ist die gemeinsame Arbeit inzwischen erfolgreich beendet. Andere konsumieren zwar nicht mehr, verspüren aber immer noch die Langzeitfolgen ihres Drogengebrauchs. Von gemeinsamer Suche geprägt war der Austausch mit Ärzten, Therapeuten und Pflegepersonal von Suchtkliniken und psychiatrischen Einrichtungen über Erfolg versprechende Behandlungsmöglichkeiten der durch Ecstasy und andere Partydrogen völlig aus dem Gleichgewicht geworfenen jungen Menschen. Allen damaligen Anrufen gemeinsam war die tiefe Ratlosigkeit, die das Phänomen »Ecstasy« sowohl bei Konsumenten, die die Macht der Droge unterschätzt hatten, wie bei Eltern oder professionellen Helfern hervorrief. Daran hat sich bis heute nichts Wesentliches geändert. Die möglichen Negativfolgen eines unbedachten Ecstasykonsums sind tückisch und unter Umständen äußerst schwierig zu behandeln.

Ein schlimmer Anfangsverdacht hat sich erhärtet. Es steht mittlerweile außer Zweifel, daß Ecstasy und andere synthetische (Designer)drogen die Gehirnfunktionen der Konsumenten erheblich beeinträchtigen bzw. sogar langfristig schädigen können. Am nachhaltigsten untermauert dies eine neuere Studie von Mitarbeitern der Abteilung Psychiatrie und Psychotherapie der Hamburger Universitätsklinik Eppendorf. Die Studie weist nach, daß das Ausmaß an drogeninduzierten psychiatrischen Störungen bei Ecstasykonsumenten besorgniserregend hoch ist. Mehr als ein Viertel der psychologisch-psychiatrisch sowie neurologisch und internistisch sorgfältig untersuchten 107 Konsumenten wiesen eine substanzbedingte psychotische Störung mit Halluzinationen, Personenverkennungen, Wahn, Beziehungsideen und psychomotorischen Störungen auf. Besonders ausgeprägt waren zudem Gedächtnisstörungen in einem das alltägliche Leben beeinträchtigenden Ausmaß. Allerdings muß auch diese Studie die Antwort auf die Frage schuldig bleiben, ob die Schädigungen der Gehirnfunktionen bei Ecstasygebrauchern dauerhaft sind oder sich langfristig wieder zurückbilden. Zumindest bei hochdosiertem Dauerkonsum von Ecstasy und weiteren Substanzen der Partypillen-Kultur sind bleibende Beeinträchtigungen jedoch wahrscheinlich. Bemerkenswert ist der Hinweis der Studie, daß Ecstasykonsumenten gute Einsichtsfähigkeit in psychodynamische Zusammenhänge mitbringen, die sie für psychotherapeutische Behandlungen zugänglicher machen können, als ihnen bisher in der Praxis nachgesagt wird. Die Medien haben die Ergebnisse der Hamburger Untersuchung begierig aufgesaugt. Horrormeldungen und Überschriften wie

II

»Todestanz im Gehirn« sind jedoch ein völlig unangemessener Umgang mit den Fakten.

Ebenfalls unangemessen erscheint mir im übrigen jener diagnostische »Terror« vieler psychiatrischer Studien über Persönlichkeitsstörungen bei Konsumenten illegaler Rauschmittel, die mir mit Diagnosen wie drogeninduzierte Psychose, dissoziale-, oder narzißtische Persönlichkeitsstörung bzw. Borderline-Syndrom, um nur die häufigsten zu nennen, allzuschnell bei der Hand sind. Über in sich schlüssige und erfolgreiche Behandlungskonzepte verfügt die Psychiatrie indes weniger. Und selbst dort, wo sorgfältig erstellte Diagnosen ihre vorläufige Berechtigung haben, ist die damit einhergehende Pathologisierung der Drogengebraucher einem Behandlungserfolg wenig dienlich. Sie schafft im zwischenmenschlichen Raum schnell unüberbrückbare Gräben; vor allem, wenn die Pathologisierung der Patienten mit der subtilen Überheblichkeit oder sogar Verachtung des »besseren Menschen« daherkommt. Oft genug machen sich die Mitarbeiter psychiatrischer Einrichtungen nicht einmal die Mühe, den eigentlichen Gehalt dessen zu verstehen, was die Konsumenten potenter Psychodrogen über ihr Rauscherleben berichten. Vieles von dem, was jene unter Drogeneinfluß erleben und was die Substanzen in ihrem Inneren bewirken, wird völlig zu Unrecht als psychotische Wahnvorstellung oder Wahrnehmungsverzerrung bezeichnet. Viele Drogenerlebnisse, die sich beim Erzählen zunächst noch so unglaubwürdig oder »verrückt« anhören, sind mitnichten echte Wahnvorstellungen oder Halluzinationen. Für den Einzelnen sind sie häufig sogar unabwendbarer Bestandteil seiner persönlichen Lebenswahrheit. Es ist eine Wesensart vieler Psychodrogen, daß sie die Benutzer in Bereiche ihrer Innenwelt führen, die ihnen unter normalen Umständen nicht zugänglich sind (siehe Kapitel 5). Seelisches Erleben unter Drogeneinfluß ist vielfach so weit jenseits all dessen, was wir in unserer normalen Erfahrungswelt als wirklich und real zu erachten bereit sind, daß es viele Drogengebraucher in tiefe Verwirrung über das Erlebte stürzt. Sie wissen es in keinen persönlichen Lebenszusammenhang einzuordnen. Insofern klingen ihre Erzählungen darüber für die meisten Außenstehenden erst einmal verrückt. Für viele Drogengebraucher spielt sich hier ein echtes Drama ab, und zwar im doppelten Sinne. Nicht nur, daß sie unter dem Einfluß spezifischer Rauschmittel bestimmte unvorhersehbare Erfahrungen machen, die sie nicht verstehen und einordnen können, und die sie daher vielleicht selbst glauben machen, sie seien verrückt geworden. Sie werden damit auch noch häufig alleine gelassen bzw. ausdrücklich als psychotisch diagnostiziert, und zwar nur deshalb, weil sich so selten jemand wirklich der Mühe unterzieht, mit ihnen zusammen zu suchen und zu verstehen, welche Botschaft oder welche persönliche Wahrheit ihr Drogenerleben beinhalten könnte. Vieles, was anfänglich wahnhaft und unerklärlich erscheint, läßt sich vor dem Hintergrund der Lebensgeschichte eines Menschen aufklären, wenn man ernsthaft nach klärenden Zusammenhängen forscht. Wer jedoch nicht glaubt, daß die Wirkungen mächtiger Psychodrogen mehr sein können als deregulierte Funktionen in der feinen Architektur des menschlichen Gehirns, wird sich nie auf die Suche nach dem Sinn rauschbedingter Erlebnisinhalte machen. Zugegeben: Es ist äußerst schwierig, echte Wahnvorstellungen von wahnhaft erscheinenden Erzählungen zu unterscheiden. Es existieren hierfür keinerlei objektive Kriterien. Ich kann mich auch persönlich dabei nur auf mein Gefühl verlassen. Aber je mehr man über die verkannten Wirkungen von Psychodrogen weiß und je mehr man seiner Intuition und der inneren Wahrheit wie Kompetenz des Klienten vertraut, desto eher kann man angeblich psychotische Vorstellungen ihres Wahns entkleiden, sie in unsere sogenannte Normalität überführen und dem Klienten damit vielleicht sogar eine leidvolle psychiatrische Karriere ersparen.

Manche Nutzer potenter Rauschmittel bleiben indes tatsächlich im Niemandsland hängen, in das sie die Wirkungen der Drogen geführt haben. Sie sind dort auf unabsehbare Zeit verloren, weil sie den Weg in die reale Welt nicht mehr wiederfinden. Leider müssen wir hinzufügen, daß ihre Zahl im Zusammenhang mit der nahezu beliebigen Verfügbarkeit neuer Drogen und einer wachsenden Experimentierbereitschaft vieler junger Menschen steigt. Diese Tatsache bestätigen nicht nur neuere systematische Studien. Ich verlasse mich hierbei auch auf meine eigenen Beobachtungen. Ich treffe in meiner Alltagsarbeit immer häufiger auf junge Menschen, die im Gefolge ihres Partypillenkonsums über die befremdlichsten Symptome klagen. Ernsthaft beunruhigt sind sie oft aber erst, wenn sie »undurchdringlichen Nebel«, »Löcher im Gehirn«, »Blitze und unerträgliche Zuckungen im Kopf« sowie »Gewitter hinter den Augen« verspüren oder sich plötzlich in einem »völlig falschen Lebensfilm« wiederfinden, wenn sie also selbst der Überzeugung sind, daß in ihrem Kopf etwas geschieht, das sie nicht mehr willentlich unter Kontrolle haben. Bei den weitaus meisten klingen diese Erscheinungen nach ein paar Tagen oder Wochen glücklicherweise wieder ab. Bei anderen bestehen sie länger und in einem solchen Ausmaß, daß sie sich in ihrer Alltagsbewältigung ernstlich behindert fühlen. Wiederum andere wirken nur noch wie fremdgesteuerte »Zombies« und nicht mehr von dieser Welt. Sie scheinen unerreichbar. Auch die Psychiatrie kann ihnen nicht helfen. Im Gegenteil: Immer häufiger berichten Kollegen, die in Wohngruppen für psychisch auffällige junge Menschen arbeiten, daß »Opfer« von Partydrogen zu ihnen abgeschoben werden, weil niemand ihnen mehr zu helfen weiß. Deren Diagnose laute unisono: Drogeninduzierte Psychose. Einer meiner eigenen Klienten mußte am Wochenende im Krankenhaus, an das er sich in seiner Not und Angst wandte, die Erfahrung machen, daß der diensthabende Arzt ihn völlig unverrichteter Dinge wieder nach Hause schickte. Jedoch nicht, weil er aus wohl überlegten Erwägungen heraus nicht vorschnell medikamentös in das unkontrolliert tobende »Gewitter im Kopf« des Patienten eingreifen wollte, sondern weil er sich mit den Symptomen des Drogenrausches schlichtweg nicht auskannte.

So wie die Revolution ihre Kinder frißt, kann auch die Welt der »Freizeit-« und Partydrogen ihre Opfer fordern, wenn man sich ihr allzu unbedacht nähert. Die Experimentierfreudigkeit junger Drogengebraucher kennt keine Grenzen, zumal sie sich entsprechend der generellen Schnellebigkeit unserer Zeit immer neuen Rauschdrogen gegenübersehen, deren Wirkungen sie testen wollen. In immer kürzeren Abständen tauchen neue Pillen, kristalline Pulver und Flüssigkeiten auf dem Rauschmittelmarkt auf. Oft handelt es sich um dubiose Produkte, die von den Konsumenten auch nicht angenommen werden, weil sie deren Bedürfnisse nicht treffen. Gelegentlich landen die »Designer« aber »Glückstreffer«, die nach einer ersten Testphase auf dem Markt reißenden Absatz finden, weil die erwünschten Wirkungen des neuen Stoffes als angenehm erlebt werden, die unerwünschten Nebenwirkungen dagegen moderat sind. Der »Markt der unbegrenzten Möglichkeiten« (S. 59ff.) ist jedenfalls fortwährend in Bewegung. Ich beschreibe deshalb einige aktuelle Entwicklungen, die sich seit der Erstauflage meines Buches beobachten lassen.

Für erhebliche Mißverständnisse sorgt »*Liquid Ecstasy*«, eine farb- und geruchlose, leicht salzige Flüssigkeit. Fälschlicherweise wird sie häufig für in Flüssigkeit aufgelöstes Ecstasy gehalten. »Liquid« oder »Fantasy« hat mit den ursprünglichen chemischen Zusammensetzungen von Ecstasy rein gar nichts zu tun. Es handelt sich dabei vielmehr um Gamma-Hydroxybutyrat. GHB wurde ursprünglich als Narkosemittel und zur Unterstützung eines Alkoholentzugs eingesetzt. Wegen unerwünschter Nebenwirkungen büßte es jedoch seine medizinische Bedeutung ein. In der Partyszene hat es mit seiner gleichzeitig euphorisierenden wie entspannenden Wirkung an neuer Popularität gewonnen. Wer jedoch auf Grund des Namens eine Ecstasy-typische Wirkung erwartet, muß sich zwangsläufig betrogen sehen. Gelegentlich wird GHB mit der Absicht genommen, die Wirkung anderer Drogen zu verstärken. Solcher Mischkonsum ist jedoch höchst risikoreich, vor allem in Kombination mit Alkohol. Ein Problem ist die Dosierung von GHB. Ernsthafte Komplikationen bis hin zu vereinzelten Todesfällen durch Überdosierung sind bereits bekannt.

Auch ein weiteres Narkosemittel für die Tier- und Humanmedizin, *Ketamin*, wird mittlerweile gerne als halluzinogenes Rauschmittel zweckentfremdet, soweit es noch erhältlich ist oder neu synthetisiert wird. Wegen seiner Nebenwirkungen wurde das Mittel für den medizinischen Einsatz nämlich modifiziert. »K« oder »Special-K« gibt es als Pulver oder wässrige Lösung, seltener als Ecstasy ähnliche Pille. Ketamin bewirkt Schmerzunempfindlichkeit. Faszination bis blanken Horror können seine dissoziativen Wirkungen auslösen, für die das Mittel berühmt-berüchtigt ist. Bei dissoziativen Erlebnissen kommt es zu einer als real empfundenen Trennung von Körper und Seele. Manche Konsumenten berichten, sie hätten sich als reines, vom Körper völlig losgelöstes immaterielles Bewußtsein erlebt. Andere wiederum erzählen von Kontakten zu nicht-irdischen Wesenheiten. Die schwer greifbaren Erlebnisse können zu einer totalen Angstüberflutung führen. Von seinen Wirkung wie der chemischen Struktur her ist Ketamin mit dem gleichfalls dissoziativ wirkenden PCP (Phencyclidin) verwandt, das ebenfalls als illegale Droge benutzt wird (S.139). Besondere Ketamin-Berichte gleichen sehr stark dem Erleben, wie es Menschen mit einem Nahtoderlebnis hatten. Die »K-isten« gehen dabei durch einen langen Tunnel, an dessen Ende sie ein überwältigendes Licht wahrnehmen, in das sie eintreten. Begleitet wird dieses Erleben oft auch von einer Rückschau auf das bisherige Leben. Was sagt es wohl über den Zustand unserer Zivilisation aus, wenn junge Menschen das

Mittel zielgerichtet einsetzen, um sogenannte Nahtod-Parties zu feiern? Vereinzelt scheint Ketamin auch zur Wiederbelebung von pränatalen und Geburtserlebnissen zu führen. Wer solche Erzählungen bloß als »abenteuerlich« abtut, kann den Betroffenen im Ernstfall schwerlich hilfreich sein. Die größten Risiken beim Experimentieren mit Ketamin bestehen in Atemstillstand sowie in heftigen Angst- und Panikzuständen durch nicht mehr zu verarbeitendes Erleben. Für den »durchschnittlichen« Techno-Party-Gänger sind dissoziative Drogen gänzlich ungeeignete Mittel.

Bei den Pillen gibt es immer mehr Amphetaminabkömmlinge (Derivate), die als psychoaktive Substanzen gehandelt werden. *MTA*, 4-Methylthioamphetamin, wirkt gleichzeitig antriebssteigernd wie entspannend. Seine eher »sanfte« Wirkung mit ihrem warmen Energiegefühl im Körper hält dosisabhängig etwa 4–12 Stunden an. Manche Konsumenten vergleichen seine Wirkung direkt mit Ecstasy, so daß es auch als E – Ersatz gehandelt wird. Die Risiken einer unkontrollierbaren Überhitzung des Körpers sind gleichfalls ähnlich wie bei Ecstasy. Unangenehme Nebenwirkungen sind starkes Unwohlsein, Übelkeit, Augenflattern. Über die Gefährlichkeit (Toxizität) von MTA in Verbindung mit anderen psychoaktiven Substanzen ist bisher wenig bekannt. Vereinzelte Todesfälle im Zusammenhang mit MTA-Gebrauch sind allerdings dokumentiert.

Auch die Phenetylamine *2C-T-2* und *2C-T-7* können zu warmen Energiegefühlen im Körper führen. Die langwährenden stimulierenden Effekte halten zwischen 6–13 Stunden an. Beide Substanzen wirken zudem stärker halluzinogen in LSD-Richtung, obgleich die wahrnehmungsverändernden Wirkungen nicht so stark sind wie bei LSD. Ebenfalls werden beide Stoffe häufig eindeutig unangenehm erlebt, vor allem beim Runterkommen. Die innere Getriebenheit mit Alkohol oder Haschisch dämpfen zu wollen, ist nicht angeraten. Ausgelöste psychodynamische Prozesse können als angstvoll erlebt werden. Bei Überdosierung stellen sich leicht »bad-trips«, also schlechte Verläufe des Drogenerlebens ein. Über schädliche Langzeitwirkungen der Substanzen weiß man bisher noch so gut wie nichts, weil sie zu neu sind. Keinesfalls können die Gebraucher aber von deren Unbedenklichkeit ausgehen.

Wenig gesichertes Wissen gibt es gleichfalls über *Euphoria* (4-Methyl-Aminorex). Die Substanz gehört zu den selteneren Drogen. Gehandelt wird sie als »U4Euh«, »Intellex« oder »Ice« in Kristall- und Steinform. Auf Grund letzteren Namens besteht die Gefahr, die Ice-Kristalle mit rauchbarem Methamphetamin zu verwechseln, das ebenfalls »Ice« genannt wird (s.u.). Euphoria wirkt für 4–6 Stunden stimulierend und euphorisierend zugleich. Viele Benutzer haben zudem den Eindruck, daß sie intelligenter würden. Unter Euphoria-Einfluß ließen sich schwerwiegende Probleme leichter lösen. Daher rührt wohl der Szene-Name »Intellex«. Höhere Dosierungen lassen allerdings eher »Laber-Flashs« (Rededrang) sowie Ziel- und Planlosigkeit erkennen.

Für »bad-trips« prädestiniert zu sein scheint eine Substanz, die unter verschiedenen Namen nahezu weltweit verbreitet ist. Es handelt sich um ein Methamphetamin, das in dreierlei Form erhältlich ist: als Tablette in etwas kleinerem Format wie Ecstasy, als kristallines Pulver oder rauchbare Zubereitung. Gehandelt wird der Stoff als »Crystal«, »Ice«, »Glass«, »Shabu« oder »*Yaba*«. Gleichgültig in welcher Darreichungsform der Stoff konsumiert wird, er wirkt wesentlich länger und härter als reines Amphetamin. Die Wirkung einer Dosis hält zwischen 8 und 24 Stunden an. In der Regel führt der Stoff zu gesteigerter Wachheit, erhöhtem Selbstbewußtsein, herabgesetzter Schmerzempfindlichkeit, Halluzinationen und aufgedrehter motorischer Aktivität. Risiken sind hoher Blutdruck, beschleunigte Herz-, Puls- und Atemfrequenz, zittrige Unruhe sowie überschießende Aggression und paranoide Wahnvorstellungen. Letztere führen zu den gefürchteten »bad-trips«. Vor allem unter ihrem thailändischen Namen »Yaba« sorgt die Droge derzeit hierzulande für Aufsehen. »Yaba« bedeutet soviel wie »verrückte Arznei« oder »Medizin, die verrückt macht«. Der Name gibt treffend wieder, daß es unter dem Einfluß von »Yaba« bereits wiederholt zu Kurzschlußreaktionen und wahnhaft paranoiden Handlungen bis hin zu Selbst- und Fremdtötungen gekommen ist. Hier gewinnt der Spruch »Speed kills« seinen traurigen Wahrheitsgehalt. Derzeit drängt »Yaba« auch in Europa zunehmend auf den Markt. Insbesondere als rauchbare freie Base der Ausgangssubstanz, in den USA »Ice« genannt (s.o.), ist sie eine äußerst risikoreiche Konsumform, die von vielen Konsumenten leider völlig verkannt wird. Ihr Risikopotential ist mindestens ebenso hoch einzustufen wie bei »Crack«, den rauchbaren Kokainkristallen bzw. -steinen. Da die »saubere« Gebrauchsform »Rauchen« immer noch den Eindruck erweckt, keine harte Droge zu sich zu nehmen, werden die tatsächlichen Risiken und die Toxizität des Stoffes absolut unterschätzt. Die aktuellen sensationslüsternen Berichte in den Medien, die die »Thai-Pillen« als neue »mafiöse Teufelsdroge« handeln, stehen allerdings in keiner Relation zu ihrer tatsächlichen momentanen Bedeutung in Euroland.

Weitaus »harmloser« dagegen ist das sogenannte »*Herbal Ecstasy*«. Um die Illegalität von synthetischem Ecstasy zu umgehen, brachte ein amerikanischer Produzent »Herbal Ecstasy« auf den Markt. »Herbal X« ist immer eine Kombination verschiedener natürlich vorkommender Pflanzenwirkstoffe. Harmlos ist das Mittel deswegen noch lange nicht, geschweige denn gesundheitsfördernd, wie manche Konsumenten im Gefolge der Bio-Welle glauben mögen. In Zusammenhang mit Herbal Ecstasy wird das Blaue vom Himmel versprochen, aber sein Wirkungsspektrum ist vergleichsweise bescheiden. In der Regel führt es zu einer leichten Antriebssteigerung, verbunden mit erhöhter Wachheit. Bei Dauergebrauch schleichen sich Schlafstörungen und Nervosität als lästige Nebenwirkungen ein. Nach ernsthaften Zwischenfällen mit Herbal Ecstasy älterer Zusammensetzung, welches das amphetaminähnliche Ephedrin enthielt, gibt es mittlerweile eine bereinigte Version, deren Wirkung wohl vorwiegend auf Coffein und Kawa-Kawa, einem Stoff des Rauschpfeffers beruht. Ihr wird nachgesagt, daß sie ruhige, euphorische Träume begünstige.

Das ganz besondere Erleben wird oftmals in den magischen Kräften altbekannter »Pflanzen der Götter« gesucht. Ihr Gebrauch ist derzeit sehr in Mode. Die Angehörigen der Urvölker und Hochkulturen, die seit Jahrhunderten oder gar Jahrtausenden die bewußtseinserweiternden Gewächse während festgelegter Rituale und Zeremonien nutzen, nähern sich den psychoaktiven Pflanzen mit großem Respekt und Verehrung. Heutige Psychonautiker setzen deren magische Wirkungen bewußt ein, um das eigene Innere, das kosmische Universum sowie die sphärischen Erlebnisräume von Parallelwelten und -zeiten zu bereisen. Die weitaus meisten Gebraucher psychoaktiver Pflanzen nähern sich den »Pflanzengeistern« heute jedoch völlig unbedarft und respektlos. Manch einer wird die Geister, die er ruft, so einfach nicht mehr los.
Zu den am meisten verehrten heiligen Pflanzen gehören zweifellos die »*Zauberpilze*« Mittelamerikas. Der berühmteste heilige Pilz ist der »Psilocybe mexicana«, den die Azteken »Teonanácatl«, das »Fleisch Gottes« nannten. Sein gezielter mythologischer und sakramentaler Gebrauch innerhalb festgefügter Zeremonien ist Legende. Die sich seiner magischen Wirkungen bedienenden Schamanen betreten eine unsichtbare und dennoch existente Welt der Götter, Geister, Ahnen und Heiligen. Diese Welt voller Halluzinationen, Visionen

und traumartigem, als Wirklichkeit erlebtem Geschehen spricht eine eigene Sprache, die es zu verstehen und zu übersetzen gilt. Die phantastischen halluzinogenen Wirkungen der Pilze haben Begehrlichkeiten bei zahlreichen heutigen Benutzern psychoaktiver Pflanzen geweckt. Derzeit existiert ein regelrechter Pilz-Boom. Kenner schätzen die spezifischen Wirkungen der halluzinogenen Wirkstoffe. Die wesentlichsten Inhaltsstoffe psychoaktiver Pilze, aus denen die Träume sind, sind die Alkaloide Psilocybin und Psilocin. Für die Wirkung von Bedeutung ist die nahe chemische Verwandtschaft der Pilz-Halluzinogene mit dem menschlichen Neurotransmitter Serotonin. Dieser Botenstoff im Gehirn ist wesentlich an der Regulierung unserer Gefühlswelt beteiligt. Seine vermehrte Ausschüttung unter dem Einfluß von Ecstasy kann starke Glücksgefühle begünstigen. Der weltweit verbreitetste Zauberpilz trägt den wenig weihevollen Namen »Spitzkegeliger Kahlkopf« (Psilocybe semilanceata). Er hat insbesondere auch in die Techno-Szene Eingang gefunden, so daß sich immer mehr Pilzsammler auf die Suche nach ihm machen. Mehr oder weniger erfolgreiche Zuchtversuche gibt es mit dem tropischen Zauberpilz »Psilocybe« oder »Stropharia cubensis«. Als Rauschmittel benutzt werden weiterhin verschiedene Düngerlinge und das »Samthäubchen«. Kulinarisch sind die Pilze allesamt kein Genuß. Sie werden ausschließlich auf Grund ihrer Wirkungen verzehrt. Als sehr angenehm erlebt werden können die optischen Halluzinationen und das in der Regel eher sanfte visionäre Geschehen, das in regelrechte »Hellsichtigkeit« zu münden vermag. Nach Aufhebung des körperlichen Schweregefühls kann der »Bepilzte« geradezu spüren, wie sich die Seele vom Körper löst und zu einem Flug ins kosmisch-spirituelle All entschwebt. Einen solchen Flug der Seele läßt sogar der profane Gebrauch der magischen Pilze auf Technoparties erahnen, wenn die User beschreiben, wie sie gänzlich »abspacen«, also abheben in den Raum. Unangenehme Nebenwirkungen des Pilzkonsums können sich durch Veränderungen im Atemrhythmus sowie Herz- und Pulsschlag und durch eine Erhöhung der Körpertemperatur ergeben, weshalb Pilze auf gar keinen Fall mit anderen Drogen gemischt werden sollten. Bei zu hoher Dosierung können starke Angst- und Wahnvorstellungen den »Bepilzten« befallen. »Abgeschlossene« Erlebnisinhalte aus den Kulissen des privaten wie kollektiven Unbewußten können freigesetzt werden, die zu ihrer Verarbeitung unbedingt der Hilfe benötigen. Das Risiko steigt, wenn Pilze mit anderen Pflanzen kombiniert werden, die sogenannte MAO-Hemmer enthalten. Diese hemmen die Ausschüttung des körpereigenen Enzyms Monoaminoxydase (MAO), das Botenstoffe wie Noradrenalin und Serotonin abbaut. Die Unterbindung dieses Mechanismus ist zwar eher vom Zaubertrank »Ayahuasca« bekannt, dessen Rohstoff eine Waldlianenart liefert. Doch anscheinend erhoffen sich auch vereinzelt experimentierfreudige Pilzliebhaber eine Verlängerung oder sogar eine Verstärkung ihres Rausches durch die gleichzeitige Verwendung von Gewächsen, die den Abbau der psychoaktiven Pilzwirkstoffe verzögern sollen. In aller Regel finden Pilzkonsumenten unbeschadet von ihrer Reise zurück. Doch eine generelle risikofreie Verwendung magischer Pilze ist nicht möglich. Ausgeprägte Selbstverluste oder Persönlichkeitsveränderungen, wie sie Martin Suter literarisch-fiktiv in »Die dunkle Seite des Mondes« beschreibt, sind jedoch ausgesprochen selten. Der Titel seines »Pilzromans« ist eine Anspielung auf die legendäre psychedelische Musik von Pink Floyd, die sie auf »The dark side of the moon« und früheren Alben zelebriert haben.

Als Ersatz für magische Pilze wurde in alten Wahrsage- oder Heilritualen bevorzugt »*Salvia divinorum*« genutzt. Die Blätter des »Azteken-« oder »Wahrsagesalbeis« enthalten die hochpotente Substanz Salvinorin A. Sie zählt zu den stärksten psychoaktiven Wirkstoffen überhaupt. Bis heute haftet ihr ein neurochemisches Geheimnis an, da sie sich an keinen bisher bekannten Rezeptor bindet. Ebenso bizarr und ungewöhnlich sind die extrem bewußtseinsverändernden Wirkungen des Wahrsagesalbeis, die sich nur schwer mit den Wirkungen anderer ethnobotanischer Pflanzen vergleichen lassen. Salvia divinorum ist im mexikanischen Bundesstaat Oaxaca heimisch, wird aber mittlerweile ob der Wirkungen von Pflanzenliebhabern in aller Welt mittels Stecklingen oder Ablegern gezüchtet. Die frischen Blätter der Pflanze werden gekaut oder getrocknet geraucht. Erhältliche standardisierte Pflanzenextrakte vermögen den Gebraucher durch Folienrauchen (Verdampfen über Aluminiumfolie und Inhalieren) in so gänzlich andere Dimensionen zu versetzen, daß ihm der letzte Rest eines Gefühls für die existierende Wirklichkeit verloren geht. Der Salvia-Rausch packt mit erschreckender Heftigkeit zu. Ein »Wiederholungstäter« versichert, daß die Salvia-Wirkung noch persönlichkeitsauflösender sei als diejenige von Ketamin. Er hätte nahezu gewaltsam seine Angst überwinden müssen, die Droge wiederholt zu benutzen, um »in die wahnsinnig machenden, unfaßbaren Schrecknisse« einzutauchen. Wer durch die Angst hindurchgeht und sie somit überwindet, befindet sich anschließend in einem völlig eigenen Salvia-Raum. Weniger erschreckende Berichte von Konsumenten über ihre bizarren Empfindungen rufen Assoziationen zu körpernahen, organismischen Geburtsvorgängen hervor. Sehr charakteristisch sind weitere leibliche Erfahrungen, die allesamt zum Inhalt haben, von geheimnisvollen fremden Mächten körperlich berührt oder manipuliert zu werden. Was nicht einmal als unbedingt bedrohlich empfunden, sondern eher mit neugieriger Befremdlichkeit zur Kenntnis genommen wird. Gehandelt wird Salvia unter anderem im sogenannten »Usenet« des Internets, das die Benutzer psychoaktiver Gewächse als Plattform für einen intensiven Erfahrungsaustausch nutzen. Im »Usenet« finden sich neben Adressen des virtuellen botanischen Fachhandels konkrete Gebrauchsanweisungen zur Nutzung halluzinogener Pflanzen. Als Salviaersatz wird gelegentlich auch das »Buntblatt« herangezogen. Salviaunkundigen sei nachhaltig abgeraten mit Konzentraten zu experimentieren. Wer dagegen unbedingt nach dem Motto handeln möchte: »Wer nicht hören will, muß fühlen«, ist für die Folgen in jedem Falle selbst verantwortlich. Betont »coole« Konsumenten verniedlichen nämlich gerne den selbstverantwortlichen Teil ihres Handelns. Sie geben vor, nichts dafür zu können, wenn sie eine zu hohe Dosis einnehmen, sondern »aus Versehen« eine solche »erwischt« zu haben. In der Regel sind sie dann heilfroh, wenn ein erschreckender Salvia-Rausch sie wieder losläßt.

Gleichfalls überhaupt nicht zu spaßen ist mit dem unüberlegten Gebrauch von *Engelstrompeten* (Brugmansia) und Stechapfel (Datura). Beide eng verwandte Arten gehören zu den Nachtschattengewächsen und enthalten als aktive Wirkstoffe die Alkaloide Scopolamin, Hyoscamin und Atropin. Die Verwendung der Engelstrompete zum halluzinogenen Bio-Rausch wird immer beliebter, ist als saisonales »Vergnügen« allerdings auf die Sommermonate beschränkt, in denen die Engelstrompete in Gärten und auf Balkonen ihre Blütenpracht entfaltet. Die außergewöhnlich schönen Blüten waren ein beliebtes Motiv für die Künstler des Jugendstils. Um sich zu berauschen, kauen die vorwiegend jugendlichen Nutzer der Pflanze entweder die Blüten oder sie bereiten sich einen Tee von denselben. Doch die Wirkungen der Götterpflanze sind tückisch. Die Engelstrompete ist eine überaus mächtige und heftig wirkende Pflanze, die durchweg unterschätzt wird. Selbst eingeweihte Schamanen, die ihren rituellen Gebrauch beherrschen, warnen vor einem gedankenlosen Gebrauch der Pflanze. Es wird ihr nachgesagt, daß nur derjenige sie beherrschen kann, der dazu ausdrücklich befugt ist. Wer sich ihr respektlos nähert, wird hart bestraft. Diese Wahrheit finden allzu viele der heutigen Gebraucher bestätigt, die die Wirkungen des Gewächses mal eben so aus Spaß an der Freude, purer Neugier oder gar Langeweile erforschen wollen. Viele haben heftige Vergiftungen erlitten und fanden sich auf den Intensivstationen von Krankenhäusern wieder. Selbst bei milderem Verlauf sind unangenehme Nebenwirkungen wie Erregungszustände, Herzrasen, Mundtrockenheit, Schluckbeschwerden und bohrende Kopfschmerzen eher die Regel als die Ausnahme. Im Extremfall kommt es zum Tod durch Atemlähmung. Auch der eigentliche halluzinogene Rausch kann überaus heftig werden. Das szenische Geschehen zieht den Berauschten völlig in sich hinein. Abklingende Erregungszustände münden in tiefe Benommenheit mit visionären Dämmerzuständen. Diese Pflanze der Götter erlaubt kein liebliches Verweilen im halluzinogenen Zauberreich. Viele ahnungslose Anwender der Engelstrompete werden sogar brutal daraus verwiesen. Ihre heftigen Rauschzustände sind häufig von anschließendem Vergessen begleitet. Doch selbst dies kann zu quälenden Komplikationen führen. So leidet eine 17- jährige junge Frau, die nach dem Konsum von Engelstrompeten mit akuten Vergiftungserscheinungen und heftigen Angstzuständen ins Krankenhaus kam, nach ihrem Aufwachen auf der Intensivstation gerade unter diesem Vergessen. Sie spürt nämlich weiterhin die kaum in Schach zu haltenden Angstgefühle, erinnert aber die Inhalte ihrer Angst besetzten Rauscherlebnissse nicht mehr. Infolgedessen fühlt sie sich von der inhaltslosen »Angst vor der Angst« bedrängt. Sie würde vieles dafür geben, sich lückenlos zu erinnern. In der Erinnerung sieht sie den Ausweg, die Angst inhaltlich zu fassen zu bekommen, um sie auflösen und ihr entrinnen zu können. Für die Generation »verwöhnter« Drogenkonsumenten, die den mühelosen Genuß im Drogenrausch suchen, sind Engeltrompeten keine brauchbare Alternative. Überhaupt sind die modernen »Zauberlehrlinge« in aller Regel nur unzureichend vorbereitet auf die Geister, die sie mit ihrem ahnungslosen Treiben rufen.

In ihrer heutigen Welt finden die Menschen eine nahezu grenzenlose Verfügbarkeit synthetischer, halbnatürlicher wie pflanzlicher Rauschmittel. Dies birgt sowohl Chancen wie Risiken. Drogen sind keine beliebig handhabbaren Spielzeuge. Manche unter ihnen lassen sich auf Grund ihres Wirkungsspektrums nur als selbstfeindliche und selbstdestruktive Rauschgifte bezeichnen. Ihr Gebrauch läßt jeden pfleglichen Umgang der Konsumenten mit sich, ihrem Körper sowie ihrer Seele vermissen. Der wenig fürsorgliche Umgang mit sich selbst ist Ausdruck des leider weit verbreiteten Zeitgeistes, bedenkenlos Menschen, Tiere, Natur und Umwelt zu benutzen und zu verbrauchen, um den »Götzen des Fortschritts« zu huldigen. In einer »kalten« Gesellschaft, in der immer mehr Menschen nach großen Gefühlen hungern, werden Rauschmittel immer häufiger und wahlloser zu einem vermeintlichen Zufluchtsort. Wer sich auf seiner Suche nach Glück und Lebenszufriedenheit verirrt, sich vielleicht sogar seiner angeborenen Glücksfähigkeit berauben läßt, sucht sein Heil möglicherweise in Glück verheißenden Substanzen. In meinem Buch »Der rote Faden in der Sucht« habe ich an Hand vieler Beispiele die psychischen und gesellschaftspolitischen Grundmechanismen beschrieben, die so zahlreiche Menschen in die vielen Formen süchtiger Abhängigkeit treiben.

Zu beobachten, welch zerstörerische Eigenmacht bestimmte Suchtstoffe entfalten können, strapaziert alle guten und prinzipiell richtigen Ansätze akzeptierender Drogenarbeit. Bei Aufrechterhaltung des Verständnisses und des menschlichen Respekts für jeden in seinen Drogengebrauch verstrickten Menschen wünsche ich mir jedoch auch von der akzeptierenden Drogenarbeit weniger »Eiertänze« und mehr eindeutige Stellungnahmen. Aus der Welt schaffen können wir die Rauschdrogen als potentielle Suchtmittel nicht. Wir können aber präventiv viel dafür tun, daß die den Menschen eigene Sehnsucht nach Spiritualität, Trance und Rauschzuständen nicht in einen Hunger nach Drogen mündet. »Auf der Suche nach dem verlorenen Glück« ist gedacht, hierfür die Sinne zu schärfen.

Einen Tag ungestörter Muße zu verleben,
heißt einen Tag lang Unsterblicher sein.

Vorwort

Fragt man Menschen, woran sie spontan beim Thema »Sucht«
denken, fällt vielen als erstes das Wort »Suche« ein. Damit
treffen sie intuitiv den Kern süchtigen Verhaltens.

Von der ursprünglichen Wortbedeutung her hat »Sucht«
mit »Suche« allerdings nichts zu tun. Der Begriff stammt ethy-
mologisch vom alt- bzw. mittelhochdeutschen Wort »*suht*«
für Krankheit ab. Außerdem gibt es eine Verbindung zum mittelhochdeutschen »*siech*«. Diese ursprünglichen Zusammenhänge klingen noch an in Krankheitsbezeichnungen wie
»Gelbsucht«, »Fallsucht«, oder »Schwindsucht«. Damit wird
erkennbar, daß der »Sucht« Krankheitscharakter zugespro-
chen wird.

Menschen, die »Sucht« spontan mit »Suche« in Verbindung
bringen, erfassen auf einer tieferen Ebene, daß Suchtverhalten
immer auch ein *Such*verhalten ist. Gleichgültig, ob wir von
Herrsch*Sucht*, Kontroll*Sucht*, Kauf*Sucht*, Mager*Sucht*, Alkohol-
Sucht oder Drogen*Sucht* sprechen, die davon betroffenen
Menschen sind auf einer inneren Suche. Von den Inhalten
und Zielen dieser Suche, die meistens völlig diffus und unbewußt sind, handelt dieses Buch. Es handelt auch von Menschen – vorwiegend Jugendlichen und jungen Erwachsenen –,
die sich auf ihrer Suche neuer Hilfsmittel bedienen: soge-
nannter »Partydrogen«. Ihr Lieblings»spielzeug« ist »Ecstasy«,
»XTC« oder einfach »E«. Der Name der Droge ist Programm.

Die Begegnungen mit den potentiellen und tatsächlichen
Gebrauchern dieser Mittel sind in den letzten Jahren ein
Schwerpunkt meiner Arbeit geworden; zum einen auf Grund
äußerer Gegebenheiten, wie der massenhaften Verbreitung
der Droge, zum anderen, weil sich mir im Kontakt mit den

Konsumenten von Ecstasy die Frage neu stellte, weshalb sie ihr Drogengebrauch eigentlich derart fasziniert.

Im Zusammenhang mit einem vertieften Einstieg in Säuglingsforschung und psychoanalytisch orientierte Körpertherapie änderte sich auch meine Betrachtungsweise von Sucht. Es stellten sich neue Fragen, und die Antworten auf sie prägten zunehmend mein Verständnis von süchtigem Verhalten sowie die konkreten Methoden in Prävention, Beratung und Therapie. Einen ersten Versuch, meine Sicht der Dinge zu Papier zu bringen, habe ich im »SuchtReport« 1/1997 unternommen. Offen gesagt hatte ich mit einer so positiven Resonanz auf meine Gedanken nicht gerechnet. Die zahlreichen bestätigenden Reaktionen haben mich jedoch ermutigt, meine Vorstellungen von Sucht am Beispiel einer neuen Generation von Rauschmitteln weiterzuverfolgen. Das vorliegende Buch ist ein erstes Ergebnis dieser Ermutigung.

Ausgehend von der existentiellen oder gar philosophischen Frage: »Was sucht der Mensch«? formuliere ich in den ersten beiden Kapiteln dieses Buches Gedanken zu unserem ureigenen Gefühl von »Richtigkeit« und »Glücksfähigkeit«, die ich in Kapitel 3 und 4 mit den neuesten Ergebnissen der Säuglings- und Kleinkindforschung sowie dem Suchtphänomen in Verbindung bringe. Diese beiden Kapitel sind theoretisch gehalten, sollten nach Möglichkeit aber nicht übersprungen werden. Sie bilden einen nachvollziehbaren theoretischen Hintergrund für neue Thesen zum Suchtverhalten.

Vor diesem Hintergrund erkläre ich im Hauptteil des Buches über »Die Faszination von Partydrogen und Glückspillen« ab Kapitel 5 deren enorme Anziehungskraft für junge Menschen. Hier finden sich auch Teile mit ergänzenden Gedanken zu »Techno« und »Rave« als Form von Jugendkultur sowie zu den Botschaften der »Techno-Party-Szene«. Außerdem wird »Die Macht von Ecstasy als Suchtmittel« beschrieben. Kapitel 6 legt mit weiteren »Grundlageninformationen« zur Lieblingsdroge der Szene die Basis zum Handeln. Die Ausführungen zu »kon-

kreten präventiven Handlungsstrategien« in Kapitel 7 leiten den praxisorientierten Teil des Buches ein. Hier wechsele ich nach der Vorstellung wirksamer Präventionsprogramme in der Ansprache verschiedener Zielgruppen mehrfach die Perspektive. Insbesondere spreche ich direkt Eltern an und zeige Mittel und Wege auf, wie sie ihre Kinder auf dem schwierigen Weg der Identitätsfindung hilfreich begleiten können. Multiplikatoren und Lehrer erhalten in einem weiteren Teil dieses Kapitels Anregungen, wie sie in ihrem Arbeitsalltag erfolgreicher mit dem Thema Sucht und Drogen umgehen können. Außerdem wende ich mich auf der persönlichen Ebene an »Unentschiedene« und Nicht-Konsumenten. Stark praxisbezogen ist auch Kapitel 8 zu *»Beratung und Therapie mit Ecstasy-Konsumenten«,* das sich vermehrt an (professionelle) Helfer in Beratungsstellen und sonstigen Therapieeinrichtungen wendet. Ein weiteres Kapitel mit Beispielen für *»Selbstgewählte Ausstiegswege aus dem Konsum«* der Droge macht unterschiedliche Motivationen zum Abschied von Ecstasy verstehbar. Gedanken zur *»Entwicklung von Lebensfreude«* beschäftigen sich im vorletzten Kapitel noch einmal mit Strukturen und Möglichkeiten des Hilfesystems. Im abschließenden Kapitel über *»Das Design der Schönen Neuen Welt«* wage ich einen kurzen Ausblick auf die Drogenwelt von morgen.

Die Anmerkungen im gesamten Text beinhalten mit wenigen Ausnahmen nur die Quellenangaben. Sie können also vom eiligen Leser übergangen werden. Wo Aussagen von Ecstasy-Gebrauchern zitiert werden, sind es nahezu ausschließlich Zitate, die bereits in Filmen oder Erfahrungsberichten nachweislich dokumentiert sind. Zudem verarbeite ich zusätzliche Aussagen von Usern, die sie in persönlichen Gesprächen mit mir gemacht haben.

Da in diesem Buch sehr häufig von den Konsumenten und Konsumentinnen von Ecstasy die Rede ist, habe ich mich aus Gründen der Lesbarkeit entschlossen, nur von »Gebrauchern« oder »Usern« zu schreiben. Nach einem ersten Versuch, mit der heute verbreiteten Schreibweise auch den »LeserInnen« gerecht zu werden, wurde dies in der Korrektur des Textes verworfen. Auch der Wechsel zwischen der männlichen und weiblichen Schreibweise hat sich als unleserlich erwiesen. Ich bitte hierfür um Verständnis.

Ich möchte mich an dieser Stelle bedanken bei den Ecstasy-Konsumenten, die mir in der gemeinsamen Arbeit ihr Vertrauen schenkten, die mir viel erzählten und von deren Erfahrungen mit der Droge ich profitieren durfte. Ohne deren Berichte wäre dieses Buch so nicht möglich gewesen.

Ich bedanke mich auch bei meinen direkten Kollegen der »Arbeitsstelle Prävention« sowie den sonstigen Mitarbeitern der »Psychosozialen Beratungsstelle für junge Menschen« der »Aktionsgemeinschaft Drogenberatung e.V.« in Saarbrücken für manche spannende Diskussion zum Thema.

Sehr genossen habe ich die inhaltlich anregenden Auseinandersetzungen zum Thema »Ecstasy« und »Techno« mit Dr. Klaus Fuhs.

Ein besonderer Dank geht an dieser Stelle an Frau Marianne Lehmann, die während meines Schreibens an diesem Buch nicht nur auf gemeinsame Zeit verzichten mußte, sondern auch hilfreich erste Korrekturen übernahm.

Mein letzter Dank gilt Dr. Claus Koch vom Beltz Quadriga Verlag für die umsichtige und sensible Betreuung dieses Buches.

Ich möchte in das Buch nicht einsteigen, ohne bereits an dieser Stelle klar meine Position zum Gebrauch von »Ecstasy« darzulegen: Ich halte Drogengebrauch generell für kein erstrebenswertes Ziel. Letztlich trübt er immer unsere Gefühle uns selbst, den Mitmenschen und dem Leben gegenüber. Ich akzeptiere und verstehe aber Menschen, die aus seelischer Not, Neugier oder auch als Übergangsstadium auf dem schwierigen Weg zum Selbständig-Werden mit

Drogen experimentieren. Ich kann auch nicht wegdiskutieren, daß Drogengebrauch lustvoll genossen werden
kann. Nicht jeder Gebrauch psychoaktiver Substanzen
mündet automatisch in eine süchtige Drogen-»Karriere«.
Wer sich jedoch in Drogen verliert oder gefährdet ist, süchtig zu entgleiten, hat ein Recht auf Hilfe. Die Doppelmoral
unserer Gesellschaft, die legale Suchtmittel gesellschaftsfähig macht, illegale Drogen aber ausgrenzt und genauso
willkürlich damit verfährt, welche Hilfe zulässig und welche unzulässig sein soll, ist in diesem Zusammenhang eine
zusätzliche Gefährdung für viele Drogen-Gebraucher.

Was sucht der Mensch?

Die frühesten Lebenserfahrungen eines jeden Menschen sind in der Regel eingebettet in Gefühle von Wärme und umfassender Geborgenheit. Sie werden oft beschrieben als »Uterus-Gefühle«, »ozeanische Gefühle« oder auch einfach als Glück.

Glück ist ein kleines Wort mit großer Bedeutung. Als Ziel individuellen Handelns wird Glück seit der Antike in der Philosophie viel diskutiert. Die Sehn*Sucht*, sich glücklich zu fühlen, ist den Menschen eigen. Ihr ganzes Leben lang streben sie immer wieder auf vielerlei Art und Weise nach diesem Gefühl. Häufig aber sind in der Konsum- und Leistungsgesellschaft die verzweifelten Anstrengungen vieler Menschen schon entgleist, dieses Gefühl von Glück herbeizuführen.

Wenn wir von Glück sprechen, müssen wir uns einigen, wovon wir sprechen. Ich spreche von Glück als *der ursprünglichen, primären Fähigkeit von Glücksempfinden im Gefühl und vollen Bewußtsein von der »Richtigkeit« unseres Selbst in Verbundenheit mit anderen und der Umwelt.* Dieses Verständnis von Glück verdeutlicht bereits, in welch hohem Maße uns in der Konsum- und Leistungsgesellschaft die ursprüngliche Glücksfähigkeit abhanden gekommen ist. Wir fühlen uns kaum noch »richtig«, leiden an uns selbst, empfinden nur noch eingeschränktes Wohlbefinden in unseren zwischenmenschlichen Beziehungen und zerstören in existentiell bedrohlichem Ausmaß unsere natürliche Lebensumwelt. Eine ganze »Glücks«-Industrie lebt von von der angestrengten Suche vieler Menschen nach dem verlorenen Wohlgefühl. So betrachten wir es als gegeben, daß das Leben schwierig ist, sprechen ständig von »Lebenskampf« und glauben, wir hätten Glück, wenn wir das Maß an Zufriedenheit besitzen, das wir vielleicht gerade bekommen. Wir betrachten Glücklichsein nicht mehr als menschliches Geburtsrecht. Deshalb erwarten wir auch nicht mehr selbstverständlich, daß es mehr ist als Ruhe oder Zufriedenheit. Im Empfinden von Glück sind wir bescheiden geworden. Wirkliche, zutiefst empfundene Lebensfreude ist bei uns zu einem seltenen Gut geworden. Ihr Verlust bildet nicht unwesentlich die Existenzgrundlage für unsere gesamte gesellschaftliche, besonders aber ökonomische Struktur. Wir konsumieren, weil wir unglücklich sind. Die psychische Not der Menschen ist, so ließe sich überspitzt formulieren, die wirtschaftliche Existenzgrundlage unserer Wohlstandsgesellschaft. So sind unsere Vorstellungen von Glück heute vielfach gekoppelt an Konsummöglichkeiten, materiellen Besitz und Reichtum. Wir *haben* z.B. Glück, wenn wir im Lotto oder einem Preisausschreiben gewinnen. Wir leben generell im Haben-Modus, statt im Seins-Modus, wie Erich Fromm in seinem berühmten Buch »Haben oder Sein« geschrieben hat (1976). Beständiges Glück *empfinden* können wir dadurch jedoch nicht. Selbst in Menschen, die heute sagen: »Mir geht es gut«, steckt häufig ein Gefühl von tiefem Verlust, eine latente Sehn*Sucht* nach etwas, das sie kaum konkret benennen können, ein unbestimmtes, vages Gefühl, aus ihrer Mitte geworfen zu sein und etwas zu entbehren. Spricht man sie gezielt darauf an, werden solche Gefühle zwar nur ungern zugegeben, aber dennoch zeigen sich deutliche Spuren von Unbehagen.

Alle Kulturen und Gesellschaften, alle Menschen stellen sich in irgendeiner Weise die Frage nach dem Sinn des Lebens, nach dem Da-Sein. Religionen, Philosophien, Mythologien, Glaubens- und Wertesysteme haben sich an den Antworten versucht, ohne letztlich schlüssig den Sinn des Lebens fassen zu können. Wenn der Sinn des Lebens zunächst nur im Bereich von Spekulation, Spiritualität und Glauben an etwas vermutet werden kann, so können wir doch ein allgemeines

Lebensziel formulieren: »Das Ziel des Lebens ist Leben; das Ziel des Wohlbefindens ist, jenes Verhalten zu ermutigen, das Wohlgefühl hervorruft«.[1] Der Zirkelschluß zieht einen Kreiseffekt nach sich. Dieser ist jedoch nicht von enttäuschender Sinnlosigkeit, sondern enthält ein eigenes Ziel: Der Mensch ist von Geburt an möglicherweise weder »gut« noch »schlecht«. Er kommt jedoch mit einer angeborenen Glücksfähigkeit und einer Fülle entwicklungsfähiger Anlagen und Kompetenzen zur Welt. Danach kann er sich »gut« oder »schlecht« entwickeln. Ausgehend von einer unangezweifelten Lebensberechtigung ist jedoch das Ziel, daß wir mit unserem Wesen und uns selbst eins werden wollen, wie auch immer das Leben individuell gestaltet werden mag. Nur wenn Leben *guttut*, fühlen wir uns »richtig« und wirklich wohl in unserer Haut. Wer mit sich und seiner Mitwelt im reinen ist, fühlt sich gleichzeitig »gut«. »Gut« ist ein relativer, wertender Begriff. Gemessen an unseren menschlichen Möglichkeiten ist die Annäherung an dieses Ziel jedoch die beste aller möglichen Alternativen.

Das Ziel des Lebens ist also erst einmal das Leben selbst, die Entwicklung unserer menschlichen Möglichkeiten zur Erlangung eines Gefühls von »Richtigkeit«. Wo wir dieses Gefühl nicht mehr erreichen, nicht mehr gänzlich wir selbst sein können, entstehen falsches Selbst, Leere, Mangel, emotionaler Hunger. Wir fallen aus unserer Mitte, entfremden uns von uns selbst, von unseren Mitmenschen und von unserer Umwelt. Wo wir mit unserem Gefühl von »Richtigkeit« das Wichtigste überhaupt verlieren, können wir nur unzulänglichen Ersatz finden. Ersatz- und Kompensationsstrategien gibt es in unserer Konsumgesellschaft viele. *Eine* Ersatzlösung ist der Gebrauch von Suchtmitteln und Drogen.

Bei einer neuen Generation von Drogen geht die Tendenz –

---

1 Jean Liedloff: Auf der Suche nach dem verlorenen Glück. Gegen die Zerstörung unserer Glücksfähigkeit in der frühen Kindheit, 253.–280. Tsd., München 1992, S.92

nicht unbedingt das bewußte Bestreben der Chemo-Designer – dahin, sie in ihrer Wirkung immer perfekter an unsere eigentlichen menschlichen Bedürfnisse anzupassen. Die »Glückspillen« unter den neuen synthetischen, d.h. künstlich hergestellten Drogen versprechen Erfolg bei der Suche nach tiefem Wohlgefühl. Hierin liegt ihr enormes Suchtpotential begründet. Die bisher am weitesten verbreitete Glückspille ist »Ecstasy«; schon der Name verdeutlicht, was gemeint ist. Die zahlreichen Konsumenten von Ecstasy und anderen Glückspillen sind ein beredtes Beispiel für die Suche vieler Menschen nach dem verlorenen Wohlgefühl, das wir Glück nennen. Zwar paßt Ecstasy als synthetische Droge perfekt in die Struktur einer süchtigen Gesellschaft, die nach dem Motto lebt: »immer mehr desselben«. Doch wenn wir einen Sinn hinter dem Konsum von Ecstasy suchen und die spezifischen Wirkungsweisen psychodynamisch hinterfragen, stoßen wir auf Spuren, die wir als unbewußte Botschaft »gegen die Zerstörung unserer Glücksfähigkeit in der frühen Kindheit« deuten können. Die uns Menschen eigene tiefe Glücksfähigkeit ist gebunden an unser Gefühl für die »Richtigkeit« unseres Selbst. Im gleichen Maße, wie wir unser Selbst verlieren, verlieren wir auch unsere Glücksfähigkeit.

Über alle wichtigen Grundinformationen zu den neuen Drogen hinaus, möchte ich deshalb die von den Konsumenten häufig beschriebenen Wirkungsweisen von Ecstasy und anderen Glückspillen in Beziehung setzen zu entwicklungspsychologisch entsprechenden Seiten unseres Selbst. Ich gewinne dadurch einen neuen Erklärungsansatz für die Faszination dieser neuen Drogen. Eine lernfähige Gesellschaft wäre bei mehr Verständnis für die tieferen Ursachen des Konsums von Glückspillen in der Lage, auf den ihr von der Ecstasy- und in großen Teilen mit ihr verbundenen Techno-Szene vorgehaltenen Spiegel anders zu reagieren, als vorwiegend mit Unverständnis, Abwehr, Kriminalisierung oder auch wieder Kommerzialisierung.

Konsumenten schätzen an der Wirkung ihres Mittels drei Seiten:

1. die körperlich-vitalisierende Wirkung, die nächtelanges Abtanzen erlaubt,
2. die das eigene Innere berührende Wirkung, die das Bewußtsein weitet und
3. die kommunikative, seelische Wirkung, die vielfach als Öffnung des Herzens und ähnliches beschrieben wird.

Wenn wir diese Seiten – die des Körpers, der Seele und der Zwischenmenschlichkeit – als diejenigen verstehen, die uns als Menschen ausmachen, so lohnt es sich genauer hinzusehen, was die Faszination speziell von Ecstasy hier ausmacht.

Viele Ecstasy-Benutzer wissen durch die Arbeit von Suchtberatungs- und Präventionsstellen mittlerweile um die Risiken und Gefahren ihres Verhaltens und sind doch bereit, diesen Preis für das, was sie in Ecstasy finden, zu bezahlen: »Ich liebe Ecstasy, es zerstört meinen Körper, es zerstört meine Seele, es macht mich selber kaputt, aber es befriedigt mich«.[2] Die hohe Befriedigung, die Ecstasy seinen Gebrauchern bringen kann, scheint in einem flüchtigen Blick auf ein anderes Leben zu bestehen. Dieser Blick auf ein anderes Leben ohne Zwänge, Masken und stetiges »Funktionieren-Müssen« ist verlockend und wohltuend – um so mehr, als er unter dem Einfluß von Ecstasy vielleicht Ahnungen von etwas vermittelt, das wir in frühester Kindheit einmal als Ganzheit und Richtigkeit »gefühlt« haben, das uns aber längst aus dem bewußten Erleben entschwunden ist.

Um zu verdeutlichen, was wir unter Ganzheit und »Richtigkeit« verstehen können, greife ich zuerst die Kontinuum-Theorie von Jean Liedloff auf, um mich dann der Selbst-Entwicklung des Menschen zuzuwenden.

---

2   Aus dem Film von Dani Gasser:»Rave New World. Mit Ecstasy durchs Wunderland der 90er«, SACCO-Film, Zürich 1992

2 »Richtigkeit« und Glücksfähigkeit

Ganzheit, Mitte, persönliche Integrität, wahres Selbst – all dies sind Begriffe, die in eine Richtung weisen: Sie bezeichnen die ungestörte Entwicklung eines Individuums zur vollen Entfaltung seiner Persönlichkeit im Einklang mit sich selbst, seinen Mitmenschen und seiner Umwelt. Dieser Prozeß vollzieht sich auf der Grundlage angeborener motivationaler Erwartungen, die erfüllt werden müssen, bevor ein in Entwicklung begriffener Organismus unversehrt in die nächste, festgelegte Entwicklungsstufe eintreten kann. Auf diese Weise entsteht das grundlegende Gefühl von »Richtigkeit«.

Neugeborene tragen dieses unfehlbare »Wissen« über die eigenen Bedürfnisse und ihre »richtige«, d.h. für sie stimmige Befriedigung noch in sich. Wenn sie die Wahl haben, wählen sie das für sie Angemessene. Bei den vielen Entwicklungsaufgaben, die sie zu bewältigen haben, sind sie in der Lage, unbewußt eine Unmenge an Sinneswahrnehmungen, Informationen, Beobachtungen, Eindrücken, Affekten, Transformationen, Synthesen und Handlungsimpulsen gleichzeitig und für sie absolut »richtig« zu verarbeiten. »Richtig« bedeutet nicht, daß hier bewußte intellektuelle Abwägungen zwischen Alternativen getroffen werden oder daß es durchdachte Ziele des Handelns gäbe. »Richtig« bedeutet hier das, »*was dem altüberlieferten Kontinuum unserer Gattung entspricht, insofern es den Neigungen und Erwartungen angemessen ist, mit denen wir uns entwickelt haben*«.[1] Wie diese Erwartungen an das Leben, die »Daten« des Kontinuums, überliefert werden, ist der Wissen-

---

1   Liedloff, a.a.O., S.35

schaft noch weitgehend ein Rätsel. Klar beobachtbar ist, daß wir über eine angeborene Fähigkeit verfügen, das für uns Angemessene zu wählen, wenn wir eine Wahl haben. Die Erwartungen, mit denen wir dem Leben begegnen, sind untrennbar gekoppelt an motivationale Entwicklungsbestrebungen. Wird das, was wir an richtiger Behandlung und an Lebensumständen unbewußt erwarten, angemessen verfügbar, entwickeln wir uns auch im Sinne von »Richtigkeit«. Tritt die erwartete richtige Behandlung nicht ein, bemühen sich zunächst korrigierende oder ausgleichende Kräfte um die Wiederherstellung der Kontinuität. Wir können uns infolgedessen das menschliche Kontinuum vorstellen »als die Erfahrungsfolge, welche vereinbar ist mit den Erwartungen und Bestrebungen unserer Gattung in einer Umgebung, die mit derjenigen, in der jene Erwartungen und Bestrebungen sich ausprägten, übereinstimmt. Es schließt angemessenes Verhalten anderer und entsprechende Behandlung durch sie als Teil jener Umgebung ein«.[2] Dies entspricht so überhaupt nicht dem, was wir häufig zu recht oder zu unrecht als »Fortschritt« bezeichnen. Es gibt tatsächlich große seelische Widerstände gegen zu schnelle Veränderung. Die menschliche Seele ist eher konservativ. Wir müssen diese menschliche Tendenz zur Beharrung nicht vorschnell negativ bewerten. Bei der Bewahrung von Gleichgewicht spielt sie eine entscheidende Rolle.

Unser Verstand und Intellekt, mit dem wir glauben, die Welt beherrschen zu können, kommt uns bei kontinuum-gerechter Entwicklung nicht in die Quere. Sie verläuft unbewußt und automatisch. Sie führt zu starken Ich- bzw. Selbst-Kernen, prägt unsere bejahende Einstellung zu uns selbst, respektiert die Rechte anderer, stärkt die Kräfte, die auf Freude, Gesundheit und Überleben abzielen ebenso wie die Kräfte, die die Belastungen des Lebens meistern. Sie hält das Gleichgewicht bei unseren Tätigkeiten und ist respektvoll bewahrend in der

---

2 Liedloff, a.a.O., S.38

Nutzung von Pflanzen, Tieren und Umwelt. Sie läßt viel Raum für individuelle und kulturelle Unterschiede, bei Bewahrung der Grenzen, deren Überschreitung zu Formen von Selbst-Zerstörung führt.

Das Kontinuum-Gefühl entspricht in seiner »Richtigkeit« meiner weiter oben gegebenen Definition von Glück.

Wo kontinuum-gerechte Entwicklung durch Fehlentwicklungen und Fehlabstimmungen in Beziehungen oder durch deregulierende Eingriffe in die Umwelt entgleist, entsteht die Fülle von Problemen, mit denen wir in der Realität heute zu kämpfen haben. *Wir sind aus dem Kontinuum herausgefallen.*

Die Annahme und Theorie eines menschlichen Kontinuums mag uns unwissenschaftlich und in höchstem Maße spekulativ erscheinen. Der »kritische« Geist sträubt sich vielleicht, den Kern ihrer Wahrheit anzuerkennen. Doch Liedloff hat ihre Theorie durch exakte Beobachtung und Verstehen der uns fremden Kultur der Yequana-Indianer gewonnen, die mit einem Gefühl von »Richtigkeit« ihrer selbst und einem Wohlgefühl in der Welt leben, das den meisten Menschen unseres Kulturkreises fremd geworden ist.

Als Liedloff ihre Theorie der angemessenen menschlichen Entwicklung zur »Richtigkeit« erstmals 1977 im englischsprachigen Original und dann 1980 in der deutschen Übersetzung veröffentlichte, sprach die »Suche nach dem verlorenen Glück« sehr viele Menschen in unterschiedlicher Art und Weise an. Auf Grund des intuitiven Gefühls, daß ihre Entwicklungs-Theorie im Kern wahrhaftig ist, traf sie auf Zustimmung bei den Lesern. In der (psychoanalytischen) Literatur wurde sie jedoch nicht weiter beachtet.

Ihre Grundthesen zur angemessenen menschlichen Entwicklung trafen auf vorbereiteten Boden. Die Tendenz vieler Eltern zu Schuldgefühlen und Fehlersuche bei der Erziehung der eigenen Kinder wurde genährt durch die Spiegelung so völlig anders gelebter Entwicklungsprozesse. Ich kenne selbst eine ganze Reihe von Müttern und Vätern, die auch mit Wut und Zorn im Bauch auf das Buch reagierten. Diese Wut resultierte in erster Linie aus der Enttäuschung darüber, daß wir dieses Gefühl von »Richtigkeit« häufig so tief vermissen. Insofern war die letztendliche Reaktion auf die dargestellte Persönlichkeitsentwicklung im Sinne des Kontinuums die tief empfundene Sehn*Sucht* nach einem vergleichbaren Gefühl eigener »Richtigkeit«.

Da sich Liedloff viel mit der Beobachtung von Säuglingen und Kleinkindern beschäftigt hat, kann man sie vielleicht als eine Vorläuferin der modernen Säuglingsforschung bezeichnen. Ich selbst habe die Kontinuum-Theorie auch bei der Beschäftigung mit den Ergebnissen der neueren Säuglingsforschung wiederentdeckt. Deren Forschungsergebnissse halten (für die Skeptiker) auch strengen wissenschaftlichen Kriterien stand. Sie sind geeignet, Liedloffs Annahmen im Kern zu stützen. Betrachtet man ihre Theorien aus heutiger Sicht, entstaubt hier und dort vielleicht etwas die Sprache und ergänzt sie durch neuere Theorien und Erkenntnisse über die Entwicklung des Menschen, so erweisen sie sich als nützlich zum Verständnis vieler Phänomene, unter denen wir zivilisierte Menschen leiden: Selbst-Entfremdung, offene wie latente Angst, Zerstörung unserer natürlichen Umwelt und abweichendes Verhalten wie Kriminalität, Gewalt oder Sucht, usw.

Um die neueren wissenschaftlichen Beiträge zur frühen Lebenserfahrung und Entwicklung des Menschen zu klären, fasse ich im folgenden die wichtigsten Konzepte von Daniel Stern, einem Säuglingsforscher und Psychoanalytiker, zur Entstehung unseres Selbst zusammen. Soweit wie möglich, tue ich dies in meinen eigenen Worten. Ich ergänze und verschränke seine Selbst-Konzepte mit den frühen Vorstellungen Liedloffs über den Beginn und die Entwicklung des Lebens. Auf dem Hintergrund dieses aussagefähigen theoretischen Materials werde ich anschließend neue Thesen zur Erklärung des Phänomens »Sucht« formulieren. Insbesondere werde ich dabei die Faszination von Glückspillen psychodynamisch deuten.

3
Von der frühen Lebenserfahrung zu »Ecstasy« – etwas Theorie muß sein

Die frühe Selbst-Erfahrung des Menschen

Wenn wir uns fragen, mit welcher angeborenen Ausstattung Menschen auf die Welt kommen, wie sich »Richtigkeit« ausbildet oder das »richtige« Selbst-Empfinden verlorengeht, wenn wir überhaupt über die menschliche Natur nachdenken, müssen wir uns dem frühesten Erleben der Welt zuwenden. Die neuere Säuglingsforschung gewährt uns dabei faszinierende Einblicke in die Erlebniswelt von Säuglingen und Kleinkindern.

In unserer frühesten Lebensgeschichte wird entschieden über unsere spätere existentielle Befindlichkeit, d.h. über unser Selbst-Gefühl im Sinne von »Richtigkeit« und Glücksfähigkeit oder »Falschheit« sowie den Verlust des primären Glücksempfindens. Die Selbst-Entwicklung rückt damit in das Zentrum unserer Aufmerksamkeit.

Niemand weiß eigentlich so recht genau zu definieren, was das Selbst ist. Doch ist es eine spürbare innere Realität, daß wir etwas, das wir »Selbst« nennen können, subjektiv erleben. Erwachsene Menschen haben in der Regel ein sehr reales, wenn auch nicht unbedingt immer realistisches Selbst-Empfinden, das unser alltägliches soziales Leben prägt.

Bereits vor über 100 Jahren hat uns Friedrich Nietzsche in seiner philosophischen Dichtung »Also sprach Zarathustra« eine Definition des Selbst vorgegeben: »Hinter deinen Gedanken und Gefühlen, mein Bruder, steht ein mächtiger Gebieter, ein unbekannter Weiser – der heißt Selbst. In deinem Leibe wohnt er, dein Leib ist er«.[1]

Modernere Vorstellungen vom Selbst unterscheiden sich nur wenig von Nietzsches philosophischer Definition. Heute bezeichnen wir das Selbst als das Zentrum unserer gesamten Person und als die zentrale Quelle aller unserer Antriebe.[2]

In der Tat empfinden wir ein einzelnes abgegrenztes Körper-Selbst, ein Selbst als Handlungsinstanz, ein Selbst als Sitz unserer Gefühle, ein Selbst, das Absichten verfolgt und motivational handelt, das spricht und sich mitteilt. Das Selbst ist immer noch unser Gebieter. Viele Prozesse unseres Selbst-Empfindens bleiben gewöhnlich außerhalb unseres bewußten Denkens. Wir verarbeiten sie jedoch zu einer ganz individuellen subjektiven Selbst-Organisation, die unser persönliches Selbst-Empfinden prägt. Vieles, was unser Selbst ausmacht, entzieht sich der direkten wissenschaftlichen Beobachtung und Erkenntnis, aber wir können viel erfahren durch die Beobachtung von Säuglingen. Einen hervorragenden Beitrag zur Erforschung der frühkindlichen Entwicklung hat Daniel Stern geleistet. Seine Theorien über die frühe Lebenserfahrung des Säuglings haben unsere Vorstellungen von dessen innerer Welt enorm präzisiert. Für mich sind sie der Schlüssel zur Aufstellung neuer Thesen zu Sucht und Abhängigkeit.

Die frühe Lebenserfahrung des Säuglings

Daniel Stern unterteilt die frühe Lebenserfahrung des Säuglings in vier Phasen:

zwischen 0–2 Monaten: Phase des auftauchenden Selbst-Empfindens

---

1   Hier zitiert nach: Friedrich Nietzsche: Also sprach Zarathustra. Ein Buch für Alle und Keinen, Goldmann, 12.Aufl. 1996, S. 29
2   Siehe dazu: Heinz Kohut: Die Heilung des Selbst, Frankfurt 1979

zwischen 2–3 und 7–9 Monaten: Phase des Kern-Selbst-Empfindens

zwischen 7–9 und 15–18 Monaten: Phase des (inter)subjektiven Selbst-Empfindens

ab 15–18 Monaten: Phase des verbalen Selbst-Empfindens.

Die Phase des auftauchenden Selbst
(zwischen 0–2 Monaten)

Bereits während der ersten beiden Lebensmonate entwickeln Säuglinge aktiv ein Empfinden für ihr im Auftauchen begriffenes Selbst. Sie reagieren bereits im frühesten Stadium auf ihre soziale Umwelt. Sie suchen die für ihre Entwicklung angemessene sensorische Stimulierung. Sie äußern deutliche Vorlieben und Abneigungen gegenüber Sinneseindrücken und Wahrnehmungen. Das Gespür, was für sie »richtig« ist, ist angeboren. Wir finden hier eine direkte Entsprechung zur Kontinuum-Theorie Liedloffs. Säuglinge nehmen frühe »Einschätzungen« darüber vor, was in ihrer Welt vor sich geht. Dabei lassen sich affektive und kognitive Prozesse nicht trennen. Werden die vielfältigen Erlebnisse des Säuglings auf irgendeine Weise miteinander in Beziehung gesetzt, so erlebt der Säugling das erste Auftauchen von Geordnetheit und Organisation. Ein Selbst-Empfinden kann überhaupt erst dann existieren, wenn schon eine irgendwie geartete Organisation entstanden ist, die als Bezugspunkt dient. Dieser erste Bezugspunkt ist der Körper: seine Kohärenz, seine Bewegungen und Handlungen sowie die mit ihm verbundenen Gefühle. Alle ersten Erfahrungen sind körpernahe Vorgänge, und die gesamte spätere Entwicklung des Selbst-Gefühls, des Selbst-Bewußtseins und des Selbst-Wertgefühls nehmen ihren Ursprung in diesen ersten Körpererfahrungen. Unsere frühesten Erinnerungen sind im Körper gespeicherte Erinnerungen, und unser ursprüngliches Selbst ist zunächst immer »ein Körperselbst. Aus ihm heraus bilden sich nacheinander ein Körper-

Ich und ein Körper-Schema heraus. Die senso-motorischen Prozesse des Körperselbst organisieren sich nach archetypischen Mustern«.[3] Diese Muster sind Bestandteil des menschlichen Kontinuums.

Liedloff beschreibt zusätzlich noch treffend ein pränatales Körper-Selbst. Das Kind im Mutterleib spürt und hört den Herzschlag der Mutter »und ihre Stimme sowie die Stimmen anderer Menschen und Tiere. Es vernimmt die Geräusche ihres Körpers beim Verdauen, Schnarchen, Lachen, Singen, Husten und so weiter und ist nicht beunruhigt, denn seine Anpassungen haben diese mitberücksichtigt«. Auf Grund entwicklungsgeschichtlicher »Erfahrung erwartet es die Geräusche, das Herumgestoßenwerden und die plötzlichen Bewegungen; sie sind Bestandteil der Erfahrung, die es zur Vollendung seiner vorgeburtlichen Entwicklung benötigt«.[4] Auch aktuelle Forschungsergebnisse beweisen eindrücklich, daß es ein vorgeburtliches Erleben gibt, bis hin zum Empfinden dafür, ob ein Kind »richtig« und willkommen ist oder nicht.

Stern mißt dem Säugling bereits unmittelbar nach der Geburt verschiedene Fähigkeiten zu, die in seiner frühesten Wahrnehmungswelt für Ordnung sorgen: vor allem die »amodale Wahrnehmung« und das Eintauchen in die »Vitalitätsaffekte«.

Säuglinge verfügen über eine angeborene generelle Fähigkeit, Wahrnehmungen oder Informationen, die über verschiedene Sinneskanäle aufgenommen werden, miteinander in Beziehung zu setzen und zu vergleichen. Diese Fähigkeit bezeichnet Stern als »amodale« oder »transmodale Wahrnehmung«.[5] Die exakte Beobachtung dieses Phänomens hat frü-

---

3   Günter Heisterkamp: Heilsame Berührungen. Praxis leibfundierter analytischer Psychotherapie, München 1993, S.10
4   Liedloff, a.a.O., S.42
5   Siehe dazu: Daniel Stern: Die Lebenserfahrung des Säuglings, 2. Aufl. Stuttgart 1992, S. 74ff., siehe auch Martin Dornes: Der kompetente Säugling. Die präverbale Entwicklung des Menschen, Frankfurt 1993, S. 43ff. Dornes benutzt den Ausdruck»kreuzmodal«. Viel früher dachte bereits

here Vorstellungen über angeborene Fähigkeiten des Säuglings revolutioniert. Wie diese angeborenen Prozesse innerlich ablaufen, wissen wir nicht. Dennoch sind sie im Ergebnis beobachtbar. Darüber hinaus hat der Säugling sogar Wahrnehmungserwartungen im Sinne von »richtig« oder »nichtrichtig«. Er reagiert unmittelbar, wenn er etwas als nicht stimmig erlebt.

Durch die transmodale Wahrnehmungsfähigkeit des Säuglings, mit der er Merkmale von Menschen oder Dingen wie Form, Intensität, Bewegung, Gestalt, Rhythmus usw. als global registriert, lebt er in der Einheit der Sinne. Sein Erleben ist von Ganzheit geprägt. Dies schließt auch sein Empfinden für Affekte wie Freude, Trauer, Zorn, Angst, Ekel usw. ein. Zusätzlich empfindet er Erlebnisqualitäten, die Stern »Vitalitätsaffekte« nennt. Dies meint die Aktivierungs- oder Intensitätskonturen seiner Welt, die genaue Stärke oder feinfühliger noch die Tönung und Farben seiner Empfindungen. Sein Gefühlsleben ist dadurch bereits in hohem Maße differenziert. Von Säuglingen feinst unterschiedene Vitalitätsaffekte kann man mit Worten beschreiben wie »explodierend, aufwallend, überflutend, sich hinziehend, schleichend, verblassend, flüchtig, pulsierend« usw.

Im Rahmen meiner Suchttheorie werde ich beschreiben, welche Zusammenhänge bestehen zwischen amodaler Wahrnehmung und Vitalitätsaffekten einerseits und den diskreten Wirkungen bestimmter Drogen andererseits.

Das auftauchende Selbst-Empfinden, das auch bereits auf andere Menschen bezogen ist, bedeutet, daß Säuglinge auf

Spitz an das gleiche Phänomen, wenn er vom »koenästhetischen« Erleben des Säuglings sprach, siehe dazu: R. Spitz: (1957): Nein und Ja. Die Ursprünge der menschlichen Kommunikation, 2. Aufl., Stuttgart 1970 sowie ders.: Vom Säugling zum Kleinkind. Naturgeschichte der Mutter-Kind-Beziehungen im ersten Lebensjahr, 4. Aufl. Stuttgart 1974

Grund sich wiederholender, spürbarer Strukturen im Wahrnehmungs- und Affektbereich in sich und der Außenwelt zusammenhängende Gefüge, Regelmäßigkeiten und gleichartige Konstellationen entdecken und dadurch ein Gefühl von auftauchender Ordnung entsteht. Diese Regelmäßigkeiten sind das Fundament des auftauchenden Selbst-Empfindens. Es gibt also keine anfänglichen Hör-, Seh-, Körper- und Fühlwelten, die im Laufe der Entwicklung zu einer Einheit koordiniert werden, sondern eine ganzheitlich erlebte Welt, die sich im Laufe der Erfahrung in viele einzelne Welten aufgliedert.

Die früheste Erlebniswelt des Säuglings ist nicht unbezogen, undifferenziert oder gar chaotisch, sondern von einer ganz besonderen Ordnung der empfundenen Ganzheit und »Richtigkeit«. Selbstverständlich bleibt dieses Erleben außerhalb des bewußten Gewahrseins oder gar Denkens. Es ist absolut präreflexiv und bewegt sich auf der Ebene unmittelbaren Erlebens. Mit diesem auftauchenden Selbst als Erfahrungsfundament und erstem Programmspeicher treten wir ein in die Welt.

Die Ergebnisse der Säuglingsforschung über die ersten Lebenswochen des Säuglings widerlegen auch die Vorstellung von der Existenz eines normalen infantilen Autismus, wie ihn Mahler und ihre Mitarbeiter konzipiert haben.[6] Sie verstanden unter Autismus die Innen-Bezogenheit des Säuglings, seinen Mangel an Interesse für seine äußere Umwelt und die noch fehlende Fähigkeit diese überhaupt differenziert wahrzunehmen. Dieses Autismus-Konzept ist eindeutig widerlegt. Der Säugling ist zu außerordentlich differenzierten Sinneswahrnehmungen in allen Wahrnehmungsmodalitäten in der Lage. Sein Koordinationsvermögen ist bereits stark ausgeprägt, und er sucht den aktiven Austausch mit seiner Umwelt im Sinne der für ihn »richtigen« sensorischen Stimulierung.

---

6   Siehe dazu: M. Mahler/F. Pine/A. Bergman: Die psychische Geburt des Menschen. Symbiose und Individuation, Frankfurt 1978

Die Phase des Kern-Selbst
(zwischen 2–3 und 7–9 Monaten)

Sterns Hauptthese zur Empfindung eines Kern-Selbst ist, daß es zu keinem Zeitpunkt der Entwicklung eine undifferenzierte Verschmelzung von Selbst und Anderem (Symbiose) gibt.[7] Für ihn sind die Getrenntheitserlebnisse das Primäre. Auf deren Basis werden Gemeinschaftserlebnisse mit einem Anderen möglich, die aber nicht das Gespür für das eigene getrennte Selbst auslöschen. Diese Entdeckung begründet auch eine Neufassung mancher Vorstellungen im Suchtbereich.

Bevor der Säugling aktiv Kontakt und Beziehung zu anderen Menschen herstellt, entwickelt er anfänglich also erst einmal das stabile Empfinden eines Kern-Selbst und eines Kern-Anderen.

Aus vier verschiedenen Arten der Selbst-Erfahrung geht das Empfinden eines organisierten Kern-Selbst hervor: der Urheberschaft, der Selbst-Kohärenz, der Selbst-Affektivität und der Selbst-Geschichtlichkeit. Deren Verbindung verläuft völlig selbstverständlich und wird nicht bewußt empfunden. Das Entscheidende ist das Selbst-*Empfinden* als die Integration des Erlebens. Dieses Empfinden ist also keine Leistung des verstandesmäßigen Bewußtseins. Auch Liedloff nennt den Bewußtseinszustand des frühen Säuglings eher »empfindend« denn »bewußt«.[8]

Stern betrachtet die vier Arten der Selbst-Erfahrung auch als Selbst-Invarianten, das heißt, als das, was angesichts aller Dinge, die sich verändern, unverändert bleibt. Auf der Grundlage

7   Damit steht er im Gegensatz zu bisherigen psychoanalytischen Entwicklungstheorien – vor allem zu Mahler, die davon ausging, daß Säuglinge eine undifferenzierte Phase der Verschmelzung oder»Dualunion« mit der Mutter erleben. Diese»normale Symbiose« war für sie das Primäre. Aus ihr entwickelt sich die Separation, siehe dazu: Mahler et al., a.a.O., der theoretisch interessierte Leser sei zur Diskussion hierzu verwiesen auf: Dornes: 1993, sowie ders.: Die frühe Kindheit. Entwicklungspsychologie der ersten Lebensjahre, Frankfurt 1997
8   Liedloff, a.a.O., S.44

dieser Selbst-Invarianten identifiziert der Säugling über die Prozesse der wechselseitigen Regulierung das eigene Kern-Selbst und den Kern-Anderen. Die höchst sozialen Prozesse und Interaktionen in dieser Lebensphase sind keine rein kognitiven Vorgänge, sondern absoluten Vorrang hat die Regulierung von Affekt und Erregung.

Die wichtigste Invariante des Kern-Selbst-Erlebens ist die *Urheberschaft*. Diese bezeichnet das sichere Gefühl des Säuglings selbst der Urheber der eigenen Handlungen zu sein. In Verbindung mit dem eigenen Willensgefühl wird die Welt unterteilt in Wirkungen, die das eigene Selbst verursacht, und Wirkungen, die vom anderen bewirkt werden.

Über verschiedene gleichbleibende (invariante) Merkmale des interpersonalen Erlebens wie Einheit des Ortes, Kohärenz der Bewegung, der zeitlichen Struktur, der Form sowie der Intensitätsstruktur entsteht das Gefühl, eine eigene körperlich abgegrenzte Einheit zu sein, die der Ort und Sitz von Empfindungen und Aktivitäten ist. Diese *Selbst-Kohärenz* ist die zweite wichtige Komponente des Kern-Selbstempfindens.

Selbst-Affektivität bedeutet die Wahrnehmung innerer Gefühlsqualitäten, die als Affekte in andere Selbsterfahrungen eingebettet sind. Wesentlich dabei ist auch, daß diese Gefühle eindeutig und unverwechselbar als dem eigenen Selbst zugehörig empfunden werden.

Selbst-Geschichtlichkeit meint das Empfinden von Kontinuität. Das Selbst erlebt sich als eingebunden in ein fortdauerndes Sein. Auch wenn selbst-bewirkte oder von-außen-bewirkte Veränderungen eintreten, bleibt ein fortdauerndes Gefühl von Beständigkeit erhalten. Nur so wird das Erleben des eigenen ununterbrochenen Da-Seins auch in der Zeit gesichert.

Da jedes Selbst und jeder Andere seine eigene unverwechselbare Kontur hat, die als Unterschied von Anfang an exakt wahrgenommen wird, werden auch Selbst und Objekt von Beginn an als getrennt empfunden. Durch die Integration als Selbst-Invarianten im »Gedächtnis« entsteht so ein einheitliches, organisiertes Empfinden vom eigenen Kern-Selbst und vom Kern-Anderen. Sie ist das Gegenteil von undifferenzierter Symbiose.

Stern geht wie kaum ein anderer darauf ein, wie sich der Säugling als Selbst in Beziehung zu dem Anderen erlebt. Er betrachtet intensive Wir-Gefühle in den frühesten erlebten Beziehungen als aktive Fähigkeit des Kleinkindes zwischenmenschliche Gemeinsamkeit herzustellen und zu integrieren und nicht als passives Unvermögen, Differenzierungen überhaupt zu empfinden oder zu entwickeln. In allen Beziehungen laufen ständige, gegenseitige Abstimmungs- und Regulierungsvorgänge ab. Insofern übernimmt das Gegenüber für den Säugling auch die Funktion eines das Selbst regulierenden Anderen. Bei allen objektiven Vorgängen, die unsere primären Bedürfnisse wie Liebe, Nähe, Geborgenheit, Körperkontakt und Sicherheit betreffen, werden so gemeinsam geschaffene Erfahrungen erlebt. Bei diesen höchst sensiblen sozialen Vorgängen übernimmt der Säugling überdies eine sehr aktive Rolle, um das für ihn »richtige« und angemessene Verhalten hervorzurufen. Solche Integrationsleistungen wurden ihm bisher nicht zugetraut. Über diesen Weg der wechselseitigen Regulierungsprozesse lernt das Kleinkind die lebenswichtigen »Verbindungsschemata«[9], d.h. die Muster, die eine andere Person als erreichbar zeigen sowie das Bild von sich selbst als einem Wesen, das die Brücke zu diesem Anderen wirksam schlagen kann.

Über die prägende Rolle von Bewegung und Körperlichkeit entwickelt der Säugling zuerst grundlegende motorische Überzeugungen, die er in jede zwischenmenschliche Interaktion mit einbringt. In Gemeinschaft mit dem Anderen kommen bestimmte affektive Färbungen sowie eine Reihe kognitiver Einschätzungen dazu. Dieses Zusammenspiel von

---

9 Der Begriff stammt von G. Downing: Körper und Wort in der Psychotherapie. Leitlinien für die Praxis, München 1996, S.138

sensorischen, motorischen, affektiven und kognitiven Ebenen bezeichnet Downing als »affektmotorisches Schema«.[10] Es gibt angeborene, vorgeprägte Versionen dieser affektmotorischen Muster.

Viele Experimente mit Säuglingen beweisen, daß diese bei ihren Interaktionen mit den frühen Bezugspersonen von Anfang an deutliche Erwartungen an bestimmte Regelmäßigkeiten im Umgang mit ihnen haben. Diese Erwartungen, bei denen es jedoch individuellen Spielraum gibt, betreffen die Intensität, den Rhythmus, das Ausmaß an Stimulierung und die »richtige« Wechselseitigkeit des Austauschs. Säuglinge erwarten eindeutig, daß eine Interaktion in bestimmten Bahnen verläuft. Eine unangemessene Entgleisung löst sofort gegensteuernde Reaktionen bzw. Angst und Besorgnis aus. Wenn die Entwicklung ungestört verlaufen soll, kann sich das zwischenmenschliche Feld also nur in einem bestimmten Rahmen strukturieren.

Die hohe Kompetenz des Kleinkindes im Wahrnehmungs- und Gefühlsbereich ist zwar als menschliche Grundausstattung vorgegeben, muß aber durch seine Bezugspersonen gefördert werden, um ihre optimale Ausprägung zu erhalten. Das praktische »Wissen« um eigene und nicht-eigene Handlungsmöglichkeiten muß Schritt für Schritt erworben werden, um erfolgreich beziehungsfähig sein zu können. Als Voraussetzung gilt: der »Selbst-Körper als eine Quelle von Wirkungskraft und Macht muß deutlich, muß differenziert werden. Und damit einhergehend auch der Andere-Körper, der Objekt-Körper, als einer, der erreichbar ist oder dem Grenzen gesetzt werden können und ähnliches mehr«.[11]

Der Säugling steht vor der schwierigen Aufgabe, seine angelegten Fähigkeiten dahingehend zu verfeinern, daß er sie urheberschaftlich einsetzen kann, um das für ihn »Richtige« zu

---

10 Downing, a.a.O., S.130
11 Downing, a.a.O., S.173

erreichen. Dazu muß er seine Fähigkeiten in immer neuen Situationen praktizieren und erproben, um Lern-Erfahrungen zu speichern, die sein affektmotorisches Handlungsrepertoire bereichern. Seine Fähigkeiten lernend praktizieren kann der Säugling aber nur, wenn die Bezugspersonen in seiner Umwelt sie auf die »richtige« Art und Weise effektiv stimulieren und regulieren. Auch die Beobachtungen von Liedloff unterstreichen die Bedeutung von Assoziieren und Differenzieren bei diesen Prozessen. Ausgehend von den eindeutigen Erwartungen seines menschlichen Kontinuums nimmt der Säugling die Welt zunächst als Ganzes in sich auf, um später durch immer feinere Ausdifferenzierung zu lernen wie es ist, am Leben zu sein. Für den Säugling und seine Entwicklung entscheidend ist dabei immer die angemessene Qualität der zwischenmenschlichen Berührung. Er muß das »richtige« Handeln motorisch-affektiv mehrmals erleben, bevor es in das Selbst als Baustein stabil integriert wird.

Die wichtige Phase der Kern-Selbst-Entwicklung läßt sich wie folgt zusammenfassen: Durch die komplexe Wahrnehmung der eigenen Handlungsfähigheit und Affektivität in Abstimmung mit dem Anderen konsolidiert der Säugling zwischen dem 2/3. und 7/9. Lebensmonat die Empfindung eines Kern-Selbst als eigenständiger, kohärenter und abgegrenzter körperlicher Einheit. Er erlebt keine undifferenzierte symbiotische Phase. Das subjektive Erleben von intensiver Zweisamkeit bzw. des Einsseins mit einem anderen Menschen kann vielmehr erst entstehen, wenn das deutliche Empfinden eines Kern-Selbst und Kern-Anderen etabliert ist. Symbioseähnliche Verschmelzungserfahrungen werden dann als das Gelingen einer aktiv herbeigeführten Gemeinsamkeit mit dem Anderen erlebt, nicht aber als passive Unfähigkeit zwischen Selbst und Anderem zu unterscheiden. Diese Reihenfolge der kindlichen Entwicklung war im Kern bereits formuliert von Liedloff, die sehr stark die aktive Rolle des Säuglings beim Herstellen von Gemeinschaftserfahrungen hervorhebt. Für sie ist ebenfalls eindeutig erwiesen, daß sich der Säugling nur in den Situationen in weniger differenzierte emotionale Haltungen zurückzieht (regrediert), die er mit seinen gegenwärtigen Kräften nicht bewältigen kann. Wenn wir heute weiterhin mit dem Symbiosebegriff arbeiten, müssen wir ihn folgerichtig neu und präziser fassen. Dornes schlägt daher vor, Symbiose als den »Zufluchtsort des *überforderten* Säuglings« zu verstehen.[12] Diese Neudefinition muß auch in unser Verständnis von süchtiger Abhängigkeit eingeführt werden.

Die Phase des subjektiven Selbst
(zwischen 7–9 und 15–18 Monaten)

Eine neue Qualität erlebt der Säugling in seinem Selbst-Empfinden, wenn er entdeckt, daß er über ein eigenes Gefühls- und Seelenleben verfügt, und daß dies auch auf die anderen Personen zutrifft. Wenn er ähnliche oder gleiche innere Zustände mit anderen teilen kann, wird »der Säugling in einen neuen *Bereich der intersubjektiven Bezogenheit* hineinkatapultiert. Eine neue organisierende subjektive Perspektive auf das Selbst taucht auf«.[13] Im zwischenmenschlichen Feld bewegt man sich von der Interaktion, bei der affektbetonte Handlungsmuster ausgetauscht werden, zur Beziehung, bei der das Gefühlserleben selber das Ziel und der erklärte Gegenstand des wechselseitigen Austauschs ist. Gemeinsames Erleben verschiebt sich von der Regulierung auf die Teilung innerer Wahrnehmungswelten. Damit ist das Empfinden im intersubjektiven Bereich durch die Verwandlung der zwischenmenschlichen Welt völlig verschieden von dem im Bereich der Kern-Bezogenheit, die jedoch weiterhin als Fundament bestehenbleibt.

12 Dornes, 1993, S.77
13 Stern, a.a.O., S.180

Im Bereich der Kern-Bezogenheit bleibt die empathische, d.h. einfühlende Reaktion der Bezugsperson für den Säugling als Prozeß noch unbemerkt. Er nimmt nur die Reaktion als solche wahr, die für ihn »richtig« oder »nicht-richtig« ist. Im Bereich der intersubjektiven Bezogenheit nimmt er nun auch den empathischen Prozeß als solchen wahr. Wie »richtig« bzw. unangemessen seine Umwelt auf ihn reagiert, entscheidet über seine psychische Einbindung in die zwischenmenschliche Gemeinschaft bzw. über seine psychische Einsamkeit. Spätestens zu diesem Zeitpunkt der Entwicklung wird die zukünftige existentielle Befindlichkeit eines Säuglings geprägt.

Zwischenmenschliche Bezogenheit wird besonders durch drei innere Erlebnisweisen hergestellt: durch die gemeinsame Aufmerksamkeit, die gemeinsame Absicht und die Gemeinsamkeit affektiver Zustände. Das geteilte Erleben von Gefühlen ist das auffälligste Merkmal der intersubjektiven Bezogenheit. Dennoch weiß man bisher nicht, wie die gemeinsame Abstimmung von Emotionen eigentlich vonstatten geht. Sicher ist nur, daß die Prozesse, die Stern als wechselseitige Abstimmung von Affekten beschreibt, Zwischenmenschlichkeit in Reinkultur sind. Sie haben überwiegend transmodalen Charakter, indem sie intuitiv über die Grenzen der verschiedenen Sinnesmodalitäten verlaufen. Die amodalen Charakteristika von Affekten wie Intensität, Rhythmus, zeitliche Kontur und Gestalt sind die Wege der gemeinsamen Abstimmung. Die besondere Bedeutung von Rhythmus während der ersten Lebenserfahrungen des Säuglings hat auch Liedloff treffend beobachtet. Rhythmus wird für den Säugling »zu einem Charakteristikum seiner Umwelt und bleibt mit der wohltuenden ›Richtigkeit‹ des eigenen Selbst assoziiert«, wenn die rhythmischen Abstimmungen angemessen sind.[14]

Obwohl bei diesen Ab- und Einstimmungsvorgängen or-

---

14 Liedloff, a.a.O., S.75

ganismische, motorische, affektive und »kognitive« Wahrnehmungen zusammenspielen, lebt das Kind auch in der Phase der intersubjektiven Bezogenheit immer noch in der Einheit der Sinne. Seine Wahrnehmung der Welt ist eine einheitliche.

Stern entwickelt eine sehr feinfühlige Klassifikation der amodalen Ab- und Einstimmungsprozesse. Die Genauigkeit ihres Zusammenspiels, ihre »Richtigkeit« für das Kind, sind das Ziel, das in sich selbst entwicklungsfördernd sein soll. Das maximale Erleben von gemeinsam geteilten Gefühlen vermittelt die grundlegende Erfahrung, daß innere Zustände keine privaten Ereignisse sind, sondern soziale Prozesse und Beziehungsangelegenheiten von zutiefst sozialen Wesen. Es ist zugleich eine »Antwort auf die Frage: Siehst du, was ich fühle? Und es ist eine positive Reaktion auf das anthropologisch tiefsitzende Bedürfnis nach Wahrnehmung und Anerkennung des eigenen Gefühlszustands«.[15] Dieses Bedürfnis hat bereits Liedloffs Kontinuum-Theorie in ihrem Verständnis von »Richtigkeit« erfaßt. Danach ist für sie auch der Wunsch nach Nähe zum Objekt ein angeborener und zutiefst menschlicher Impuls. Sterns Beobachtungen untermauern diese Annahme einer angeborenen sozialen Bezogenheit. Da das Wesen der Intersubjektivität darin besteht, affektive Zustände mit anderen zu teilen und sich mitzuteilen, geht Sterns Theorie ebenso von einem primären Bedürfnis nach Kontakt und Berührung aus.

Die Nähe ist zum einen psychischer Natur, zum anderen aber auch konkret körperlicher Natur. Für die Entwicklung von Körpergefühl und Beziehungsfähigkeit ist nichts so entscheidend wie die stimmige »Interaktion im Rahmen eines engen Körperkontakts«.[16] Entscheidend bei den Berührungsduetten ist nicht in erster Linie die Quantität der Körperkon-

---

15 Dornes, 1993, S.159f.
16 Auf diese Tatsache machen Ainsworth u.a. aufmerksam, hier zitiert nach: Downing, a.a.O., S.152

takte, sondern die Qualität der Berührungen. Dies meint zum einen ihre selbstverständliche Stimmigkeit, zum anderen die Erfahrung des Kleinkindes, daß es selbst willentlich Berührung und körperlichen Austausch herstellen und regulieren kann. Orientiert sich der Körperkontakt nur an den Bedürfnissen des Anderen, verliert das Kind das Empfinden für seine körperliche Urheberschaft und sein eigenes Wirkungsvermögen in der Gestaltung von Beziehung.

Obwohl in der Phase des intersubjektiven Selbst-Empfindens bei den Abstimmungsprozessen auch schon Laute und Vokalisationen eine erhebliche Rolle spielen, bewegt sich das Kind immer noch im vorsprachlichen Stadium seines Selbst-Erlebens. Mit dem Eintritt in die Welt der Symbole und Sprache findet eine einschneidende Veränderung im Selbst-Erleben statt.

Die Phase des verbalen Selbst
(ab 15–18 Monaten)

Etwa in der Mitte des zweiten Lebensjahres beginnen Kinder, sich die Welt um sie herum auch mit Hilfe von Symbolen und Zeichen vorzustellen – oder, wie man sagt, psychisch zu repräsentieren. Dies verändert ihre Weltsicht fundamental. Sie können sich nun selbst zunehmend zum Objekt der eigenen Reflexion machen, über Personen und Dinge kommunizieren, die nicht mehr direkt anwesend sind, im Spiel symbolisch handeln oder Gefühle und empathisches Verhalten in Worte fassen. Sie beginnen, von sich selbst als Person zu sprechen und konsolidieren ihre Geschlechtsidentität. Neue Formen von Gemeinsamkeit über die Sprache werden möglich. Dabei führt der Spracherwerb aber zu einem Selbst- wie zu einem interpersonalen Problem bei der Einordnung von Bedeutungen dessen, was wahrgenommen wird. Die Bedeutung im Sinne eines Bindeglieds zwischen erfahrener oder gedachter Welt und Wörtern ist nun keine naturgegebene, unmittelbar einleuchtende Tatsache mehr. Sie muß vielmehr zwischen dem Kind und den Eltern wechselseitig ausgehandelt werden. Bedeutungen ergeben sich also fortan aus Verhandlungen zwischen Kind und Bezugsperson, die vereinbaren, was sie als gemeinsam verstehen. Neben dem individuellen Erleben von Wirklichkeit muß über gemeinsame Ich-Du- und »Wir-Bedeutungen«[17] auch eine gemeinsame Konstruktion von Wirklichkeit hergestellt werden. In dieser Wirklichkeit wird das Kind nun auch noch mit zusätzlichen Anforderungen konfrontiert, die sein bisheriges Welterleben und sein Gefühl von Eigen-Mächtigkeit zutiefst verändern.

Die Phase im Leben des Kindes, in der es selbständig zu gehen und zu sprechen beginnt, ist eine hoch kritische Phase. Das Kind wird von der Mutter und anderen vertrauten Bezugspersonen aus der rein privaten Lebensordnung mit ihnen auf eine fremde, soziale Ordnung hin umorientiert. Bisher ging es für das Kind nur darum zu lernen, wie es ist, am Leben zu sein. Beziehungen und Interaktionen waren spielerisch, spontan und ungeplant sowie relativ unorganisiert, was ihre soziale Zielgerichtetheit betraf. Es ging im Erleben um Da-Sein und pures Zusammen-Sein. Nun wird vom Kind plötzlich verlangt, sein Da-Sein und Handeln auf lebenspraktische und sozial festgelegte Ziele hin auszurichten: Es soll selbständig werden und sich sein Spielzeug selber holen; es soll bestimmte Verhaltensweisen beherrschen und ohne Hilfe aus seiner Tasse trinken; es soll sich sozialen Maßstäben gemäß gut benehmen und sein Essen nicht auf dem Tisch verteilen; es soll sozial hochkomplexe Situationen meistern und »danke« sagen; es soll seine Bedürfnisse kontrollieren lernen und auf seinen geliebten Keks warten können und so weiter. Zwar möchte das Kind vieles auch aus eigenem Antrieb lernen, doch wird es andererseits auch verunsichert und fürchtet die unpersönli-

17 Stern, a.a.O., S. 242

chen Normen der nur schwer zu verstehenden sozialen Ordnung, die es so weit von der persönlichen Ordnung seiner frühen Kindheit fortführen.

Das Kind erreicht mit dem Spracherwerb zwar die nächste Entwicklungsstufe der sozialen Bezogenheit, wird aber auf ihr auch vermehrt mit vielen neuen Lebensanforderungen konfrontiert, die den Übertritt in die Welt der Spache zur zweischneidigen Angelegenheit werden lassen.

Das Kind verläßt vor allem den Bereich des nonverbalen ganzheitlichen Erlebens.

Durch das Fassen in Worte kann das anfängliche globale Erleben jetzt zerrissen, entstellt oder unzulänglich wiedergegeben werden. Schließlich sind bestimmte ganzheitliche Erlebnisweisen – wie z.B. das eigentliche Empfinden eines Kern-Selbst – der Sprache nicht in dem Maße zugänglich, daß sie einen Teil herausgreifen und mit Worten exakt wiedergeben könnte. Diese Erfahrungen führen dann einfach eine untergründige, wort- und namenlose, aber nichtsdestotrotz höchst reale wie lebensbestimmende Existenz. Das transmodale, ganzheitliche Erleben wird also aufgebrochen oder in den Untergrund verbannt. Ich werde im Zusammenhang mit meinen Erklärungen zur Wirkungsweise bestimmter Suchtmittel darauf zurückgreifen und darlegen, wie diese ihre Konsumenten in den vorsprachlichen, globalen Erlebensmodus zurückführen.

Der Erwerb der Sprache ist ein gewaltiger Entwicklungsschritt, aber eben einer mit zwei Gesichtern. Das Kind gewinnt enorm hinzu, verliert aber mindestens ebenso viel. Die Welt der Sprache ist noch anfälliger für Verwirrung in den Beziehungen als die non-verbalen Interaktionssysteme zu Zeiten der Kern-Bezogenheit und der intersubjektiven Bezogenheit. Das Kind erlebt echte Mißverständnisse in bezug auf Inhalt und Bedeutung von Wörtern. Es probiert unter großen Schwierigkeiten, innere Befindlichkeiten, Gefühle, Affekte und persönliche Überzeugungen in angemessene Sprache zu kleiden. Das Auseinanderfallen von verbalen und affektiven Botschaften in »double-bind«-Situationen[18] nehmen dem Erleben des Kindes überdies die sichere Eindeutigkeit. Die Sprache trennt die zwei simultanen Formen von zwischenmenschlichem Erleben: die Form, wie wir Interpersonalität direkt leben und die Form, wie wir sie verbal ausdrücken. Wenn das, was wir sprachlich ausdrücken, vom Kind zunehmend als das Wirkliche betrachtet wird, unterliegt sein Erleben in den anderen Selbst-Bereichen einer Entfremdung. Durch den von der Sprache erzwungenen Zwischenraum zwischen erlebter und sprachlich repräsentierter Erfahrung wird also eine Spaltung im Selbst-Erleben bewirkt. Zusätzlich verlagert die Sprache die Bezogenheit von der persönlichen, unmittelbaren Ebene der Selbst-Empfindungsbereiche auf die ihr eigene unpersönliche und abstrakte Ebene.

Auch auf diese Spaltung werde ich bei meinen Ausführungen zu den Wirkungen spezifischer Suchtmittel zurückkommen. Ich werde den Mechanismus beschreiben, durch den bestimmte Substanzen diese Spaltung rückgängig machen.

Entwicklungsstörungen in der frühen Selbst-Erfahrung des Menschen

Die Entstehung und sichere Konsolidierung einer jeden Selbst-Empfindung ist eine kritische Phase im Leben eines Kindes. Sie kann für das Kind angemessen und befriedigend verlaufen, sie kann aber auch durch die Komplexität der

---

18 Der Begriff wurde von Bateson et. al. 1956 geprägt. Siehe dazu: Bateson, G., Jackson, D., Haley, H., und Weakland, J.: Vorstudien zu einer Theorie der Schizophrenie, in: G. Bateson: Ökologie des Geistes, Frankfurt 1981, S. 270–301

wechselseitigen Regulierungsvorgänge so empfindlich gestört werden, daß ein stabiles Selbst sich gar nicht oder nur bruchstückhaft zu entwickeln vermag. In diesem Falle wird auch eine Kontinuum-gerechte Entwicklung im Sinne Liedloffs blockiert.

Neugeborene Kinder bringen erhebliche individuelle Unterschiede mit auf die Welt. Diese Unterschiede betreffen mindestens ihre konstitutionellen Fähigkeiten, ihr Temperament sowie ihre pränatalen »Erfahrungen«. Gemeinsam ist ihnen die Kompetenz, Wahrnehmungen aus einer Sinnesmodalität in eine andere zu transformieren, um so über organismische Empfindungen und vielfältige Affekte erste Inseln im Selbst zu integrieren. Die schwierige Aufgabe der betreuenden Personen ist es, das für die gemeinsame Interaktion jeweils passende Stimulierungsniveau herauszufinden, wobei es für verschiedene Personen und verschiedene Arten der Stimulierung voneinander abweichende Toleranzschwellen gibt. Kommt es in der Phase des auftauchenden Selbst bereits zu Vernachlässigung, Störungen, Übergriffen oder invasiven Eingriffen, die die Bewältigungs- und Regulierungsmechanismen des Säuglings übersteigen, wird die Ausbildung eines Kern-Selbst und Kern-Anderen und damit die gesamte soziale Bezogenheit massiv gefährdet.

Ohne angemessene Stimulierung von außen kann ein Kind seine angelegten Fähigkeiten nicht entwickeln. Was für es angemessen ist, »weiß« es aus der angeborenen Kontinuum-Erfahrung. Angemessene Stimulierung bedeutet nicht »perfekte gemeinsame Konturierung der Erregung«[19], sondern das gemeinsame Spiel mit konstruktiver entwicklungsfördernder Unter- und Überstimulierung in der dem jeweiligen Kind eigenen Toleranzgrenzen. Mit erwartungsgemäßer tolerierbarer Überstimulierung werden Kinder spielend fertig, sie bereichert sogar das Selbst-Erleben des Kindes. Auch richtig do-

19 Stern, a.a.O., S.270

sierte Frustrationsepisoden wirken entwicklungsfördernd. Unerträgliche Überstimulierung überfordert aber die Bewältigungsmechanismen des Säuglings im Bereich der Kern-Bezogenheit. Aufdringliche Überstimulierung ist z.B. die invasive Verfolgung mit dem eigenen (Erwachsenen-)Blick, wenn Kinder den Blickkontakt von sich aus unterbrechen. Auch ausgeprägte Kontrolle aller Aktivitäten des Kindes durch seine Bezugsperson sind eine Form unerträglicher Fehlstimulierung. Die Adaptions- und Reaktionsmöglichkeiten der Kinder variieren: einige wehren sich aktiv, andere ziehen sich zurück oder passen sich extrem an.

> Eine ständige unangemessene Überstimulierung während der Phase der Kern-Bezogenheit könnte in späterer Lebenszeit vielleicht zum Gebrauch ruhigstellender Drogen prädisponieren.

Auch unerträgliche Unterstimulierung kann die Ausbildung eines stabilen Kern-Selbst stark gefährden. Vielfältige Interaktionserfahrungen mit einem das eigene Selbst regulierenden Gegenüber sind für die normalerweise zu erwartende Entfaltung der Selbst-Erfahrungen eines Kindes unerläßlich. Fehlt das volle Spektrum an Stimulierung, Antwort und Spiegelung, so entstehen notwendigerweise Erfahrungs- und Entwicklungsdefizite. Ist die Entwicklung so beeinträchtigt, daß sich Symptome ausbilden, können wir von Krankheiten sprechen, die auf der mangelnden Sensibilität des selbstregulierenden Anderen beruhen. Die sich selbst aufrichtende Tendenz der Kontinuum-Kräfte hilft den aktiveren Kindern über eigene Anstrengung doch noch Gefühle des Zusammenseins mit einem Anderen herzustellen. Vielleicht werden diese später einmal sehr leistungsorientiert. Wo die regulativen Kräfte des Kindes nicht stark genug sind, der Unterstimulierung aktiv zu begegnen, schlagen Kinder den depressiven Weg ein.

Andauernde Unterstimulierung führt in späteren Lebens-
jahren vielleicht zum Gebrauch stimulierender Suchtmittel.

Für alle primären Bedürfnisse und Motivationssysteme des
Säuglings gibt es durch angemessene oder unangemessene Regulierung unterschiedliche Entwicklungslinien, die die Kon-
stituierung des Kern-Selbst ausmachen. Als Einheit der vier
Selbst-Invarianten Urheberschaft, Kohärenz, Affektivität und
Kontinuität ist das Empfinden eines Kern-Selbst immer flie-
ßend. Verläuft die Entwicklung angemessen, ist das Selbst-
Empfinden im Gleichgewicht. Weil sich das Gleichgewicht
aus einer Fülle von dynamischen Interaktionsprozessen erge-
ben muß, ist es aber auch ständig gefährdet. Störungen im aus
dem Gleichgewicht gebrachten Kern-Selbst-Empfinden sowie
Angst vor invasiven Beeinträchtigungen lassen sich in der
Realität häufig feststellen. Winnicott gebührt das Verdienst,
die möglichen »archaischen Qualen« oder »unvorstellbaren
Ängste« von Kindern benannt zu haben: Isolierungsgefühle,
»weil es keine Kommunikationsmöglichkeit mehr gibt«, den
Anderen zu erreichen, Angst »auseinanderzufallen«, »keine
Beziehung zum Körper zu haben«, »ins Bodenlose zu fallen«,
»orientierungslos zu sein«, die Gewähr eines »fortwährenden
Seins« zu verlieren.[20] Für Kinder sind dies keine phantasierten
Ängste, sondern organismische und gefühlsmäßige Realität,
weil ihr Erleben direkt, unmittelbar und ganzheitlich ist. Viele
Beschreibungen ihrer Ängste durch Winnicott unterstreichen
auch, daß das erste Selbst-Erleben ein körperliches ist.

Sind während der Ausprägung der Kern-Bezogenheit bei einem Säugling auffällige Probleme wie Schlaf- oder Ernäh-
rungsstörungen beobachtbar, stellen diese niemals »Anzeichen oder Symptome eines intrapsychischen Konflikts dar«.

20 Siehe dazu D.W. Winnicott: Von der Kinderheilkunde zur Psychoanalyse,
München 1976, ders.: Reifungsprozesse und fördernde Umwelt, München 1974, sowie ders.: Vom Spiel zur Kreativität, Stuttgart, 4. Aufl. 1987

Vielmehr spiegeln sie die vom Säugling erlebte fortdauernde zwischenmenschliche Beziehungsrealität, so daß wir sie als unmittelbare Ausdrucksformen eines problematischen interpersonalen Austauschs, »nicht jedoch als Psychopathologie auf der dynamischen Ebene betrachten können«.[21] Es gibt beim Säugling in dieser Phase eigentlich keine seelischen Störungen, sondern nur gestörte Beziehungen, in die er eingebunden ist.

Liedloffs frühere Beobachtungen betonen ebenfalls die prägende Kraft der Beziehungsrealität. Die natürlichen angeborenen Erwartungsfolgen des Säuglings mischen sich mit dem realen Beziehungsgeschehen. Das Ausmaß der Differenz zwischen erwarteter und realer Beziehung bestimmt auch das Ausmaß von Wohlbefinden des Säuglings oder seiner archaischen Qualen. Eine unangemessene Differenz bestimmt im späteren Leben dann auch die Entfernung, die einen Menschen von seiner angeborenen Glücksfähigkeit trennt. Die durch gestörte Beziehungen betrogenen Erwartungsfolgen des Säuglings werden zu betrogenen Hoffnungen und schlagen sich nieder in Mißtrauen, Zweifel, Angst vor weiterer Verletzung oder Resignation. Liedloff sieht in solchen Reaktionen »Schutzvorrichtungen des Kontinuums in Aktion«.[22] Resignation und Depression als Ergebnis getäuschter Hoffnungen bewirken auch eine Betäubung der ursprünglichen Grunderwartung, daß Erwartungs- und Motivationsfolgen angemessen erfüllt und befriedigt werden. An dem Punkt, an dem ihre jeweiligen Bedürfnisse nach Erfahrungen nicht mehr ausreichend erfüllt werden, werden dann auch die kindlichen Entwicklungsreihen und Motivationssysteme zum Stillstand gebracht. Aber alle vorhandenen Entwicklungsreihen, ob voll entwickelt, blockiert oder verstümmelt, wirken weiter so zusammen, wie sie entwickelt sind, »eine jede in Erwartung je-

---

21 Stern, a.a.O., S. 284
22 Liedloff, a.a.O., S.45

ner Erfahrung, die ihr Bedürfnis erfüllen kann, und unfähig, sich irgend etwas anderem zuzuwenden. Das Sichwohlfühlen hängt sehr davon ab, *in welcher Weise* und inwiefern ihr Funktionieren begrenzt ist«.[23] Für die Extremfälle gestörter Beziehungen hat das Kontinuum keine Lösung mehr, aber solange der Mensch lebt, werden die Kräfte des Kontinuums immer wieder versuchen, ihr Gleichgewicht zurückzuerlangen. Sie behalten ihr angeborenes Entwicklungspotential und ihre sich selbst aufrichtende Tendenz. Damit beinhaltet die Kontinuum-Theorie auch eine Begründung für den sogenannten Wiederholungszwang, der blockierte Entwicklungen einer angemessenen Lösung zuführen soll.

Auf der Erwachsenenebene finden die archaischen Qualen der Säuglinge im Beziehungsprozeß eine ähnliche Entsprechung. In diesem Falle sind sie jedoch gekoppelt mit Furcht: Fragmentierungsängste als Brüche der Kohärenz, Gelähmtheit in der Handlung und in der Willensbekundung als Gefühl fehlender Urheberschaft oder Wirksamkeit, Vernichtungsängste als Brüche im Kontinuitätsempfinden sowie Dissoziationserleben als Störung im Affektempfinden. Die entsprechenden Wahrnehmungen sind jeweils in einem Bereich des Kern-Selbst-Empfindens lokalisiert.

In der Phase des Kern-Selbst-Empfindens konsolidiert sich entweder das normalerweise zu erwartende Gefühl von Stimmigkeit und »Richtigkeit« des eigenen Selbst oder es kommt zu ersten Bruchstellen in der Struktur des Selbst. Außerdem werden die individuellen Wege eingebahnt, wie künftig das wichtige innere Gleichgewichtsempfinden reguliert werden kann.

Die Entwicklungsthemen, um die es während der Entstehungsphase der intersubjektiven Bezogenheit geht, sind die gleichen wie während der Phase der Kern-Bezogenheit. Nun allerdings steht nicht mehr die Selbst-Regulierung durch den

---

23 Liedloff, a.a.O., S. 46

Anderen im Zentrum der Wahrnehmung, sondern die wechselseitige Beeinflussung und vor allem die Teilung des inneren Erlebens von Menschen. Die Fähigkeit, das subjektive innere Erleben mit dem Gegenüber zu teilen, wird durch feinste Abstimmungsprozesse gefördert oder behindert. Durch selektives Abstimmungsverhalten der Bezugspersonen wird die seelische Erlebniswelt des Kindes konturiert. Je breiter die Skala von Erlebnisweisen, Affekten, Aktivierungsstufen und Vitalitätsaffekten ist, die von den Bezugspersonen berücksichtigt werden, desto farbiger und lebendiger wird die Welt des Kindes. Je mehr sich die Skala verengt, desto mehr Grautöne oder sogar Schwarz enthält die Welt, desto unlebendiger wird das Erleben des Kindes.

Erfahren Kinder auf eigene Teile ihres reichen Innenlebens keine Antwort und Abstimmung, fallen diese aus der interpersonalen Welt heraus. Solche Teile sind dann nicht mitteilbar, können aber »privat« überdauern.

Ebenso erfahren diejenigen kindlichen Gefühlszustände eine Betonung oder Verstärkung, die von den Betreuungspersonen in der gemeinsam gelebten Welt besonders gewürdigt werden.

Dies ist auch der Mechanismus, über den ein »falsches Selbst«[24] angelegt wird. Erste Entfremdungserfahrungen und Verdrängungen greifen Raum, wenn gewünschte Verhaltensweisen positiv beantwortet, andere aber entweder gar nicht wahrgenommen werden, unbeantwortet bleiben oder sogar spürbar abgelehnt werden. Diese Prozesse werden üblicherweise als »Spiegelung« bezeichnet. In den aufeinanderfolgenden Phasen des Selbst-Erlebens umfaßt die Spiegelung jedoch drei unterschiedliche zwischenmenschliche Prozesse mit jeweils altersspezifischer Funktion: während der Phase der Kern-Bezogenheit beinhaltet die Spiegelung das angemessene Reagieren

---

24 Zu diesem Begriff siehe D.W. Winnicott: Ich-Verzerrung in Form des wahren und des falschen Selbst, in: Reifungsprozesse und fördernde Umwelt, München 1974

und Regulieren, während der Phase der intersubjektiven Bezogenheit geht es um die wichtigen Abstimmungsprozesse und während der Phase der verbalen Bezogenheit muß die Wahrnehmungswelt des Kindes auch sprachlich gespiegelt werden, wenn es Resonanz erfahren soll.

Unsensible Fehlabstimmungen können das Erleben des Kindes verändern, es ihm über einen »Raub der Gefühle«[25] sogar gänzlich nehmen. Wenn das Gefühl für authentische, stimmige Abstimmungen und Aufrichtigkeit beeinträchtigt wird, läuft das darauf hinaus, daß diese Menschen sich später nicht mehr auf ihre Gefühle verlassen können. Gravierende Abstimmungsmängel und Nicht-Authentizität während der Phase intersubjektiver Bezogenheit machen zuverlässige zwischenmenschliche Orientierung zunichte.

Verlaufen Entstehung und Konsolidierung der Phase der intersubjektiven Bezogenheit, die mit sieben bis neun Monaten beginnt und etwa im Alter von achtzehn Monaten in die Phase der verbalen Bezogenheit mündet, nicht ausreichend stimmig, können erste neuroseähnliche Symptome, charakterliche Auffälligkeiten und Selbst-Defekte beobachtet werden.

Paradoxerweise kann die Sprache sowohl einen gewaltigen Realitätsgewinn ermöglichen, als auch durch die ihr eigenen Mechanismen die Realität, wie wir sie wahrnehmen, entstellen. Die Sprache spaltet das zwischenmenschliche Selbst-Erleben in das unmittelbare Erleben und in dessen sprachliche Fassung. Die unterschiedlichen Versionen der Realität begünstigen auch das Auseinanderklaffen von Selbst-Empfindungen. Ein »falsches« und ein »wahres Selbst« entstehen, »wenn das persönliche Erleben des Selbst in zwei Kategorien gespalten wird. Bestimmte Selbsterfahrungen werden selektiert und gesteigert, weil sie den Wünschen und Bedürfnissen eines anderen (des falschen Selbst) entsprechen, ohne Rücksicht darauf, daß sie unter Umständen von denjenigen Selbsterlebnis-

25 Stern, a.a.O., S.299

sen abweichen, die in höherem Maß durch den ›inneren Entwurf‹ (das wahre Selbst) bestimmt sind«.[26] Dieser Spaltungsprozeß beginnt während der Kern-Bezogenheit und wird durch mangelhafte Abstimmung während der intersubjektiven Bezogenheit weiter befördert. Auf der Entwicklungsstufe der verbalen Bezogenheit kann die Spaltung nun sprachlich verfestigt und die privilegierte verbale Fassung der Welt auf das falsche Selbst übertragen werden. Sprachliche Aussagen darüber, wer das Kind ist, was es tut, was es fühlt, was es erlebt, können es in eine völlig falsche Richtung führen und es sich selbst entfremden. Sein inneres Selbst-Erleben kann völlig verschieden sein von der sprachlichen Rückmeldung, die es von außen erhält. Es verfügt dann zwar nach wie vor über viele Gefühle, Wahrnehmungen und Erlebnisweisen, kann aber nichts davon adäquat in Worte übersetzen. Deshalb ist es in dieser Phase der Bezogenheit von größter Bedeutung, daß dem Kind stimmige Spiegelungen angeboten, seine Gefühle und Wahrnehmungen sensibel erfaßt und sprachlich bestätigt werden. Nur so kann es »richtig« bleiben. Anderenfalls können tiefe Verlassenheitsgefühle und Trauer entstehen, weil das gemeinsame Erleben auf sprachlicher Ebene nicht mehr zusammenkommen kann. Zum ersten Mal wird jetzt auch Selbst-Täuschung und Realitätsverzerrung möglich, wenn nämlich bei innerlich gleichermaßen »realen« Erfahrungen der sprachlichen Fassung immer das lebensbestimmende oder handlungsleitende Gewicht zugemessen wird. Welchen Stellenwert im Leben des Kindes Abwehrprozesse und Abwandlungen der Realität, die das symbolische Medium Sprache ermöglicht, tatsächlich einnehmen, wird erst in späteren Entwicklungsjahren in vollem Umfang deutlich.

Das eigentliche Empfinden von Ursprünglichkeit entzieht sich vielfach einer exakten sprachlichen Fassung. Das folgende Beispiel, das ich meinem chilenischen Arbeitskollegen ver-

26 Stern, a.a.O., S.318

danke, ist jedoch geeignet zu verdeutlichen, wie sehr wir uns durch individuelle wie gesellschaftliche Entwicklungsprozesse mit einer abstrakten Sprache von den Grundlagen des Lebens entfremden können.

Die Araucanos, ein chilenischer Indianerstamm, verfügen mit »kutra« über ein Wort, das »Krankheit« und »Schmerz« bezeichnet. Gleichzeitig bedeutet es »eine Energie, die eingefroren ist«. Der Begriff enthält also ein vollkommenes Bild, anders als unser deutsches Wort »Krankheit«, in dem nichts davon anklingt. Das mit »kutra« verbundene »Wort-Bild« beinhaltet im Prinzip schon eine Diagnose sowie eine Vorstellung davon, worin Heilung bestehen könnte.

Es wäre eine große Chance und eine Wiederannäherung an die grundlegenden Selbst-Gefühle, wenn wir bei der Krankheit »Sucht« unwillkürlich das Bild »eingefrorener Energien« vor Augen hätten. Mit unseren gewohnten abstrakt-rationalen Denkmustern nähern wir uns bestenfalls über viele Theorien solch vollkommenen Bildern an. »Eingefrorene Energie« bedeutet das gleiche wie blockierte affektmotorische Entwicklungslinien. Das Bild enthält bereits die Heilungschance.

4

Von der frühen Selbst-Erfahrung des Menschen zur Sucht

Von Theorien und Lebensgeschichten

Die Suchtpersönlichkeit gibt es nicht, sondern viele zur Sucht disponierende Lebens- und Sozialisationserfahrungen. Sucht hat immer eine individuelle Lebensgeschichte. Es gibt auch nicht eine Theorie oder ein Erklärungsmodell für Sucht, sondern viele unterschiedliche Erklärungsansätze. In der Vielzahl der Theorien finden wir beispielsweise kulturelle, soziologische, sozialpsychologische, lernpsychologische, triebpsychologische, ichpsychologische, objektpsychologische oder systemische Ansätze zum Verständnis des Phänomens Sucht. Alle erklären sie Teilaspekte der vielen Gesichter von Suchtverhalten.[1]

Die neueren Ergebnisse der Säuglingsforschung und die dadurch notwendig gewordene Neufassung vieler entwicklungspsychologischer Vorstellungen haben noch kaum Eingang gefunden in Theorien zur Erklärung von Sucht. So basieren auch die meisten Erklärungsmodelle für dieses vielschichtige Phänomen immer noch auf bisherigen Vorstellungen über die Selbst-Entwicklung des Menschen. Außerdem wird angestrengt versucht, eine Verbindung zwischen genetischen Ursachen und Sucht herzustellen.

---

1   Für einen schnellen Überblick siehe das Standardwerk von Wolf-Detlef Rost: Psychoanalyse des Alkoholismus. Theorie, Diagnostik, Behandlung, Stuttgart 1992; spezieller: H. Krystal und H.A. Raskin: Drogensucht: Aspekte der Ichfunktion, Göttingen 1983

Psychoanalytisch wird Sucht im wesentlichen in Verbindung gebracht mit psychischen Fixierungen auf frühkindliche Entwicklungsphasen und damit verbundenen seelischen »Störungen«. Übereinstimmung herrscht weitgehend in der Ansicht, daß bei süchtigen Menschen die zentrale Instanz des Ichs bzw. des Selbst in wesentlichen Aspekten nicht ausreichend entwickelt ist und deshalb Defekte in der Persönlichkeitsstruktur bestehen. Diese betreffen vor allem die gestörte Selbstwertregulierung, die adäquate Auseinandersetzung mit der Realität sowie das beschädigte Gefühls- und Affektleben. Um diese Defizite zu kompensieren, werden Suchtmittel oder Suchtverhalten als Selbst-Heilungsmittel eingesetzt. Es kann aber auch autoaggressiv die eigene Zerstörung das (un)bewußte Ziel von Drogenmißbrauch sein.

In so viele Gewänder kleidet sich Sucht, daß auch alle Theorien zusammengenommen sich dem Phänomen nur annähern, es aber niemals auf den *einen* gültigen Erklärungsstrang reduzieren können. Insofern beabsichtige ich auch nicht, eine weitere Theorie zur Erklärung von Sucht aufzustellen. Ich halte es jedoch für nützlich, neue entwicklungspsychologische Erkenntnisse über die frühe Lebenserfahrung des Menschen auf das Phänomen Sucht zu übertragen, um suchtkranken oder -gefährdeten Menschen eventuell gezieltere und wirksamere therapeutische Angebote machen zu können.

Thesen zur Entstehung von Suchtverhalten

Ebenso wie bisherige psychoanalytische Theorien gehe ich davon aus, daß die Disposition zur Sucht in der frühesten Lebensgeschichte eines Menschen angelegt wird. Im Unterschied zu globaleren Theorien läßt sich mit den von Stern beschriebenen Selbst-Empfindungen jedoch genauer fassen, in welchem Bereich der Bezogenheit bzw. Selbst-Empfindung die prägendsten Dispositionen angesiedelt sind. Wenn damit auch klarer wird, in welchen Bereichen die Schlüsselerfahrungen stecken und welche Selbst-Empfindung die entscheidenden Affekte enthält, können sie durch entsprechende Interventionstechniken auch gezielter therapeutisch angesprochen werden.

Ich möchte deshalb einige Thesen zur Sucht aufstellen, die auf den frühen Lebenserfahrungen des Menschen aufbauen. Meiner Meinung nach prädisponieren besonders bestimmte, nachstehend aufgeführte Selbst-Empfindungen zu späterem Suchtverhalten:

– wenn sich das Körper-Selbst nicht ausreichend stabil entwickeln kann

wenn während der Phase der Kern-Selbst-Entwicklung bzw. Kern-Bezogenheit
– durch unerträgliche Über- oder Unterstimulierung das Gefühl für die eigene Willensbekundung, Urheberschaft und Wirksamkeit beeinträchtigt wird
– sich durch unzureichendes Antwortverhalten des Anderen nicht das volle affektive und vitale Spektrum entfalten kann
– durch grenzüberschreitende, übergriffige Stimulierung das Selbst-Gefühl der eigenen Kohärenz und Unabhängigkeit beschädigt wird
– durch Fehlstimulierung die Fähigkeit zur Regulierung des inneren Gleichgewichts Schaden nimmt

wenn während der Phase der intersubjektiven Bezogenheit
– durch Nicht-Abstimmung das Gefühl für die Erreichbarkeit des Anderen sowie die gemeinsame Teilung innerer Befindlichkeiten und dadurch wiederum das Gefühl für Urheberschaft und Wirksamkeit verlorengeht

- durch selektive Abstimmung ein falsches Selbst eingebahnt wird
- durch nicht-authentische Abstimmung die zuverlässige
zwischenmenschliche Orientierung zunichte gemacht
wird
- durch übermäßig kontrollierende Abstimmung durch
den Anderen dem Kind die eigenen Rhythmen genommen werden und dadurch wieder die Fähigkeit zur
Selbst-Regulierung schwindet

wenn während der Phase des verbalen Selbst
- das eigene innere Erleben und seine sprachliche Fassung zunehmend auseinanderfallen und sich die Spaltung im Selbst-Erleben vergrößert
- das eigene innere Erleben vom Anderen nicht sprachlich gespiegelt und bestätigt wird und somit die affektive Ausdrucksfähigkeit sowie die Erreichbarkeit des Anderen leiden.

Ich möchte betonen, daß die Mehrzahl dieser frühen Selbst-
Empfindungen erst einmal vorsprachlicher Natur ist. Hier wird
unser existentielles Lebensgefühl geprägt. Doch auch danach
gibt es weitere prägende Kindheitserlebnisse, und die Lebensgeschichte eines Menschen kann vielfältige Wendungen nehmen. Die gesamte Lebensspanne eines Menschen ist von Bedeutung. Stark traumatisierende Erlebnisse oder belastende
Ereignisse, die die Lebensbewältigungsmechanismen eines
Menschen überfordern, können in jeder Phase seines Lebens
ebenfalls eine Flucht in Suchtverhalten auslösen. Da jedoch im
präverbalen Bereich psychische Fundamente gelegt werden,
muß dies in der therapeutischen Praxis mit suchtkranken Menschen nicht nur mit bedacht werden, sondern es muß auch
konkrete Konsequenzen für die therapeutische Arbeit haben.
Alle Selbst-Empfindungen eines Menschen bleiben das gan-

ze Leben hindurch aktiv. Als sensible Bereiche sind sie bei entsprechenden Lebensbelastungen jederzeit anfällig für Störungen, aber auch zugänglich für Weiterentwicklung. Insbesondere die Selbst-Heilungskräfte von Säuglingen und Kleinkindern sind weitaus größer als bisher angenommen. Selbst stark beschädigte affektmotorische Schemata, d.h. die Beeinträchtigungen im Zusammenspiel von sensorischen, motorischen, affektiven und kognitiven Ebenen, können innerhalb kurzer Zeit nachreifen, wenn sich die Lebensumstände der Kinder positiv verändern und sie entsprechende zwischenmenschliche Unterstützung erhalten. Unterentwickelte affektmotorische Schemata besitzen eine »starke ›sich selbstaufrichtende‹ Tendenz, eine leicht zu stimulierende, angeborene Bereitschaft, sich weiterzuentwickeln und zu verfeinern«[2] Folgerichtig führen Prädispositionen zur Sucht oder Suchtstrukturen im späteren Leben nicht automatisch zu Suchtverhalten oder Drogenmißbrauch. Es müssen weitere Ursachen und Auslösefaktoren hinzukommen. Bleiben unterschiedliche Bereiche der Selbst-Empfindungen jedoch defizitär entwickelt, kann es zu unterschiedlichen Persönlichkeitsstörungen kommen, die dann auch beim Auftreten von Sucht diagnostiziert werden.

Alle unangemessenen Eingriffe in die angeborenen Erwartungen über die uns angemessene Entwicklungsfolge beeinträchtigen nachhaltig unser Gefühl von der »Richtigkeit« unseres Selbst. Mit diesem Gefühl aber steht und fällt unsere Glücksfähigkeit. Unterschiedliche Rauschmittel beeinflussen auf unterschiedliche Weise die gestörten Selbst-Empfindungen sowie das Gefühl von »Richtigkeit«. Insbesondere Designerdrogen (siehe »Begrifflichkeiten«) wie Ecstasy bedienen sie jedoch auf eine als so positiv erlebte Art und Weise, daß darin ihr großes Suchtpotential angesiedelt ist. Dies werde ich im nächsten Kapitel weiter erläutern.

---

2 Downing, a.a.O., S.192

Im vorhinein sind mir dazu folgende Feststellungen wichtig: Wenn ich im Kapitel über die Faszination einer neuen Generation von Drogen über deren »positive« wie »negative« Seiten schreibe, werde ich nichts hinzufügen, aber auch nichts unterschlagen. Wenn ich weiterhin über Gründe für den Gebrauch von Ecstasy schreibe, setze ich prinzipiell nicht voraus, daß der Drogengebrauch (junger) Erwachsener grundsätzlich und ausschließlich mit Defekten im Selbst oder Defiziten ihrer Persönlichkeit zu tun hat. Mir sind hochkompetente Ecstasy-Konsumenten begegnet, für die eine solche Zuschreibung unzutreffend wäre. Die generelle Pathologisierung oder Abwertung eines Drogengebrauchs liegt mir fern. Ich beabsichtige auch keine psychiatrische Etikettierung der Ecstasy-Konsumenten. Wo ich trotzdem diagnostizierende Feststellungen treffe, tue ich dies mit gutem Grund. Wenn wir uns in der alltäglichen Arbeit die Mühe machen, bei einzelnen Konsumenten von Ecstasy deren Motive für ihren Drogengebrauch zu erforschen, stoßen wir häufig auf einen problematischen Hintergrund. Aber selbst, wo ich von »Defekten im Selbst« oder gar »psychischen Störungen« spreche, tue ich dies nicht im Sinne einer Defizitorientierung. Ich bin der Meinung, es ist immer hilfreicher, vermehrt nach den Stärken eines Menschen zu suchen. Überdies gehe ich davon aus, daß in unserer Gesellschaft kaum ein Mensch uneingeschränkt über sein volles seelisches Potential verfügen kann.

Der Ursachendschungel

Wie bereits festgestellt, kann kein Erklärungsmodell für Sucht dieses Phänomen mit all seinen Gesichtern und in all seinen Gewändern allgemeingültig erklären. Sucht entsteht aus einem komplizierten Geflecht multifaktorieller Ursachen. Der grundlegende Faktor ist die menschliche Persönlichkeit, in der bereits früh Dispositionen zu Suchtverhalten angelegt werden können – oder umgekehrt auch Persönlichkeitsvariablen, die zur Bewahrung unserer Glücksfähigkeit führen. Das nahe soziale Umfeld spielt für die Lebensgeschichte eines Menschen ebenso eine Rolle wie die Gesellschaft, in der er lebt. Beides sind Wirkfaktoren im Ursachengeflecht. Die Existenz von Rauschmitteln an sich spielt bei den Ursachen die geringste Rolle. Viele Faktoren und Geschehnisse müssen also zusammenkommen und auf einen Menschen einwirken, damit dieser letztendlich süchtig entgleitet. Die Entstehungs- und Ursachengeschichte von Sucht ist voller Dynamik.

Statt relativ starrer Ursachenmodelle habe ich deshalb in den letzten Jahren ein Modell entwickelt, das einen kleinen Eindruck von dieser Dynamik geben kann. Alle Einflußfaktoren sind in ständiger Bewegung, verschieben sich, überlagern sich usw. Man bewegt sich bei Sucht in einem wahren Ursachendschungel, in dem man einen roten Faden finden muß, wenn ein suchtkranker Mensch sich neu orientieren möchte.[3]

Generell gilt: Sucht kommt nicht von Drogen, die immer nur Mittel zum Zweck sind, sondern von:

»– betäubten Träumen
– verdrängten Sehnsüchten
– verschluckten Tränen
– erfrorenen Gefühlen«[4].

Sucht ist also an zutiefst menschliche Gefühle gekoppelt.

3 Angeregt zur Entwicklung dieses Modells wurde ich durch eine vereinfachte Darstellung in: Bevor es zuviel wird. Suchtvorbeugung konkret, hrsg. vom Amt der Vorarlberger Landesregierung, Jugend- und Familienreferat, o.J.
4 Dieses Zitat stammt aus einer sehr guten Präventions-Arbeitsmappe für Multiplikatoren aus allen Arbeitsbereichen: E. Bilstein/A. Voigt-Rubio: Ich lebe viel. Materialien zur Suchtprävention, Mülheim 1991, S.6

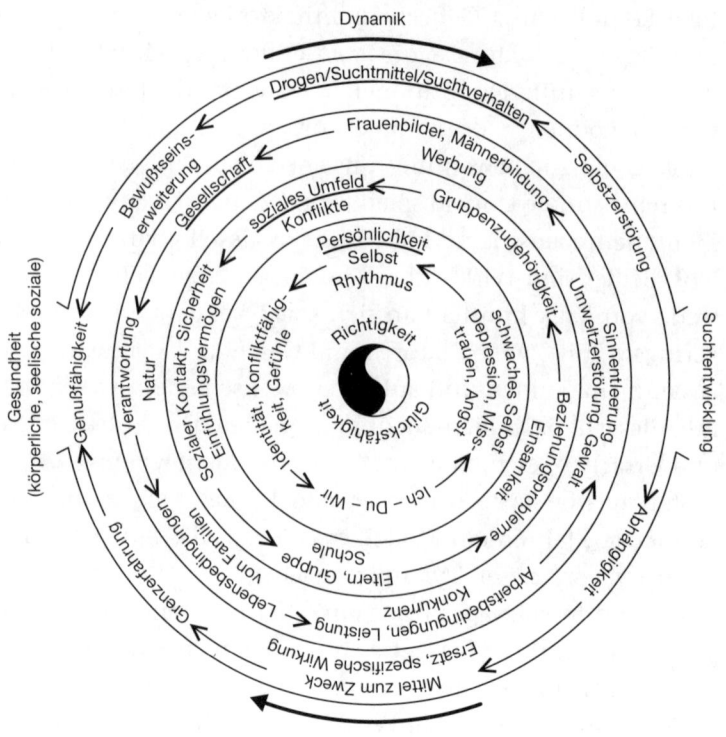

Die letztlich entscheidenden Faktoren in der Entstehung
von Suchtabhängigkeit sind daher auch die Persönlichkeit eines Menschen sowie sein direktes soziales Umfeld. Um
Mißverständnissen zu begegnen: Ich sehe darin keinen indivi-
dualistischen Erklärungsansatz, der die sozialen und gesellschaftlichen Verhältnisse vernachlässigt, wie aus dem Ursa-
chenmodell auch ersichtlich wird. Aber immer handelt es sich
um Menschen, die für ihr Leben Entscheidungen treffen und
entsprechend handeln. Wenn sie es möchten, können sie sich
auch verändern, um einen neuen Weg einzuschlagen und le-
benswerte Perspektiven zu organisieren. Dies gilt auch für viele Menschen oder ihre gemeinschaftliche Organisationsform,
die wir als »Gesellschaft« verstehen.

5

Die Faszination von Partydrogen

und Glückspillen – Neue Ansätze zur

Erklärung des Drogenerlebens

Bevor ich konkret und ausführlich die spezifischen Wirkungen von Partydrogen und Glückspillen beschreibe sowie psychodynamisch deute, müssen zum besseren Verständnis einige Begrifflichkeiten geklärt werden. Außerdem möchte ich als Orientierung zumindest einen grundlegenden Überblick darüber geben, welche Drogen mit welcher Feinwirkung auf dem Markt der Möglichkeiten erhältlich sind.

Der Markt der unbegrenzten Möglichkeiten

Begrifflichkeiten

Im Bereich der stofflichen Süchte gibt es eine Fülle unterschiedlicher Klassifikationen von Substanzen. Das Ergebnis ist ein Nebeneinander von Begriffen, bei dem man als Außenstehender leicht die Orientierung verlieren kann. Ich greife hier nur die Bezeichnungen auf, die für das Thema Ecstasy und Techno eine Rolle spielen. Dies ist schon verwirrend genug. Ecstasy beispielsweise wird in einem Atemzug als Designer-, Pharma-, Party-, Mode-, synthetische-, psychedelische oder entaktogen-empathische Droge bezeichnet, je nachdem, welchen Aspekt man mit der Bezeichnung benennen möchte.

Designerdrogen

Designerdrogen sind auf dem »Markt der Möglichkeiten« relativ neu. Ihre Bezeichnung leitet sich ab aus der Art ihrer Herstellung. Erst seit einigen Jahren werden gezielt synthetische Drogen hergestellt. Die Produzenten bedienen sich hierzu unterschiedlicher chemischer Ausgangssubstanzen, deren biochemische Wirkung man kennt, deren Molekularstruktur jedoch wie beim technischen Zeichnen verändert und neu entworfen wird. Neue Drogen werden so »designed«. Ihr chemischer Umbau hat die Umgehung des Betäubungsmittelgesetzes (BtMG) zum Ziel, denn als neu geschaffene Droge fällt sie nicht unter dessen Bestimmungen, hat aber ähnliche Wirkungen wie die verbotene Ausgangssubstanz. Es handelt sich bei diesen Stoffen ausschließlich um vollsynthetisch hergestellte Drogen, die hochwirksam sind und in der Regel ein hohes psychisches Suchtpotential besitzen. In ihrer Herstellung sind der Phantasie der Chemo-Designer praktisch keine Grenzen gesetzt.

Obwohl es sich eingebürgert hat, von Ecstasy als Designerdroge zu sprechen, ist dies im strengen Sinne der oben gegebenen Definition nicht zutreffend. MDMA ist keine umgebaute Droge, sondern wurde bereits 1898 original in einem deutschen Pharmaunternehmen synthetisiert. Es deswegen aber als »Pharmadroge« zu bezeichnen, wie es Walder und Amendt tun[1], halte ich für überaus unglücklich, denn auf diese Weise wird Ecstasy mit »ganz normalen« Medikamenten in Verbindung gebracht. Im Gebrauchsmuster wird es von den Konsumenten aber ohnehin schon wie ein Medikament genommen, besonders von vielen jungen Frauen, die unter den potentiellen Suchtmitteln häufig den »Medikamententyp« wählen. Allerdings tendieren sie dadurch auch häufiger zu »Monokonsum«, d.h. zum Gebrauch nur einer Droge, als

---

1   Vgl. Patrick Walder/Günther Amendt: Ecstasy & Co. Alles über Partydrogen; Reinbek bei Hamburg 1997, S. 35

männliche Konsumenten, die vermehrt Mischkonsum betreiben. Beiden Geschlechtern ist hingegen gemeinsam, daß für sie fast kein Konsumentenbewußtsein für Ecstasy als *Droge* existiert. Die Bezeichnung »Pharmadroge« verwischt aber den bestehenden Unterschied zu Medikamenten noch mehr.

Wenn man den Begriff »Designerdrogen« etwas anders faßt und darunter auch Drogen versteht, die nicht nur zur Umgehung des BtMG umgebaut, sondern auch neu kombiniert und abgestimmt werden, um ihre Wirkung zu optimieren, dann kann man auch Ecstasy als Designerdroge bezeichnen.

Modedrogen

Modedrogen sind Substanzen, deren weite Verbreitung gerade »in« ist. Sie wechseln je nach gesellschaftlicher Entwicklung und den aktuellen subkulturellen Strömungen.

»Horror«drogen

Grundsätzlich kann jede Droge unter entsprechenden Umständen zur Horrordroge werden. Genauer bezeichnet dieser Begriff jedoch synthetische Substanzen, die grundsätzlich Trips mit stark negativistischen und zerstörerischen Verläufen hervorrufen.

Partydrogen

Partydrogen sind Stoffe, die vielfach auf Techno-Parties konsumiert werden. Es sind vorwiegend Ecstasy mit seinen Mischwirkungen, reine Aufputschmittel wie Amphetamine (Speed), die stimulierende Ego-Droge Kokain, LSD oder andere Halluzinogene sowie weitere synthetische- oder Designerdrogen mit psychedelischer und bewußtseinsverändernder Wirkung.

Psychedelika

Psychedelika sind stark wirkende Substanzen, die die gesamte Wahrnehmungsfähigkeit verändern und ins Überwache steigern. Die Veränderungen der sensorischen Wahrnehmung sowie des Zeit- und Raumgefühls liegen weit außerhalb unserer normalen Erfahrungswelt. Die Ganzheit der Wahrnehmung über die gesteigerte Wachheit der Sinne erfaßt eine andere »Realität« als die der vertrauten Wirklichkeit, obwohl Psychedelika der Realität nichts hinzufügen. Psychedelisches, die Seele offenbarendes Erleben kann auch transzendentalen und Trance-Zuständen gleichen. Für einen außenstehenden Beobachter kann das Erleben unter dem Einfluß psychedelischer Drogen psychotisch wirken.

Neurowissenschaftler und Pharmakologen rechnen eine ganze Reihe der Stoffe, die in der Ecstasy- und Techno-Szene konsumiert werden, der Gruppe der Psychedelika zu.[2] Obwohl diese Klassifikation durchaus gebräuchlich ist, bevorzuge ich präzisere Klassifikationen, die eine feinere Differenzierung von Stoffen auf Grund ihrer spezifischen Wirkungsunterschiede berücksichtigen.

Halluzinogene

Halluzinogene sind eine Gruppe von Rauschdrogen mit stark bewußtseins- und sinnesverändernder Wirkung. Die gängige Ansicht dabei ist, daß Halluzinationen niemals real sind, sondern nur im Erleben dessen existieren, der halluziniert. Dennoch vermischen sich die eigene psychische Realität und die äußere materielle Realität. Empfindungen, die der eigenen inneren Erlebniswelt entstammen, werden nach außen projiziert und dann als Dinge, Vorgänge, Strukturen außerhalb des eigenen Selbst wahrgenommen. Halluzinationen erfassen

---

2 Vgl. Solomon H. Snyder: Chemie der Psyche. Drogenwirkungen im Gehirn, Heidelberg 1994, S. 190

möglicherweise aber auch Vorgänge in der Außenwelt, die tatsächlich existieren, sich der normalen Wahrnehmung aber verschließen und nur durch die Bewußseinserweiterung unter Drogeneinfluß erlebt werden. Dies kann einerseits Einblicke in normalerweise verborgene Wahrnehmungs- und Wirklichkeitsebenen eröffnen, andererseits zu Orientierungsschwierigkeiten und Realitätsverlust führen. Synästhetische Effekte, bei denen sich die Grenze zwischen den getrennten sensorischen, akustischen und optischen Sinneskanälen verwischen, führen vermutlich in ursprüngliche transmodale (siehe Seiten 27 und 28) Erlebnisweisen mit ihrer Ganzheit der Wahrnehmung. Halluzinogene können auch verdrängte Erlebnisinhalte für das Bewußtsein wieder verfügbar machen und damit eine Weiterentwicklung ermöglichen. Das Erleben unter Einfluß der gleichen Substanzen kann aber auch in psychoseähnliche, paranoide oder horrorartige Erlebnisse münden.

Entaktogene

Entaktogene sind eine neue treffende Klassifizierung bestimmter psychoaktiver Substanzen auf Grund ihrer Wirkung. Entaktogene Stoffe öffnen und verstärken die Empfindung und die Wahrnehmung für das eigene tiefe Innere. Sie berühren das eigene Selbst und fördern das Erleben von Ganzheitserfahrungen. Die Reize und Signale, die mit den Sinnesorganen empfangen werden, bleiben dabei jedoch im wesentlichen unverändert. Reine Entaktogene wirken auch nicht halluzinatorisch.

Empathische Drogen

Ebenfalls auf Grund ihrer spezifischen Wirkung kann man bestimmte psychoaktive Substanzen als empathische Drogen klassifizieren. Sie steigern in hohem Maße die Wahrnehmungsfähigkeit und das Einfühlungsvermögen in die affektive Befindlichkeit anderer Menschen. Kommunikations-schranken werden dadurch herabgesetzt und man fühlt sich sozial kompetenter. Das Gemeinschaftsgefühl wird erheblich gesteigert bis hin zu Verschmelzungsgefühlen. Auf Grund der Stärke der verbindenden zwischenmenschlichen Gefühle wird empathischen Stoffen bisweilen auch eine »magische« oder »spirituelle« Wirkungsweise bescheinigt. Das gesamte Selbst-Erleben kann nur als »empfindend« und nicht als »be-wußt-rational« bezeichnet werden, obwohl die eigene Refle-xionsfähigkeit im wesentlichen erhalten bleibt.

Verbreitete Techno-Drogen und ihre Feinwirkung

Um zu verdeutlichen, daß man mit Designerdrogen tatsäch-lich differenzierte Wirkungen erzielen und betonen kann, werde ich die wichtigsten Substanzen mit ihrer spezifischen Wirkung kurz beschreiben. Die ausführlichen chemischen Namen sind selbst den Konsumenten nur selten ein Begriff. Ihre Abkürzungen wirken ebenfalls wie bürokratischer, unver-ständlicher Buchstabensalat. Ich finde es jedoch nützlich, ei-nige Grundinformationen zu den am meisten verbreiteten Technodrogen zu geben. Ich stütze mich dabei auf Untersu-chungsergebnisse von Eve & Rave Berlin, einem Verein, der aus der Party- und Technokultur entstanden ist und für die Szene praktische, sinnvolle Drogenarbeit leistet.

MDMA (auch »Adam« genannt, ist das ursprüngliche »Ecstasy«, XTC oder E)

3,4 Methylendioxmethylamphetamin ist ein Psychostimu-lans mit mittlerer entaktogener Wirkung. Die ebenfalls vor-handene empathische Wirkung von MDMA gilt in der Szene als die beste überhaupt. Die halluzinogene Wirkung ist kaum ausgeprägt. Die Wirkungsdauer einer Einzeldosis beträgt etwa 4 bis 6 Stunden.

MDA

3,4 Methylendioxyamphetamin ist die Ausgangssubstanz für MDMA. Es ist ein Psychostimulans mit stärkerer halluzinogener Wirkung als bei MDMA, aber schwächerer als bei LSD. Die entaktogene Wirkung ist weniger ausgeprägt als bei MDMA, die empathischen Effekte sind noch schwächer, jedoch bei grundsätzlich gesteigertem Kommunikationsbedürfnis. Eine Einzeldosis wirkt 8 bis 12 Stunden.

MDE (auch »Eve« genannt)

Methylendioxyethylamphetamin ist ein Psychostimulans mit stärker anregender Wirkung als bei MDMA. Die empathische Wirkung ist schwächer, die entaktogene dafür jedoch wesentlich stärker ausgeprägt als bei MDMA. Die halluzinogene Komponente ist schwach. Die Wirkungsdauer beträgt 3 bis 5 Stunden.

MBDB

Der Zungenbrecher N-Methyl-1-(1,3-benzodioxol-5yl)-2-butylamin ist das Psychostimulans mit der derzeit stärksten entaktogenen Wirkung. Als Tanztreiber ist es wegen der fehlenden antriebssteigernden Wirkung ungeeignet. Jedoch gilt es als weniger toxisch, d.h. nervengiftig als MDE und MDMA. Die Wirkung hält etwa 3 bis 5 Stunden an.

BDMPEA (2C-B)

2C-B=4-Bromo-2,5-dimethoxyphenethylamin ist ein Psychostimulans mit hoher aphrodisierender und leicht halluzinogener Wirkung. Die Wirkungsdauer beträgt 4 bis 8 Stunden.

DOB

2,5-Dimethoxy-4-bromamphetamin wirkt ähnlich entaktogen wie MDA, jedoch bis zu 100fach stärker halluzinogen. Es
zählt zu den stärksten bisher bekannten psychoaktiven Substanzen. Eine Einzeldosis wirkt um die 24 Stunden.

Fazit

Die Wirkung konkreter Ecstasy-Pillen bewegt sich immer im
stimulierenden, entaktogenen, empathischen und leicht halluzinogenen Bereich, je nach Kombination und Wirkstoffge-
halt der Pillen. Die meisten Pillen enthalten eine Kombination aus MDMA und MDE. Die Konsumenten sehen dies den
Pillen im vorhinein jedoch nicht an, da sich Zusammensetzungen und Dosierungen der Pillen häufig ändern. Eine Ga-
rantie für gleichbleibende Qualität gibt es nicht. Die obige Liste von Substanzen ist nicht vollständig. Sie enthält nur die
gebräuchlichsten Stoffe. Bei Mischkonsum, wie er in der Szene mittlerweile durchaus üblich ist, können auch andere Substanzen hinzukommen: reine Amphetamine, Speed, Kokain,
LSD und andere Halluzinogene, Cannabisprodukte sowie
(zum Glück nur) vereinzelt Heroin. Erstes Mittel der Wahl
bleiben jedoch die »Glückspillen«.

Manche Nachfrager versuchen durch verschiedene Mittel
auch verschiedene Gefühlszustände zu betonen. Ein Konsument beschreibt seine differenzierten Erfahrungen: »Mit
MBDB kann ich mit meiner Umgebung, ob Mensch, Tier oder
Gegenstand, in Einklang kommen, ohne den Bezug zur Realität zu verlieren und ohne den schnellen Gedankenfolgen zu
unterliegen, die oft Folge einer intensiven Amphetaminwir-
kung sind. Bei einer MDMA-Session bestimmt vorrangig der
Herzschlag meinen Rhythmus, bei MBDB ist es mein Gefühl«.[3]

3   Zitiert nach Wolf-Reinhard Kemper/Thorsten Kunze: Butamin (MBDB) –
    Ecstasy der besonderen Art?, in: Jürgen Neumeyer/Henning Schmidt-Se-
    misch (Hrsg.): Ecstasy – Design für die Seele?, Freiburg 1997, S. 186

Grundsätzlich läßt sich zweifelsfrei festhalten, daß Drogen bereits heutzutage im Sinne ihrer gewünschten und bevorzugten Wirkung relativ problemlos designed werden können. Für die nähere Zukunft eröffnet dies weitere Mißbrauchs-Risiken, aber auch Chancen einer medizinischen oder psychotherapeutischen Nutzung solcher Substanzen.

Die Wirkungen von Ecstasy und verwandten Drogen

Die unter dem Namen »Ecstasy« vertriebenen synthetischen Drogen vereinen in unterschiedlich feiner Ausprägung zwei unterscheidbare Wirkungen miteinander, die die Konsumenten an ihrem Mittel so sehr schätzen. Das eine ist die körperlich anregende Wirkung. Sie liefert das Durchhaltevermögen für die energiezehrende Techno-Tanzkultur. Diese Seite wird durch den Beikonsum reiner Amphetamine häufig noch verstärkt. Die andere Wirkungsweise ist die kommunikative, seelische Wirkung, die als »Heartopener«, als »Herzensöffner« beschrieben wird. Die eine Seite betrifft unser Körper-Selbst, die andere unser Kern-Selbst sowie unsere zwischenmenschliche Bezogenheit. Dies eröffnet Erklärungsansätze zur Faszination dieser neuen Generation von Rauschdrogen. Da sie häufig mit Halluzinogenen kombiniert werden, beziehe ich auch deren Faszination in meine Erklärungen mit ein.

Das »Mega«-Glücksgefühl – »Ich bin ganz und richtig«

Ich habe mich seit Jahren immer wieder gefragt, worin der »Kick«, der »Megaflash«, von dem die Gebraucher bestimmter Rauschdrogen immer wieder berichten, eigentlich besteht.

Selbst noch so ausführliche Erzählungen und Berichte über ihre Drogenerlebnisse oder die Beschreibungen ihrer Bilder, Visionen und Gefühle unter Drogeneinfluß konnten mir die Frage nicht wirklich beantworten.

Suchtmittelgebrauch hat zu tun mit frühen Lebenserfahrungen, mit alltäglichen oder traumatischen Verletzungen aller Art, mit nicht befriedigten Primärbedürfnissen, mit heftigen Affekten, Leere, Einsamkeit, Neugier, Grenzen suchen usw. Soweit war trotz der Vielfalt der Ursachen alles vertraut. Aber was ist der »Kick«, was ist das eigentlich Faszinierende am Drogenerleben? Es muß in der Gesamtheit mehr sein als das, was Drogenkonsumenten darüber bisher in Worte fassen konnten, mehr als ein »megageiles Erleben«, »Fun«, Farben, Bilder, Nervenkitzel, Spannung oder auch Horror. Solches Erleben würde nach mehrfacher Wiederholung an Reiz verlieren und langweilig werden. Das Gefühl, nach dem Drogengebraucher so verzweifelt streben, muß also völlig anders beschaffen sein. Auch die vielbeschworene »Bewußtseinserweiterung« unter Drogeneinfluß oder gar transzendentales Erleben erklären für sich allein genommen noch nicht die Faszination von Rauschmitteln, solange nicht wirklich klar ist, was solche Erlebnisse tatsächlich beinhalten. Selbst wenn Drogenkonsumenten in der Vergangenheit von Glücksgefühlen, tief vertrautem Erleben oder Ganzheitserfahrungen berichteten, klärte sich bisher nicht völlig, was sie eigentlich damit ausdrückten. Worauf bezogen sich die »Ganzheitserfahrungen«, und worin bestanden »die tief vertrauten Gefühle«? Es fehlte noch ein Baustein im Puzzle, um den »Kick« in seiner ganzen Dimension zu begreifen.

Im Zusammenhang mit der Kontinuum-Theorie von Liedloff und den neuen Ergebnissen der Säuglingsforschung wurde mir klar, was das tiefere Wesen des »Kicks« sein konnte. Neben all seinen möglichen Begleiterscheinungen besteht es in der Ahnung

68

> *eines Erlebens, das wir in frühester Kindheit einmal als Ganz-*
> *heit und Richtigkeit »gefühlt« haben, das uns aber aus dem*
> *bewußten Erleben entschwunden ist. Alle anderen Empfindun-*
> *gen, so intensiv sie auch sein mögen, sind dabei schmückendes*
> *Beiwerk.*

Die Annäherung an dieses Urgefühl wird von verschiedenen Rauschmitteln unterschiedlich perfekt bedient. Unser Urge-fühl hat wenig zu tun mit dem Leben unter Zwängen und Masken, wie wir es zu führen gewohnt sind. Auf Grund seiner spezifischen Wirkung führt Ecstasy – auch in Kombination mit Halluzinogenen – an jenes Urerleben näher heran als an-dere Rauschdrogen. Mit Ecstasy ist man »in einer anderen Welt«, jenseits des stetigen Funktionierenmüssens, das uns die Leistungsgesellschaft abverlangt. Und vor allem ist man jen-seits der Entfremdung von sich selbst.

Ausgehend von den frühen Lebenserfahrungen des Menschen wird diese andere Welt verständlich und begreifbar. Wenn Drogenkonsumenten immer wieder davon berichten, daß sie das Hauptgefühl, welches sie unter Drogen-einfluß erleben, schon immer kannten, dann läßt sich nach meinen obigen Ausführungen genauer fassen, welches Gefühl sie damit meinen. Sie empfinden nicht nur irgendein »Glücksgefühl« oder ein »Mutterleibsgefühl«, sondern sie tauchen ein in die ursprünglichsten Gefühle von Wärme, Geborgenheit, Sicherheit. Sie sind in den Momenten, in de-nen die Drogen ihre Wirkung tun, wieder glücksfähig und kehren an ihren Ursprung zurück. Es ist jedoch nicht nur ihr persönlicher Ursprung, sondern die tief vertrauten Gefühle beinhalten auch das Kontinuum der Menschheitsgeschichte, das »Wissen« um die »Richtigkeit« des Da-Seins. Ein Konsu-ment berichtet: Beim ersten Drogengebrauch »war ich total baff, weil ich auch dieses Gefühl schon kannte, ich wußte nur nicht woher ... Dann stieg eine Wärme von unten nach oben bis in den Kopf, so ein Gefühl von Geborgenheit, absoluten Wohlseins. Ich kannte das Gefühl von *sehr, sehr lange her*«.[4] Das Gefühl von Wohlsein ist gekoppelt an »Richtigkeit« und Glücksfähigkeit, im Einklang mit sich selbst, den Anderen und der Umwelt. Es gibt viele identische Äußerungen, die diese Verbindungen immer wieder unterstreichen: »Dann kam die Wirkung, und ich wußte, das ist es! Du bist in einem Zustand absoluter Glückseligkeit, mit dir und der Welt völlig im reinen. Dieses Paradiesische des ersten Kicks will natürlich jeder sofort wiederhaben«.[5] Das Tückische an der Geschichte ist jedoch der hohe Preis, den sich die Drogen letztlich für dieses Paradies einfordern.

Im normalen Leben sind solche ozeanischen Urglücksgefühle nur schwer zu erreichen. Unser Bedürfnis nach »Richtigkeit« und ganzheitlichem Erleben bleibt jedoch lebenslang bestehen, so daß wir individuelle Lebenswege finden müssen, uns diesen Gefühlen ohne Drogeneinfluß soweit wie möglich anzunähern. Der Rausch, der Drogenmißbrauch ist eigentlich nicht das adäquate Mittel, den ganzheitlichen Bezug zu sich selbst und zur Welt herzustellen. Daß Drogen benutzt werden, um Ganzheitserfahrungen herzustellen, wurde in den psychoanalytischen Suchttheorien schon länger gesehen. Bisher waren damit jedoch immer nur narzißtische Ganzheitserfahrungen gemeint, also die positive liebevolle Bestätigung des eigenen Wertes durch Spiegelung und Geborgenheit in der frühen Kindheit. Wer dies als Kind so nicht ausreichend erfahren hat, benutzt eher als andere Menschen Drogen als Ersatz.[6] Mein Verständnis von »Richtigkeit« und Ganzheit geht über diesen Ansatz hinaus.

Wie wir im Kapitel über die frühe Selbst-Erfahrung und Er-

---

4 Linda Reichmann: Wege aus der Drogensucht. Berichte über Menschen, die den Ausstieg geschafft haben, München 1996, S. 59, Hervorhebung vom Autor
5 Linda Reichmann, a.a.O., S. 61
6 Vgl. Wolfgang Schmidbauer/ Jürgen vom Scheidt: Handbuch der Rauschdrogen, Überarbeitete und erweiterte Neuausgabe, Frankfurt 1996, S. 483

lebniswelt des Säuglings bereits gesehen haben, erleben Säuglinge und Kleinkinder die Welt nicht entsprechend unserer erwachsenen Kategorien. Das »frühkindliche Erleben ist einheitlicher und globaler. Den Säugling kümmert es nicht, in welchem Bereich seine Erfahrungen auftreten. Er nimmt Empfindungen, Wahrnehmungen, Aktionen, Kognitionen, innere motivationale und Verhaltenszustände unmittelbar wahr: als Intensität, Form, Zeitmuster, als Vitalitätsaffekte, kategoriale Affekte, Lust oder Unlust. Dies sind die Grundelemente des frühkindlichen subjektiven Erlebens. Erkenntnisse, Aktionen und Wahrnehmungen als solche gibt es nicht«.[7]

Unsere ursprünglichen Erlebnisweisen sind also amodal oder transmodal, d.h. nicht getrennt nach unterschiedlichen Sinnen. Die in einer bestimmten Sinnesmodalität empfundene Wahrnehmung wird gleichzeitig in andere Sinnesmodalitäten übersetzt und so als Ganzheit erlebt. Ein organisiertes oder gar organisierendes Selbst-Empfinden mit getrennten Wahrnehmungskanälen entwickelt sich erst zu einem späteren Zeitpunkt der kindlichen Entwicklung. Für einen differenzierten erwachsenen Menschen ist diese ganzheitliche Art der Wahrnehmung nicht mehr wirklich nachvollziehbar. Bestenfalls kann er noch Ahnungen von diesem Wahrnehmungsmodus empfinden.

Auf solchen Ahnungen von transmodalen Übertragungen basieren manche Kommunikations-, Therapie- oder Gesellschaftsspiele. Das bekannte Kennenlern-Spiel »Was wäre ich, wenn … ?« bzw. »Was wäre die Person, wenn …?« sie zum Beispiel eine Pflanze, ein Tier, eine Landschaft, ein Gefühl, ein Geruch, ein Bild usw. wäre, fordert direkt auf, nach transmodalen Entsprechungen zu suchen. Sind uns Menschen vertraut, fallen uns sicher zutreffende Übertragungen ein. Dennoch setzen wir bei einem solchen Spiel auch unseren Verstand ein, der nicht nur intuitiv, sondern auch bewußt

---

7   Stern, a.a.O., S. 102

nach charakterisierenden Zuschreibungen für eine Person sucht. Wir nehmen also auf unterschiedlichen Ebenen vielfache sinnliche Einschätzungen eines Menschen vor, mit dem wir ein solches Spiel spielen. Damit bewegen wir uns zwar auch durch verschiedene Wahrnehmungsmodi, aber dies vermittelt bestenfalls eine ungefähre Ahnung von der ursprünglichen Einheit der Sinne. Das Erleben im Spiel ist keinesfalls mit dieser Einheit identisch.

Alle Menschen nehmen täglich Übersetzungen transmodaler Informationen vor. Ein weiteres Beispiel mag dies verdeutlichen: Ein selbst-unsicherer Klient eines Therapeuten kommt zu seinem Termin. In der letzten Stunde hat er den Therapeuten heftig angegriffen, weil er sich unverstanden fühlte. Er ist nun voller innerer Zweifel, ob er noch weiter willkommen ist. Der Therapeut begrüßt ihn jedoch freundlich und mit sicherem Händedruck. Er versteht die gesamte Situation sofort, als der Klient sagt:»Ich war so zweifelnd, ob ich überhaupt wiederkommen dürfte. Aber als ich ihren Gesichtsausdruck sah und ihren Händedruck spürte, fühlte ich mich sofort wie ein Fisch im Wasser«. Ohne daß noch ein Wort gewechselt war, las der Klient am Gesicht und an der Hand des Therapeuten ab, daß seine Zweifel unbegründet waren. Der Therapeut hieß ihn bereits wortlos so willkommen, daß der Klient sich wohlfühlen konnte, wie ein Fisch in seinem Element.

Wir nehmen häufig Einschätzungen von Menschen und Situationen auf Grund von Übersetzungen transmodaler Informationen vor. Menschen, die sich ihrer Gefühle sicher sind, übersetzen dabei häufiger adäquat und richtig. Andere, die viele Verunsicherungen und Unstimmigkeiten in ihren frühen Lebensphasen erfahren haben, können völlig unangemessen und falsch übersetzen. Wir stellen also im Alltagserleben durchaus eine gewisse Einheit der Sinne her, aber nicht mit derselben Selbstverständlichkeit wie zu Anfang unseres Lebens, als das Erleben ein ganzheitlich empfindendes war.

Weiter in die Nähe des ursprünglichen Ganzheitsempfindens können uns jedoch unterschiedliche Suchtstoffe führen, insbesondere halluzinogene oder psychedelische Drogen sowie entaktogen oder empathisch wirkende Substanzen. Ecstasy und LSD, die oft auch in Kombination genommen werden, entfalten hier eine besondere Wirksamkeit. Diese Drogen verändern ganz entscheidend die Wahrnehmung der Welt: Alle Wahrnehmungen und Empfindungen werden wesentlich intensiver.

> Wie das Ganzheitserleben des Säuglings, so ist auch das Ganzheitserleben des (erwachsenen) Berauschten eher empfindend zu nennen als unterscheidend. Unter Einfluß von Halluzinogenen werden die Sinne zwar objektiv nicht geschärft, aber subjektiv wird die Venetzung der Reize im Kopf als ganzheitliches Empfinden erlebt. Die optischen Eindrücke erfahren eine Steigerung der Intensität, Farben werden satter, leuchtender, sie sprühen oder fließen, vereinigen sich zu bestimmten Konturen. Farben können sich auch in Töne verwandeln, Töne als Farben sichtbar werden oder Gestalt annehmen. Das Raum- und Zeitempfinden löst sich auf. Die Grenzen zwischen den getrennten Sinneskanälen werden durchlässig, verflüchtigen sich. Innenleben und äußere Realität vermischen sich. Erlernte Regelprozesse, die die Kontinuität unserer Wahrnehmungen sicherstellen, werden unwirksam.

Halluzinogene machen deutlich, daß wir die Umwelt und Realität »normalerweise« nicht in all ihren Dimensionen, Facetten, Farben, Klängen und Veränderungen wahrnehmen, sondern daß unsere Sinne durch einen langen Lern- und Differenzierungsprozeß nur noch einen kleinen Teil der empfangenen Eindrücke auch tatsächlich in unser Bewußtsein übermitteln. Für unseren Alltag ist dieses Sortieren höchst zweckmäßig, damit wir uns zuverlässig orientieren können. Wir bemerken diesen Vorgang nicht einmal mehr, da die Kontrollprozesse unbewußt ablaufen. Doch unsere gefilterte Selbst-Kontrolle bedeutet auch eine Verarmung des Erlebens. Werden diese Filter unter dem Einfluß halluzinogener Substanzen aufgehoben, erleben ihre Gebraucher das, was sie als »Bewußtseinserweiterung« beschreiben.[8]

Es wäre jedoch ein Mißverständnis zu glauben, daß der wahrgenommenen Realität etwas gänzlich Neues hinzugefügt würde, was nicht ohnehin vorhanden ist. Drogen vermitteln keine neue Welt von außen, sondern lassen unter Ausschaltung der sonst konstanten Filter nur etwas unter verändertem innerem Erleben entstehen, das die Konsumenten ohnehin in sich tragen, das sonst aber nicht in ihr Bewußtsein vordringt. *Dieses ungefilterte Erleben kann als Aufhebung verinnerlichter Tyrannei und Diktatur ungeheuer befreiend erlebt werden, aber auch als absolut ängstigend.* In jedem Fall bewirken Drogen wie LSD eine Rückkehr zu einer undifferenzierten, »Bewußtseins«organisation, die dem transmodalen ganzheitlichen Empfinden von Säuglingen nahekommt. Säuglinge erleben unmittelbar, sie spüren, wenn etwas nicht übereinstimmt, wenn etwas nicht so ist, wie sie es erwarten.

Unter Drogeneinfluß kommt vieles, was im »normalen« Erlebniszustand ausgefiltert wird, wieder zusammen. Eine junge Frau, die unter dem Einfluß von LSD über eine Einkaufsmeile geht, sieht und spürt in den Gesichtern der ihr entgegenkommenden Menschen vielleicht deren Einsamkeit, Verlorenheit, Feindseligkeit, Angst oder Lebenslust. Der Realität wird nichts hinzugefügt, sie wird nur »bewußter« erlebt. Ein junger Mann unter LSD- oder Ecstasy-Einfluß nimmt beim Hören seiner bevorzugten Musik vielleicht nicht nur Töne, Rhythmus und Lautstärke wahr, sondern entdeckt plötzlich die »Seele« der Musik, also eine andere, verborgene Dimension der Realität. Manche Konsumenten sagen, daß sie die Musik mit solchen Drogen zum ersten Mal in ihrem Leben *wirklich* oder *richtig*

---

8   Zur»Filter-Hypothese« vgl. Schmidbauer/vom Scheidt, a.a.O., S. 227ff.

gehört hätten. Fühlen wir uns durch Musik nicht manchmal in einen beseelten Zustand versetzt? Ist dies nicht bereits ein Schritt in eine erweiterte Realität? Sind wir nicht manchmal sogar bereit, Unterschiede zu machen und »Dinge« zu akzeptieren, die uns fremd erscheinen? Manch einem ist die Vorstellung vermutlich gar nicht fremd, daß seine geliebte Musik von Beethoven, Mozart oder Brahms eine Seele enthält. Aber der gleiche Mensch würde das als brachial empfundene Techno-Gewummere mit 120 Beats oder mehr pro Minute nicht mehr als Musik bezeichnen wollen.

In jedem Falle öffnen Drogen die »Pforten der Wahrnehmung«[9] in sonst unbewußte Bereiche des Seins – auch in Bereiche des eigenen Unterbewußt-Seins, die gewöhnlich verschlossen bleiben. Sie öffnen aber auch wieder verschlossene oder gemiedene Türen zu unserer Vergangenheit und frühesten Kindheit und führen uns auf direktem Weg zurück in die Urform unserer Wahrnehmung: in die Einheit der Sinne. Auf diese Einheit der Sinne wurde man auch aufmerksam, als das Phänomen der Synästhesie entdeckt wurde, das besagt, daß Reize oder Stimulierungen in einer Sinnesmodalität entsprechende Empfindungen in einer anderen Stimulierungsmodalität wecken können. Unverständlicherweise ist dieses Phänomen aber bisher wenig herangezogen worden, um die Faszination bestimmter Rauschmittel gründlicher zu erklären. Außerdem geht dieses ursprüngliche Gefühl von der Einheit der Sinne weit über Synästhesieerscheinungen hinaus. In unserer ursprünglichen Selbst-Erfahrung umfaßt die ganzheitliche Wahrnehmung auch alle zwischenmenschlichen Austauschprozesse. Das Erleben ist also gänzlich ungetrennt.

Für mich besteht kein Zweifel mehr daran, daß die Ahnung von bzw. die Ähnlichkeit mit unserer ursprünglichen Sinneswahrnehmung die Faszination bestimmter psychoaktiver Substanzen ausmacht. Wenn sich (erwachsene) Drogenbenut-

9 Aldous Huxley: Die Pforten der Wahrnehmung, München 1954

zer jedoch in dieser »Ungetrenntheit« des Erlebens bewegen oder sogar darin hängenbleiben, weil sie möglicherweise von Sinneseindrücken überflutet werden, können sie aus der Sicht des »Normalen« nur noch als ver-rückt oder psychotisch angesehen werden. Dieser Eindruck verschärft sich noch, wenn die Ganzheitserfahrungen ganz offenkundig auch »perinatale« oder »transpersonale Erscheinungen« umfassen, wie sie Stanislav Grof auf Grund seiner umfangreichen Forschungen mit LSD kategorisiert hat. In seiner »Kartographie« des Unbewußten entfernt sich Grof mit solchen Vorstellungen weit von unseren gewohnten Denkschemata. Als »perinatale« und »transpersonale Erscheinungen« bezeichnet er sehr eindrücklich erlebte Wahrnehmungen von Menschen, die sich teilweise nicht mehr mit realen Erlebnissen aus deren jetzigem Leben erklären lassen. Perinatale Erfahrungen umfassen Begegnungen mit Geburt und Tod aus Schichten des Unbewußten, die außerhalb der Reichweite klassischer psychoanalytischer Methoden oder wissenschaftlicher Denkansätze liegen. Bei transpersonalen Erfahrungen dehnt sich das Bewußtsein über die gewöhnlichen Ichgrenzen und über die normalen Grenzen von Raum und Zeit hinweg aus. Natürlich ist die Frage schwierig oder nur spekulativ zu beantworten, wieso sich einem Menschen solche Erfahrungs- oder Bewußtseinsbereiche dennoch erschließen können. Zum einen trägt jedoch Liedloffs Kontinuum-Theorie zu möglichen Erklärungen bei, zum anderen erwähnt vom Scheidt Überlegungen von Burkhard Heim und Sir John Eccles, wie dies möglicherweise zu erklären ist. Nach deren Überlegungen »widerspricht es modernen naturwissenschaftlichen Vorstellungen der Quantenphysik und der Gehirnphysiologie nicht, daß ein übergeordnetes immaterielles Substrat (Bewußtsein) den Körper überdauert bzw. bereits vor dem Entstehen des materiellen Trägers ›Mensch‹ existiert«.[10]

10 Schmidbauer/vom Scheidt, a.a.O., S.249

Man kann Berichte von LSD-Konsumenten, wie sie Grof[11] erwähnt, nicht einfach beiseite wischen, weil sie unseren normalen Wahrnehmungskategorien nicht entsprechen. Grof erwähnt authentische Zeugnisse von LSD-Gebrauchern, die über Erfahrungen bei der Geburt oder gar über transpersonale Erfahrungen jenseits des eigenen Lebens berichten. Diese Ganzheitserfahrungen umfassen insbesondere

- embryonales und fötales Erleben
- Ahnen-Erfahrungen
- kollektive, stammes- und menschheitsgeschichtliche Erfahrungen
- phylogenetische bzw. entwicklungsgeschichtliche Erfahrungen
- Ereignisse aus früheren Inkarnationen

11 Grofs Forschungen sind in unserem Zusammenhang noch unter einem weiteren Gesichtspunkt interessant. Bestimmte psychodynamische Erfahrungen faßt er als COEX-Systeme zusammen. Mit diesem Begriff bezeichnet er eine ganz »spezifische Konstellation von Erinnerungen, die aus verdichteten Erfahrungen ... aus verschiedenen Lebensabschnitten des einzelnen bestehen. Die zu einem bestimmten COEX-System gehörenden Erinnerungen haben ein ähnliches Grundthema oder enthalten ähnliche Elemente und sind mit starken Emotionen der gleichen Qualität besetzt. Die tiefsten Schichten dieses Systems stellen lebhafte, farbige Erinnerungen an Erfahrungen aus der ersten Lebenszeit und der frühen Kindheit dar«. (Stanislav Grof: Topographie des Unbewußten. LSD im Dienst der tiefenpsychologischen Forschung, 6. Aufl., Stuttgart 1993, S.67f.) Einzelne COEX-Systeme haben außerdem feste Bezüge zu spezifischen leiblichen oder seelischen Abwehrmechanismen. Ihre Kern-Erfahrungen liegen in den frühen Lebensphasen. Spätere Lebensereignisse bauen das Grundthema weiter auf. Wenn man diese Systeme mit den von Stern beschriebenen Selbst-Erfahrungen des Menschen in Zusammenhang bringt, können die verdichteten Erfahrungen mit einem ähnlichen Grundthema jeweils ganz bestimmten Bereichen einer Selbst-Empfindung entsprechen, die sich über verschiedene Lebensabschnitte eines Menschen hinweg entweder aufeinander aufbauend (akkumulierend) ausprägen oder unentwickelt bleiben. Im letztgenannten Falle führen sie dann eine untergründige Existenz. Als verdichtete Erfahrungen in Form von Lebensthemen bleiben Selbst-Empfindungen oder COEX-Systeme das ganze Leben über aktiv. Der Zugang zu diesen Systemen und Bereichen kann durch den Einfluß von Drogen leichter geöffnet werden, um sie gegebenenfalls einer Veränderung zuzuführen. In diesem Sinne bezeichnet ein mir bekannter Ecstasy-Gebraucher seine Droge auch bewußt als »meinen Schlüssel nach innen«.

- Ich-transzendente Erfahrungen in zwischenmenschlichen Beziehungen
- Erlebnisse außerhalb des eigenen Körpers (Out-Of-Body-Experiences)
- spiritistische und mediale Erfahrungen usw.

Mit unserem »normalen« Bewußtsein können wir solches Erleben nicht (mehr) vollständig erfassen. Müssen wir es aber deswegen als unmöglich, unrealistisch oder verrückt abtun oder sollten wir nicht besser unser gewohntes (beschränktes) Verständnis von Wissenschaftlichkeit überdenken? Mit Hilfe der Kontinuum-Theorie von Liedloff, die besagt, daß wir mit einem menschheitsgeschichtlich geprägten »Wissen« von Ganzheit und »Richtigkeit« geboren werden, lassen sich auch solche Grenz-Erfahrungsberichte erklären. Das Fortschreiten der Forschung beweist überdies die Realität mancher von Grof beschriebenen Erlebniswelten.

Zumindest das embryonale und fötale Erleben fällt nicht mehr aus dem Bereich des realistisch Wahrnehmbaren und sogar Überprüfbaren heraus. Die Ergebnisse der Säuglingsforschung belegen heute eindeutig, daß Säuglinge bereits im Mutterleib differenzierte Wahrnehmungen registrieren. Diese umfassen nicht nur konkrete Sinneseindrücke, sondern auch differenzierte Gefühle von Willkommen-Sein oder Abgelehnt-Werden.

Sogar den »normalen« LSD- oder Ecstasy-Gebrauchern in der Techno-Szene erschließen sich häufiger solche Erfahrungs-Welten. Zumindest bezeugen sie zweifelsfrei im Körper gespeicherte Erinnerungsspuren für vorgeburtliches fötales Uterus-Erleben. Übereinstimmend beschreiben sie immer wieder wahrgenommene Zustände »wie im Mutterleib« oder wie »die Geborgenheit im Körper drin«[12], und dies, obwohl sie ihre Aufmerksamkeit während der Party eigentlich auf an-

12 Zitate aus: DIE ZEIT, Nr. 26, 1997

dere Erlebnisweisen richten. Eindrücklich überzeugende Berichte über fötales Erleben gibt es auch häufig von drogenabstinenten Menschen aus den verschiedenen Bereichen der Körpertherapie.

Unter LSD- wie Ecstasy-Einfluß erleben Konsumenten zweifelsfrei auch Formen transpersonaler Erfahrungen, die eine Verschmelzung mit anderen Personen und einen Zustand völligen Eins-Seins mit ihnen umfassen, ohne jedoch – und dies ist entscheidend – das Bewußtsein für die eigene Identität zu verlieren. Solche Ich-transzendenten Vereinigungs-Erfahrungen unter Drogeneinfluß bestätigen Sterns These, daß es für den sich richtig entwickelnden Säugling niemals einen Zustand der grenzenlosen Symbiose mit einem Anderen gibt. Auch in intensiven Gemeinschafts-Erfahrungen geht ihm nicht das Gefühl für sein eigenes, vom Anderen getrenntes Kern-Selbst verloren.

Werden Ecstasy oder Halluzinogene *außerhalb* der von der Szene vorgegebenen Situationen genommen, stoßen ihre Gebraucher noch häufiger in andere Erlebnisbereiche vor. Sie reisen in normalerweise verschlossene Welten und tauchen ein in Gefühle unendlicher Tiefe. Diese können sowohl in innigster Seligkeit wie in abgrundtiefer Verwirrung bestehen. In jedem Falle aber kehren Menschen unter dem Einfluß dieser Mittel zurück in die Einheit der Sinne, da ihr Bewußtsein im Rausch immer undifferenzierter wird.

Das innere Erleben vielfältiger innerer Zustände und ganzheitlicher Erfahrungen in der Einheit der Sinne erklärt einen Teil des »paradiesischen« Zustands, den die Drogengebraucher immer wieder anstreben. Halluzinogene sowie entaktogene oder empathische Drogen sind ihnen dabei äußerst hilfreich. Die bedenklichen Folgen und der Preis für dieses chemisch induzierte Erleben bleiben in der Regel außen vor. Ebenso erfahren Außenstehende, die verstärkt auf diese Aspekte der Drogen hinweisen, selten Akzeptanz bei den Konsumenten. Nachdenklichkeit können eher selbst-kritische

Worte aus dem inneren Kreis der Szene wecken. So wendet sich Mark, ein langjähriger Drogen-Gebraucher, der mit den Schwierigkeiten des Aufhörens ringt, sehr deutlich an seine »Freunde«: »Ihr meint zwar, die Weisheit gefressen zu haben, macht euch mit Sicherheit auch so eure Gedanken, aber keiner – doch einer! – würde jemals sich selbst oder anderen eingestehen können, daß er/sie ein Drogenproblem hat. Ihr bekommt auch erst alle dann eure Probleme mit, wenn ihr mal eine Zeit keine Drogen nehmen würdet, erst dann müßtet ihr der Realität ins Auge blicken, und verdrängen ist dann sehr, sehr schwer«.[13]

Ich habe LSD hier deshalb ausdrücklich in meine Überlegungen aufgenommen, weil es von Ecstasy-Gebrauchern sehr häufig alternativ oder sogar zusätzlich genommen wird. LSD hat dadurch in den letzten Jahren eine wahre Renaissance erlebt. Wird Ecstasy nicht mit LSD oder anderen halluzinogen wirkenden Designerdrogen kombiniert, ist seine halluzinogene Wirkung nur schwach wahrnehmbar. Dann geht es bei Ecstasy nicht in erster Linie um die bisher diskutierten Formen transmodaler Sinneswahrnehmungen sowie ganzheitlicher Erfahrungen, sondern mehr um entaktogene und empathische Ganzheitserfahrungen. Die verlockenden paradiesischen Urgefühle haben also noch weitere Dimensionen. Diese werden von Ecstasy und ähnlich abgestimmten Designerdrogen perfekt bedient.

13 Mark:»Mit XTC einfach abzuschließen ist nicht so easy!« Meine Erfahrungen mit Ecstasy und die Schwierigkeiten des Aufhörens, in: Manfred Rabes/Wolfgang Harm (Hrsg.): XTC und XXL. Ecstasy. Wirkungen, Risiken, Vorbeugungsmöglichkeiten und Jugendkultur. Reinbek bei Hamburg 1997, S. 99

Du liebst alle, und alle lieben dich –
Ecstasy als »Herzensöffner«

Tief im Innern auf der zwischenmenschlichen Ebene spricht Ecstasy noch weitere ganzheitliche Urgefühle an: den Blick ins Herz des Gegenübers.

Wir erinnern uns: Wenn der Säugling ein deutliches Empfinden eines »Kern-Selbst« und »Kern-Anderen« entwickelt hat, tritt er ein in den neuen »Bereich der intersubjektiven Bezogenheit«. Die zwischenmenschliche Beziehung als die Gemeinschaft des eigenen Selbst mit einem Anderen tritt also in den Vordergrund des seelischen Erlebens. Bei all den interaktiven Regulierungs-, Austausch- und Abstimmungsprozessen in diesem Stadium der Selbst-Entwicklung ist direkt beobachtbar, daß in der menschlichen Bedürfnishierarchie die primären Bedürfnisse nach Liebe, Geborgenheit, Bindung, Spiegelung und sicherer körperlicher Nähe, aber auch Abgrenzung und Selbst-Entfaltung ganz oben stehen. Diese Prozesse sind höchst sensibel und damit gleichzeitig auch anfällig für Störungen. Überschreiten die Störungen die individuellen Toleranzgrenzen eines Säuglings, wird auch seine angemessene kindliche Entwicklung beeinträchtigt. Die Störungen müssen nicht einmal traumatischer Natur sein, auch dauerhafte niedrig-dosierte Unstimmigkeiten sind für den Säugling »falsche« Erfahrungen, die seine Entwicklung behindern.

> Werden die primären Bedürfnisse des Säuglings sowie seine angeborenen Erwartungsfolgen nicht wenigstens ausreichend befriedigt, entstehen Bruch- und Fixierungsstellen. Die »richtige« Entwicklung seiner affektmotorischen Schemata, also das reibungslose Zusammenspiel von sensorischen, motorischen, affektiven und kognitiven Reifungsprozessen, kommt zum Stillstand. Es entstehen »Leerstellen« oder Stellen von »Nicht-Richtigkeit« im Selbst. In einem späteren Lebensstadium kann eine solche Entwicklung für alle Arten von abweichendem Verhalten

anfällig machen, insbesondere auch für das weit verbreitete Suchtverhalten. Zur Erfüllung des vermeintlich unstillbaren emotionalen Hungers scheint dann nur noch ein konsumierendes »immer mehr« als Ersatzhandlung zur Füllung der inneren Leerstellen übrig zu bleiben. Dem entspricht auch der Versuch, mit Hilfe von Suchtmitteln die Defekte im Selbst zu heilen.

Genau an diesen primären Bedürfnissen nach zwischenmenschlicher Bezogenheit setzt Ecstasy an. Zwar hat jede Droge und jedes Suchtverhalten letztlich einen Bezug zu unseren primären Bedürfnissen, doch auf Grund seiner spezifischen kommunikativen Wirkung müssen wir Ecstasy hier qualitativ anders bewerten als sonstige Suchtmittel, die ihre Konsumenten eher »zu« als »offen« machen. Die Wirkung von Ecstasy als »Herzensöffner«, »Liebes-« oder »Harmoniedroge« wird immer und immer wieder bestätigt. Zwar ist die unter dem Einfluß von Ecstasy so stark empfundene Offenheit eine Pseudooffenheit, mit der eine besondere Form von Melancholie einhergeht, doch die Beschreibungen ihres inneren Erlebens von Ecstasy-Konsumenten machen zweifelsfrei deutlich, welches ihre Bedürfnisse sind. Gleichzeitig halten sie unserer Gesellschaft damit den Spiegel der Entfremdung vor.

Jugendliche und junge Erwachsene, die so begierig Ecstasy konsumieren, steigen alle in denselben Zug: »Du liebst alle, und alle lieben dich«; oder als fast wörtliche Entsprechung unserer ursprünglichen Definition von Glück: »Dein Herz geht auf, und du empfindest zu dir und deiner Umwelt ein Gefühl tiefer Liebe und Harmonie«.[14]

Das Wachrufen frühkindlicher Urgefühle während der Phase der intersubjektiven Bezogenheit belegen auch weitere Äußerungen von Ecstasy-Gebrauchern. Sie vergleichen die Wirkung

14 Aus: FOCUS, Nr. 24, 1996, S.70

oft »mit Erinnerungen aus der frühen Kindheit, als sie den Menschen in die Augen schauten«.[15] Als Wirkung hoch geschätzt wird die wortlose, intuitive Verständigung mit dem Anderen, »weil ich in sein Herz hineinsehe, ihn erkenne und mich von ihm erkannt fühle«, wie ein junger Mann mir gegenüber formulierte. Probleme mit Kontakt und Berührung lösen sich auf; eine Erfahrung, die eine Konsumentin in dem Film »Rave New World« beschreibt: »Es ist auch so, daß du ein extremes Gespür entwickelst für die anderen Leute. Zum Beispiel beim Tanzen ist es so, daß du genau spürst in der anderen Person, kannst du dich nähern, will sich diese Person unterhalten oder will sie sich nicht unterhalten, und du kannst dann auf jemanden zugehen, aber ohne ihn zu bedrängen. Oder es gibt Leute, die auf dich zukommen, ohne dich zu bedrängen«.

Wo ich jemanden im Herz erkenne, braucht es keine Worte zur Verständigung und Kontaktaufnahme. Insofern findet an Rave-Parties unter Ecstasy-Konsumenten in der Tat auch wenig verbale Kommunikation statt, in der es wirklich um die Verständigung über Inhalte geht. Ihre verbale Kommunikation erinnert eher an die frühkindliche Phase, wo Säuglinge anfangen, selber Späße und Neckereien in die Beziehung zu anderen Menschen einzuflechten, um sich daran zu erfreuen und ihre Wirkungskraft auf den Anderen zu beweisen. Besonders zwischen älteren und jüngeren Geschwistern sowie eng vertrauten Kleinkindern gibt es Momente tiefer »verschwörerischer« Gemeinsamkeit, wenn sie gemeinsames Erleben teilen und kein Außenstehender begreift, was sie so köstlich amüsiert. Kleinkinder können also innere Zustände teilen und gemeinsam erleben. Sie haben außerdem ein extrem feines Gespür für das, was in anderen vor sich geht. Sie sehen ihm quasi ins Herz. Untereinander entwickeln Kleinkinder manchmal eine regelrechte Geheim- oder Privatsprache. Sie wissen, wie und worüber sie sich austauschen, einem Außen-

15 Nicholas Saunders: Ecstasy, 2. Aufl., Zürich 1994, S.27

stehenden aber bleibt ihre verbale Kommunikation ein Rätsel. Gespräche unter Ecstasy-Konsumenten haben gelegentlich viel Ähnlichkeit mit solchen »Privatsprachen«. Oft klingen ihre Gespräche so verrückt, bizarr, fremd, jenseits von inhaltlicher wie sprachlicher Logik, daß kein »nüchterner« Beobachter mehr nachvollziehen kann, wovon sie eigentlich sprechen. Untereinander aber verstehen sie sich prächtig. Die Verständigung funktioniert auf einer anderen Ebene, die für den Außenstehenden nicht erreichbar ist. Der durch die Sprache erzwungene Zwischenraum zwischen dem direkten inneren Erleben und seiner sprachlichen Fassung wird durch die Wirkung von Ecstasy weitgehend aufgehoben.

Außerhalb von Rave-Parties wird die intuitiv-verbindende Wirkung von Ecstasy ebenfalls sehr eindrücklich erlebt. Eine erwachsene Frau berichtet demgemäß über ihr Kontaktempfinden unter der Wirkung von MDMA: Wir brauchten »keine Worte, und wir waren wie zwei befreundete Seelen, die mental, emotional (und körperlich) Hand in Hand umherwanderten. Doch auch bei Begegnungen mit Fremden ... hielt das Gefühl von ›Kennen‹ und Zugehörigkeit an, und ich fühlte mich seit einer Ewigkeit zum ersten Mal richtig wohl, kommunikationsfähig und unbefangen, ohne die Barrieren mentaler Vorurteile, ohne emotionale Ängste und Argwohn. Tatsächlich mußte mich mein ›Ego‹ nicht schützen, da das Erleben, daß alle zusammen ›hier und jetzt‹ waren, die sonst empfundene Isolation überwand«.[16]

Die Verständigung zwischen jemandem, der Pillen genommen hat, und einem nüchternen Gesprächspartner verläuft viel weniger intuitiv. Sie ist mühsamer und bedarf der Geduld, wenn Ecstasy einen regelrechten Rededrang oder umschweifigen »Laberflash« auslöst. Die Umschweifigkeit könnte dem zuverlässigen Gefühl desjenigen, der »drauf ist«, entsprechen,

16 Saunders, a.a.O., S. 337f.

daß die Sprache oberhalb der intuitiven Ebene nicht angemessen wiedergibt, was er mitteilen möchte.

Es steht außer Zweifel, daß Menschen unter dem Einfluß von Ecstasy eine außergewöhnliche Erhöhung ihrer sozialen Kompetenz erleben. Wird diese jedoch nicht bewußt genutzt, bleibt sie trügerisch und unecht. Der aus seinen Erkenntnissen Konsequenzen ziehende Mark findet es traurig, »daß die meisten Menschen es nicht schaffen, von dem, was sie auf ›E‹ lernen, auch ohne Pillen zu profitieren. Sprich: diese totale Offenheit und Ehrlichkeit sich selbst und anderen gegenüber mit in die ›Realität‹ herüberzunehmen, um so über kurz oder lang auf die Notwendigkeit, sich chemisch auf Glück zu setzen, verzichten zu können, ja sogar zu wollen«. Mark bestätigt weiter, daß das Erlebte keinesfalls nur auf MDMA zu erleben ist, »denn alles, was mit mir passiert, kommt aus mir selbst heraus. MDMA ist der Schlüssel zur Tür, aber ist sie einmal auf, sollte man sie nicht wieder zuschmeißen, nur weil der ›E‹-Film vorbei ist«. Leider ist seiner Meinung nach »der Weg des geringsten Widerstandes nun einmal der einfachste. Also ist es auch bequemer, sich Pillen einzuschmeißen, als ständig an sich zu arbeiten, um dorthin zu gelangen, wo einen MDMA hinbringen kann«[17]. *Die »Kleinigkeit MDMA«, als was Mark sie bezeichnet, ermöglicht mühelos einen tiefen Austausch. Darüber hinaus stellt ihre sozial-kommunikative Wirkung deshalb eine ungeheure Faszination dar, weil sie Bedürfnisse und Gefühlsebenen nicht nur berührt, sondern im Erleben tatsächlich auch bedient. Dies beweist einmal mehr, daß nicht die Existenz des Mittels an sich das eigentliche Problem ist, sondern die Entfremdung und Verarmung unserer Gefühls- und Beziehungswelt. Nicht die Droge macht abhängig, sondern die SehnSucht nach dem Urgefühl von der »Richtigkeit« des eigenen Selbst im Kontakt mit dem Anderen.*

Die eigene »Richtigkeit« oder das Kern-Selbst wird von der entaktogenen Wirkung des Mittels bedient, die zwischen-

---

17 Mark, a.a.O. S. 98

menschliche »Richtigkeit« oder das intersubjektive Selbst von der empathischen Wirkung.

Das tiefe Empfinden »wahrer« empathischer Gefühle während der Rave-Inszenierung wird um so positiver erlebt, je stärker sich die ersehnten Gemeinsamkeitserlebnisse mit allen einstellen. Die Gemeinsamkeit kann sich bis zu beglückend erlebten Verschmelzungsgefühlen steigern. Das Gefühl für die Grenzen des eigenen Selbst löst sich dabei jedoch nicht auf. Das Selbst wird nur in Beziehung gesetzt zu den vielen Anderen, es taucht ein in gemeinsam geteiltes Erleben. Damit wird die höchste Form von Gemeinsamkeit erreicht, die nur darin besteht, das eigene Erleben mit dem Anderen zu teilen, ohne das, was der andere tut, zu bewerten oder es gar verändern zu wollen. Diese Form von Gemeinsamkeit ist ursprünglich vorsprachlich. Sie umfaßt drei innere Zustände, die für das zwischenmenschliche Geschehen bedeutsam sind: die gemeinsam geteilte Richtung der Aufmerksamkeit, die gemeinsame Absicht und die gemeinsam geteilten gefühlsmäßigen Zustände. Diese ursprünglichen Bedingungen sind im gemeinsam geteilten Techno-Rausch gegeben. Da daran nichts verändert werden muß, ist alles »richtig«. Ich bin »richtig«, du bist »richtig«, wir alle sind »richtig«.

Die gegenseitige Bestätigung der eigenen »Richtigkeit« nährt in hohem Maße die vielfach narzißtisch gestörte Selbstwertregulation der Ecstasy-Gebraucher. Zugleich werden dadurch Gefühle von Urheberschaft und Wirksamkeit wiederbelebt, die in der Phase der intersubjektiven Bezogenheit durch fehlgelaufene Regulierungs- und Abstimmungsprozesse blockiert oder entmutigt wurden. In meinen Überlegungen zu Sucht habe ich dies als eine von vielen möglichen Ursachen für die Entstehung von Suchtverhalten bezeichnet.

Die künstlich erweckte Erhöhung der sozialen Kompetenz vermittelt den Ecstasy-Konsumenten das Gefühl, den Anderen wieder wirksam erreichen zu können. Konnten sie als Kleinkinder ihr Gegenüber durch ihre Aktivitäten nicht berühren, war es ihnen auch nicht möglich, ein stabiles Gefühl für die Wirksamkeit des eigenen Tuns zu entwickeln. Der Verlust des Gefühls, etwas entscheidend bewirken zu können, verursacht tiefe Defekte in der Struktur des Selbst. In späteren Lebensstadien können eigene Grandiositätsvorstellungen ein Versuch sein, diese Defekte zu heilen. Solche Vorstellungen von der Grandiosität des eigenen Selbst sind ein typisches Merkmal vieler Suchtmittel konsumierender Menschen. Sie sind darin begründet, daß diese Menschen versuchen, ihr verlorengegangenes Gefühl von Urheberschaft und Wirksamkeit wiederzuerlangen.

Dem Säugling ist nicht gleich-gültig ist, ob sein Zusammensein mit einem anderen Menschen glückt oder nicht glückt. Bei stimmiger Interaktion mit einem sein Selbst-Gefühl regulierenden Anderen (Selbst-Objekt) entwickelt er sein angemessenes Gefühl von Wirksamkeit. Ist die »richtige« Wechselseitigkeit des Austauschs und damit das gemeinsam geteilte Erleben mit einem anderen nahen Objekt gestört, verliert der Säugling bereits in einem Entwicklungsstadium seine Wirkungskraft, in dem er noch das sichere Gefühl haben sollte, die Kontrolle über die Reaktionen des Anderen in Übereinstimmung mit seinen Bedürfnissen zu besitzen. Entweder er reagiert mit Resignation und Hoffnungslosigkeit oder mit übersteigertem Aktivitätsdrang. Beides aber fühlt sich für ihn nicht mehr stimmig und »richtig« an. Werden diese Grunderfahrungen seines Lebens nicht dauerhaft korrigiert, führen sie in die innere Leere. Späteres Suchtverhalten kann folgen. In diesem Falle zwingt der Drogen-Gebraucher über die Wirkungskraft des Mittels symbolisch den Anderen (das Selbst-Objekt), ihn zu beruhigen, ihn zu akzeptieren. Oder »er zwingt symbolisch das idealisierte Selbst-Objekt, seine Verschmelzung mit ihm zu gewähren und ihn so an seiner magischen Stärke teilhaben zu lassen. In beiden Fällen gibt ihm die Einnahme der Droge die Selbstachtung, die er nicht besitzt. Indem er sich die Droge einverleibt, verschafft er sich das Gefühl, akzeptiert zu sein, und damit das Gefühl des Selbstvertrauens; oder er stellt die Erfahrung des Verschmolzenseins mit einer Kraftquelle her, die ihm das Gefühl gibt, stark und wertvoll zu sein. Alle diese Wirkungen der Droge laufen darauf hinaus, sein Gefühl des Lebendigseins zu verstärken, daß er in dieser Welt existiert«.[18]

Diese von Heinz Kohut beschriebenen Mechanismen lassen Grandiositätsphantasien als Selbst-Heilungsmittel verständlich erscheinen. Den individuellen Gefühlen von Omnipotenz entsprechen auf gesellschaftlicher Ebene gigantomanische Allmachtsphantasien, die als materialisierte Umsetzung in Gestalt von immer gigantischeren technischen Vorhaben daherkommen. Es ist wichtig, festzuhalten, daß Grandiosität kein primäres kindliches Gefühl ist. Das ursprüngliche Gefühl des Säuglings ist Wirksamkeit. Erst wenn dieses Selbst-Gefühl durch erfahrene zwischenmenschliche Realitäten nachhaltig gestört wird, können später Allmachtsphantasien als kompensatorische Reaktion an die Stelle der verlorenen Wirksamkeit treten. Ebenso wird eine Idealisierung von anderen Objekten erst nötig, wenn das Gefühl eigener Wirksamkeit beschädigt ist und nur noch der Andere als bewirkend erlebt wird. Über Idealisierung kann das eigene Selbst dann an dessen Macht teilhaben. Kompensatorische Grandiositätsgefühle wie Idealisierungen können aber beide erst nach dem Erwerb der Symbolisierungsfähigkeit ausgebildet werden.

Bestimmte Suchtmittel rufen starke Omnipotenzgefühle hervor. Die Wirkungen von Ecstasy werden jedoch als geradezu ideal erlebt. Das Gefühl den anderen erreichen zu können, von ihm akzeptiert zu werden, gemeinsames Erle-

18 Heinz Kohut, zitiert nach J. vom Scheidt: Der falsche Weg zum Selbst-Studien zur Drogenkarriere, München 1976, S. 10 , von Kohut stammt auch der Begriff »Größen-Selbst«, siehe dazu: Heinz Kohut: Narzißmus. Eine Theorie der psychoanalytischen Behandlung narzißtischer Persönlichkeitsstörungen, Frankfurt 1973

ben mit ihm teilen und in dieser Welt »richtig« existieren zu können, wird von der Droge perfekt bedient. Das »Größen-Selbst« wird genährt, und Selbst-Gefühle von Wirksamkeit stellen sich wieder ein. Selbst-Haß und gegen das eigene Selbst gewendete Aggressionen lösen sich in harmonischen Urgefühlen auf. In spirituell-mystischem Erleben wird gelegentlich die Verbindung mit transpersonalen kosmischen Kraftquellen erfahren. Zusätzliche szenetypische Begleiterscheinungen der Techno-Kultur, die alle Sinne stimulieren, verstärken noch dieses Drogenerleben. Große Rave-Veranstaltungen oder gar die jährlich stattfindenden gigantischen Paraden feiern die eigene Existenz und verleihen enorme Gefühle von verbindender Kraft und Größe.

Ansatzweise ist dies auch für Menschen nachvollziehbar, die keine Drogen zur Veränderung ihrer Gefühlswelt nehmen. Wer sich je in einen mächtigen Demonstrationszug eingereiht oder die Menschen darin aufmerksam beobachtet hat, kann ungefähr ermessen, wie sehr sich das Selbst in Verbindung mit vielen Anderen weiten und welcher Zuwachs an Macht dadurch erlebt werden kann. Solche Überhöhungsgefühle können in anderen Zusammenhängen leider auch zielgerichtet gesteuert und mißbraucht werden. Totalitäre Systeme bedienen sich sehr subtil der entsprechenden Mechanismen.

Auf Grund der charakteristischen harmonisierenden Wirkungen von Ecstasy sowie des gemeinsamen Zieles und des gemeinsam geteilten Erlebens versteht sich die Techno-Szene folgerichtig als eine einzige große Familie. Sie lebt aggressionsfrei »love, peace & unity«. In der Realität wird diese selbstgewählte Ideologie allerdings schnell brüchig. Zu schnellebig vollziehen sich Veränderungen in der Szene, die manche nach immer neuer Exklusivität suchen lassen, um ihre Techno-Gemeinde als Zufluchtsort vor dem Verfall zu bewahren. Die Raving-Society befriedigt das angeborene Grundbedürfnis nach psychischer Zugehörigkeit zu einer Gruppe oder Gemeinschaft. Das »Ich« kann im »Wir« aufgehen, ohne sich darin fusionsartig zu verlieren. Für die Zugehörigen gibt es in der Techno-Szene eine große innere Akzeptanz. Alle dürfen sein, jedem wird gestattet, seinen Freiraum zu bewahren. Gleichzeitig steigert Ecstasy als »Schlüssel nach innen« die Selbst-Akzeptanz. Schranken, Hemmungen und gegen das eigene Selbst gerichtete Aggressionen fallen; und »es ist dann wirklich so ein Gefühl, wie du eigentlich gerne wärst. Du kannst dich so benehmen, wie du sein möchtest«, wie in »Rave New World« betont wird. Auch der Therapieforscher Juray Styk weist in »Rave New World« auf die gesteigerte »Fähigkeit zur Selbstakzeptanz« durch Ecstasy hin: »Ich muß keine Fassade aufsetzen, ich muß nicht etwas vorspielen, das ist das, was in mir ist. Diese Fähigkeit ist mit Hilfe von MDMA einem bewußt«. Die tiefe Sehnsucht nach der eigenen »Richtigkeit« erfährt hier positiv erlebte Nahrung: »Das Überraschende an allem war: Ich fühlte mich genau so, wie ich mich eigentlich fühlen möchte: Das bin ich. Oder: So wäre ich eigentlich. Ich fühlte mich als Mensch: So ist das Leben. Oder: So müßte es eigentlich sein. Es war nichts Fremdes, nichts, das von außen kam, sondern von innen, und es fühlte sich echt an«.[19] Es klingt, als wären plötzlich alle in dem Gefühl: »So müßte es eigentlich sein« verschmolzenen Kontinuum-Kräfte wieder in Bewegung, um das »wahre Selbst« in seine angeborenen Rechte einzusetzen. Dabei katapultiert Ecstasy nicht in die tiefen Urgefühle zurück, sondern führt seine Gebraucher meistens sanft an frühe regressive Gefühle heran.

Die Wirkungen von Ecstasy gehen noch weiter: Im Techno-Rausch findet zusätzlich eine Bereicherung des gesamten sinnlichen Erlebens statt. Die Party ist ein Gesamtkunstwerk aus zu hörender wie sensorisch-organismisch zu spürender Musik, aus Rhythmus, Licht, Menschen und Rauschmittel. Dieses Gesamtkunstwerk läßt über die Stimulation aller Sinne

19 Walder/Amendt, a.a.O., S.12

wieder eine Ahnung von der Ganzheit des sinnlichen Erlebens entstehen. Die intensiv empfundene Nähe zu vielen Anderen, die rhythmischen Gefühle beim ekstatischen Tanzen, die Intensität von Licht, Farben und Laser-Spielen kreieren ein Gesamterleben, das die Sinne berauscht. Dieser Rausch macht schnell maßlos und süchtig. Die Realität der »alltägliche(n) Lebenswelt kann gegenüber der Rave-Inszenierung einfach nicht mithalten«.[20]

Ecstasy und entsprechend abgestimmte synthetische Drogen steigern das sinnliche Erleben. Darüber hinaus berühren sie zweifelsfrei ganz frühe regressive Ebenen von primären Urgefühlen und Sehnsüchten nach dem Anderen und der »Richtigkeit« in Kontakt mit dem Anderen. Diese Ebenen liegen in präverbalen kindlichen Erlebnis- und Entwicklungsstadien, in denen die Gemeinschaft mit dem Anderen noch nicht sprachlich vermittelt, sondern ganz gefühlsmäßig geteilt wird. In diesen Wirkungen von Ecstasy ist sein enormes psychisches Suchtpotential begründet, zumal noch eine weitere »Stärke« diese Mittels hinzukommt: Parallel zu allen tiefgreifenden leiblich-seelischen Wirkungen bleibt die »erwachsenere« Fähigkeit zur Selbst-Reflexion unter dem Einfluß von Ecstasy weitgehend erhalten.

Totaler Kontakt wird möglich – Ecstasy als »Liebesdroge«

In den Anfangszeiten eilte Ecstasy der Ruf voraus, eine »Liebesdroge« zu sein. In der Tat ist Ecstasy eine überaus starke »Liebesdroge«. Aber viele Erstgebraucher, die sich ein sexuell

20 Patrick Walder: Love, Peace & Ecstasy – Technokultur und Drogenkonsum. Die Raving-Society als Konsumgemeinschaft zwischen Trance, Kommerz und Absturz. In: Büro für Suchtprävention (Hrsg.): Ecstasy: Prävention des Mißbrauchs, Neuland 1995, S.35

stimulierendes Aphrodisiakum erwartet hatten, saßen einem Irrtum auf. Esctasy wirkt als »Liebesdroge« nicht auf das sexuelle Verlangen oder gar die sexuelle Potenz. Ecstasy funktioniert ganz anders: Es »nimmt die Angst, und so entsteht Liebe«[21] – aber keine sexuelle Liebe, sondern Liebe im Sinne zwischenmenschlicher Berührung. Dennoch besteht um Ecstasy als »Liebesdroge« in und außerhalb der Szene weiterhin Verwirrung. Diese klärt sich jedoch, wenn klarer wird, was die Droge genau bewirkt.

Tatsächlich kommt es unter Einfluß von Ecstasy eher selten zu sexuellem Austausch. Es findet unter den Konsumenten zwar viel Körperkontakt statt, und die Berührungen sind nicht völlig frei von erotisch getönten Gefühlen, doch der Begegnungshunger liegt in tieferen Schichten der Persönlichkeit. Diese sind von genitaler Sexualität noch weit entfernt: »Ich spürte ihren Körper, ... Ihre Nähe war so deutlich, daß sie mich zeitweise fast überwältigte ... Manchmal waren wir nahe dran zu schmusen, aber die Vorstellung, miteinander Sex zu haben, blieb doch weit entfernt«.[22] Die gewünschte Nähe ist keine sexuelle Nähe, sondern eine vorgenitale, ruhige Nähe in sicherem Körperkontakt. Auf deren Grundlage entwickeln sich Bindungs- und Beziehungsfähigkeit.

Die gewohnte Rollenverteilung zwischen Frau und Mann wird durch Ecstasy aufgehoben: »Genau das ist der Punkt: Normalerweise läuft der zwischengeschlechtliche Kontakt auf sexueller Ebene. Durch Ecstasy wird der Kontakt frei davon. Männer stehen dann nicht mehr unter dem Zwang, Frauen ins Bett ziehen zu müssen, und die Frauen brauchen nicht ständig davor zurückzuweichen. Zärtlichkeiten können ausgetauscht werden und Körperlichkeit kann auf einer neuen Ebene praktiziert werden: Körper können sich annähern, ohne die sonst ständig präsente sexuelle Ausrichtung«.[23]

21 Saunders, a.a.O., S. 350
22 Walder/Amendt, a.a.O., S.12
23 Aus einem Interview mit einer Studentin der Politikwissenschaft, die die

Dies ist ein weiteres Indiz dafür, daß Ecstasy sanft an tiefe, primäre Urgefühle heranführt und an frühe, regressive Bedürfnisse rührt. Die primären Kontakt- und Berührungswünsche werden unterstützt durch eine Wirkung von Ecstasy auf der körperlichen Ebene. MDMA steigert die Berührungsempfindlichkeit und führt zu einer außergewöhnlichen Sensibilisierung der Haut, unserem wichtigsten Berührungsorgan. Die Droge lädt zudem insgesamt sinnlich auf: »Als wir nackt nebeneinander lagen, vor Sinnlichkeit geradezu geladen, spürte ich kein ›Verlangen‹. Sex war nicht im Mittelpunkt wie üblicherweise. Totaler Kontakt schien jederzeit möglich«.[24]

Im totalen seelischen Kontakt besteht die eigentliche Liebeswirkung von Ecstasy. Damit sind wir wieder bei seiner Funktion als »Herzensöffner«. Tauchen trotzdem Gedanken an körperliche Liebe auf, werden sie eher als unstimmig erlebt. Sie entspringen dem sexualisierten »falschen Selbst«, wie der folgende Erfahrungsbericht eines erwachsenen Ecstasy-Gebrauchers unterstreicht: »Ich hatte nie irgendwelche Lust auf sexuelle Annäherung, während ich auf MDMA war, auch nicht, wenn ich mit jemandem rumschmuste, der mir sehr nahe war: Sex schien mir völlig unangebracht, eher eine Reaktion meines Egos als meines wahren Ichs«.[25]

Dieser Konsument hat sehr treffend einen Mechanismus erfaßt, dem viele Menschen erliegen, die sich ihrer wahren Gefühle nicht sicher sind. Totale Nähewünsche werden häufig sexuell mißverstanden, so daß es zu einer schwer entwirrbaren Vermischung von Bedürfnissen kommt. Können sich diese Bedürfnisse unter dem Einfluß von Ecstasy klären, hat das einen entwicklungsfördernden Effekt und der Genuß am eigenen Selbst wird vertieft. Die schwer entwirrbare Vermischung

Rolle der Geschlechter in der Techno-Szene erforscht, enthalten in: Jürgen Neumeyer/Henning Schmidt-Semisch (Hrsg.): Ecstasy-Design für die Seele?, Freiburg 1997, S.72
24 Saunders, a.a.O., S.347f.
25 Saunders, a.a.O., S.335

von Bedürfnissen ist auch eine Erklärung, warum es unter dem Einfluß von Ecstasy gelegentlich doch zu sexuellen Begegnungen kommt. Dabei werden dann leider nicht immer die safer-sex-Regeln berücksichtigt. Aber auch dies läßt sich leicht erklären: Da die von Ecstasy angesprochenen Bedürfnisse in tiefen frühkindlichen Schichten der Persönlichkeit liegen, sind die Konsumenten innerlich weit entfernt von einem verantwortlich handelnden Erwachsenen-Selbst. Sie fühlen sich demzufolge für ihr Handeln noch gar nicht wirklich selbst-verantwortlich.

Die Ebene der Verantwortlichkeit hat noch ein zweites Gesicht. Bei der Rollenverteilung zwischen den Geschlechtern in der Techno-Szene läßt sich verstärkt ein besonderer Trend beobachten: »Es gibt ein neues Differenzmodell in der Partyszene, was die Differenz von Frauen zu den heterosexuellen Männern als auch besonders zu den homosexuellen Männern betrifft. Frauen und Schwule erleben sich zunehmend als ›frei ab von allem‹, einem androgynen Ideal entsprechend, zweigeschlechtlich; ›man wird nicht mehr festgelegt‹«.[26] Schwule Männer sind für Frauen von Natur aus unbedrohlich. Sich aber als »frei ab von allem« und nicht mehr »festgelegt« zu empfinden, kann bedeuten, die eigene geschlechtliche Identität nicht annehmen zu wollen. Das Spiel in der Szene mit »Girlie-«, »Lolita-« und »Barbie-Look« auf der weiblichen Seite und mit dem »schönen Jüngling« auf der männlichen Seite nährt den Eindruck, daß beide Geschlechter am liebsten im vorgeschlechtlichen Entwicklungsstadium verharren möchten. Darin können sie sich sicher bewegen. Es entlastet von der schwierigen Aufgabe herauszufinden, was weibliche und männliche Identität eigentlich beinhaltet. Man kann sich auf einer frühen Berührungsebene sehr nahe kommen, ist aber als »Frau« oder »Mann« noch kein sexuelles Wesen auf der genitalen Ebene.

26 Neumeyer/Schmidt-Semisch, a.a.O., S. 71

Kommt es unter dem Einfluß von Ecstasy trotzdem auch zu sexuellen Begegnungen oder gar Übergriffen, sind meistens andere Ego-Drogen mit im Spiel. Reine entaktogene oder empathische Drogen machen normalerweise nicht an. Insofern können sich auch junge Frauen in der Szene viel sicherer bewegen, als in anderen gesellschaftlichen Bereichen. Wie gesehen wecken die Drogen aber tiefe Liebes- und Harmoniebedürfnisse mit Berührungswünschen. Da diese Wünsche dem vorgenitalen Stadium entstammen, fallen auch viele gewohnte Berührungsschranken weg. Insbesondere verflüchtigen sich die Ängste von Jungen und jungen Männern, die sich plötzlich wieder berühren und umarmen können, ohne von homoerotischen Befürchtungen gehemmt zu werden. Solche Erfahrungen können nach einem Ausstieg aus Ecstasy relativ problemlos in einen drogenfreien Alltag hinübergerettet werden.

Abtanzen bis die Seele fliegt – Ecstasy als vitalisierende »Körperdroge«

Am Beispiel unserer primären Bedürfnisse haben wir gesehen, wie die spezifischen Wirkungsweisen der synthetischen »Glücks«bringer die tiefen Schichten unserer Urgefühle berühren. Ecstasy spricht aber noch mit einer weiteren Wirkungsweise tiefere Selbst-Empfindungen an als andere Suchtmittel. Über die Erhöhung der Berührungsempfindlichkeit und über den Tanz wirkt es tief ins Körper-Selbst hinein. Bei keinem anderen Rauschmittel ist die dazugehörige Szene so sehr mit Berührung und Tanz verbunden wie bei Ecstasy. Auch hier hält die Techno-Szene unserer Gesellschaft wieder den Spiegel der Entfremdung vor.

Die Gesellschaft der Raver ist untrennbar mit Tanz verbunden. Raver tanzen, tanzen, tanzen … und leben auf diese Weise ihre narzißtische Lust am eigenen Körper aus. Seit Menschengedenken ist Tanz in seiner ursprünglichen Form auch mit mystischem und spirituellem Erleben verbunden. Bei stammesgeschichlichen Ritualen versenken sich die Tänzer in Trance und Ekstase. Die Techno-Szene lebt ein scheinbar unstillbares Bedürfnis nach beidem; und sie ist quasi dazu verurteilt, beides maßlos und süchtig zu leben, weil unsere Kultur für mystisches Geschehen und Spiritualität, für Trance und Ekstase keine anderen Räume mehr bietet. Ecstasy-Gebraucher suchen intensiv mystische Erlebnisse sowie Berauschung durch Abtanzen, bis zum völligen Abheben. Alle zusammen wollen sie »voll ins Jenseits raven«, wie es in »Rave New World« heißt. Das »Erleben auf dem Dance-Floor« gestaltet sich auf diese Weise unbeschreiblich sinnenhaft, und genau das macht eine weitere Faszination von Ecstasy aus – »ist diese Sphäre doch der Rationalität, die unsere Welt, auch unsere Innenwelt, so sehr kontrolliert, nicht zugänglich. Aufgewachsen am Computer ist bei vielen auch das eigene Körperbild eher das einer programmierbaren Maschine, die nur entsprechend gefüttert zu werden braucht, um dann alle Verheißungen des am Jugendkult orientierten Marktsystems zu erlangen«.[27] Gleichzeitig paradox wie konsequent ist dabei, daß auch die Techno-Musik vor allem eine Musik programmierbarer Computer ist. Sie ist ebenso vollsynthetisch wie die Droge selbst, auch wenn die Klangteppiche und musikalischen Klimas noch von durchaus kreativen DJ's gelegt werden.

Den Wunsch der Raver »nach Selbstversenkung in der Trance, abtanzen, bis die Seele fliegt«[28] kann man – auch wenn die Welt der Raver vollsynthetisch und unecht ist – durchaus progressiv interpretieren. Ihr Tanz steht als Symbol für die pure Lust am Leben und an der lustvollen Bewegung des Körpers. Dabei bringen die Raver vor allem eine narzißtisch-selbstbezo-

---

27 Reiner Domes: Ravekultur und Drogenprävention. Selbstorganisation, Ekstasekonzepte und die Praxis von Drogenprävention als Ansatz von Peer-group-education in den Projekten von Eve & Rave Berlin. In: Büro für Suchtprävention (Hrsg.): Ecstasy: Prävention des Mißbrauchs, Neuland 1995, S. 41
28 Domes, a.a.O., S.41

gene wie erotische Komponente ins Bewußtsein zurück. Nar-
zißtisch-selbstverliebt und vollsynthetisch ist auch das gesamte Styling und Outfit der Szene. Körperbetonung und Kör-
perausdruck sind lustvoll bis erotisch getönt, aber nicht
sexualisiert. Jeder inszeniert sich selbst, und jeder genießt diese Inszenierung. Der Tanz ist das lebendige Element, wobei die
Bewegungen vieler Raver sehr einheitlich wirken. Sie erinnern
an archaische Tänze naturverbundener Völker. In deren rituellen Tänzen ist ebenfalls viel Gleichklang. Gleichklang bedeutet gleicher Rhythmus. Erinnern wir uns wieder: Säuglinge
haben ein angeborenes Verlangen nach rhythmisch stimmigen Angleichungsprozessen im Duett mit dem Anderen. Dieses Verlangen ist als Urbedürfnis überaus stark. Rhythmische
Urformen des Tanzes entsprechen auf einer anderen Ebene genau solchen Angleichungen. Und sie erfüllen ihren Zweck:
Die Selbst-Versenkung in gemeinsamer Trance, das Teilen innerer Zustände. Im gemeinsamen Rhythmus der Raver finden
wir dies wieder. Sie tanzen den Gleichklang und fühlen sich
darin aufgehoben: »Ich fühlte mich einfach wohl und aufgehoben zwischen all den Tanzenden, war nun nicht mehr ein
einzelner, der sich im Ganzen verliert, sondern mit allen zusammen verbunden, gemeinsam … Plötzlich sah ich einzelne
Gesichter, die mir entgegenstrahlten. Ich fing Blicke auf und
erwiderte sie, man erkannte einander mit einem Lächeln, kur-
ze Augenkontakte signalisierten Einverständnis. Jede Müdigkeit war wie weggeblasen, ich tanzte leicht zwischen den anderen, wurde angestrahlt und strahlte zurück«.[29] Der
spiegelnde Glanz in den Augen des Anderen ist die höchste
Bestätigung des eigenen Selbst und seiner »Richtigkeit«. Die
Raver sind so im Tanz alle leiblich-seelisch aufeinander abgestimmt.

Niemand muß dabei außen vor bleiben, denn in der
Techno-Szene können erstmals wirklich alle tanzen. In diesem

29 Walder/Amendt, a.a.O, S.16

Sinne wird Ecstasy als echte Befreiung erlebt. Scheue, zurück-
gezogene, ängstliche oder depressiv verstimmte Menschen sowie Menschen mit wenig Bezug zum eigenen Körper trauen
sich häufig nicht zu tanzen. Jeder, der einmal eine Discothek
betreten hat, kennt folgende Szene: Um die Tanzfläche ver-
sammeln sich immer mehr Zuschauer und »Spanner«, die
selbst nicht tanzen, weil sie aus unterschiedlichen Gründen
gehemmt sind. Aber sie kommentieren fleißig die Bewegungen und Tanzstile der anderen, für die es auf der Tanzfläche
immer enger wird. Mit Ecstasy ist es total anders. Die Droge
nimmt die Hemmungen. Musik und Rhythmus fahren unwillkürlich in den Körper: »Es war nicht so, daß ich zur Musik
tanzte – die Musik tanzte mich. Sie ging durch mich hindurch, das Herz schien in ihrem Rhythmus zu schlagen, mein
Atem folgte dem Baß, die Arme und Beine fühlten sich leicht
an, sie bewegten sich von selbst und so frei, daß ich selber
überrascht war. Ich war in der Musik, tanzte auf den Noten,
konnte die Töne mit meinen Bewegungen selber erzeugen
und setzen«.[30] Jeder ist bei sich und trotzdem mit den Anderen. Aber niemand beobachtet, bewertet, kommentiert den
Tanzstil des Anderen. Jeder bewegt sich, wie es ihm in den
Sinn kommt, wie sein Körper es möchte. Letztlich gleichen
sich die Raver in ihren rhythmischen Bewegungen aber fast
alle archaisch an. An den Parties darf auch jeder aussehen, wie
er möchte, anziehen, was ihm gefällt, tun und lassen, wonach
ihm ist. Ecstasy befreit von der Tyrannei des Sich-Beobachtet-
Fühlens. Dies wird von seinen Gebrauchern als wirklich befreiend erlebt.

> Ecstasy wirkt tief in leiblich-seelische Vorgänge hinein. In
> der Reihenfolge der Entstehung unseres Selbst wirkt es zu-
> erst auf das Körper-Selbst und erst dann auf das psychische
> Befinden: »Wenn der ganze Körper so aufgebaut ist, dann

---

30 Walder/Amendt, a.a.O., S.17

merkst du nachher auch, wie gut es eigentlich deiner Psyche geht.« Ecstasy vermittelt ein freieres, vielleicht sogar »geordneteres« Körper-Empfinden und entlastet damit von den gewohnten Zwängen. In einem als angenehm empfundenen Sinne wird das Selbst offener, die Gefühle fließen: »Du spürst den Körper viel besser, du bist befreit und hemmungslos, die Musik fließt nur noch durch dich hindurch, und es sprudelt, du sprudelst vor Beweglichkeit«.[31] Wir finden in dieser Beschreibung ein schönes Bild für das, was Stern die »Vitalitätsaffekte« genannt hat. Vitalitätsaffekte erfassen das dynamische, bewegte Geschehen und differenzieren unsere Gefühle in alle ihre erlebbaren Farben, Feinheiten und Aktivierungskonturen. Für Säuglinge sind sie ein wesentlicher Bestandteil ihrer globalen, ganzheitlichen Wahrnehmungsweise. Sie tauchen in diese »Vitalitätsgefühle« ganz und gar ein. Raver im Techno-Rausch tun es ebenso. Auf dem Dance-Floor lassen sie sich von Licht und Farben überfluten, lassen ihren gesamten Körper beschleunigen, geben sich den durch die Musik ausgelösten Wogen von Glücksgefühlen hin, versenken sich tief in die durch die Drogen freigesetzten Gefühlsqualitäten.

Der Aspekt der »Vitalitätsaffekte« ist deshalb besonders von Bedeutung, weil ich die Mehrzahl der Ecstasy-Konsumenten (nicht alle), die mir begegnet sind, als eher stark gedämpft oder depressiv einstufen würde. Bei depressiven Menschen hat man einen geringen Spiegel körpereigener Endorphine, d.h. körpereigener, opiatähnlicher »Glücksstoffe«, festgestellt. Diese meßbare Tatsache kann man aber je nach dem damit verbundenen Interesse auf zweierlei Art deuten. Zum einen kann das Fehlen körpereigener Endorphine als Verursacher der Depressionen interpretiert werden. Damit begibt man sich auf die biochemische oder neurophysiologische Erklärungsseite. Ich

31 Beide Zitate aus:»Rave New World«

selbst bevorzuge eine psychodynamische Deutung: Säuglinge haben ein angeborenes Verlangen nach Stimmigkeit von zwischenmenschlichen Austauschprozessen. Diese funktionieren nach bestimmten »Regeln«, auch wenn Kleinkinder hier individuelle Toleranzgrenzen aufweisen. Diese Regeln umfassen die Rhythmen, das Stimulierungsniveau und die wirksame Wechselseitigkeit des Austauschs. Menschen, die auf Grund nicht-stimmig abgelaufener Stimulierungs- und Abstimmungsprozesse in den frühen Phasen der Bezogenheit bereits einen Bruch dieser Regeln erfahren haben, reagieren häufig mit innerlichem Rückzug und depressiver Verstimmung. Sie produzieren »von sich aus« weniger Endorphine, weil deren Produktion nie entsprechend stimuliert wurde. Als Säugling haben diese Menschen niemals die »richtige« Anregung erfahren, um ihre volle Vitalität zu entwickeln. Insofern sind sie sparsam im Ausdruck von Vitalitätsaffekten. Dieser Dämpfungsfaktor wird durch die Wirkung von Ecstasy aufgehoben. Die Konsumenten fühlen sich insgesamt aufgebaut, beschleunigt und vitaler. Sie sprudeln plötzlich vor Beweglichkeit. Wie könnte dies anders erlebt werden als faszinierend!

Ecstasy belebt also, intensiviert das Körper-Empfinden und die leiblich-seelische Wahrnehmung von Vitalitätsaffekten. Wenn die Gebraucher auf Grund der Summe seiner geschätzten Wirkungen nicht insgesamt süchtig entgleiten, kann die Wiederaneignung der narzißtischen Lust an Bewegung und Vitalität durchaus auch zu einem besser integrierten Körper-Selbst führen. Beobachtete körperliche Nebenwirkungen von Ecstasy, wie Muskelverspannungen und Kieferkrämpfe, ließen sich dann als Körperabwehr gegen die Aufforderung der Droge zum totalen Loslassen deuten. Aber Ecstasy lockt und lockt ... Ein erfahrener Konsument bringt seine gewonnenen Erfahrungen deshalb auf den einen Punkt: »Alles, was ich tun muß, ist loslassen«.[32]

32 Saunders, a.a.O., S. 334

Im Tanzrausch fällt die Bastion der Körperabwehr, insbesondere auch bei den männlichen Ecstasy-Konsumenten, die auf Grund geschlechtsspezifischer Sozialisationserfahrungen noch weitaus mehr Gebrauch von körperlichen Abwehrmechanismen machen als Frauen. Ist die Körperabwehr aufgeweicht, stellen sich Gefühle von Leichtigkeit und lustvoller Körperlichkeit ein. Insofern kann hier die eindringliche Botschaft der Raver lauten, daß sich nicht die »Technoszene, die wie viele andere Kulturen der Welt Tanz und Ekstase miteinander verbindet« erklären soll, sondern »eher die Restgesellschaft, wie und wo ihr der Sinn für solche Lust abhanden gekommen ist«.[33]

Es kommt alles zum Vorschein – Ecstasy als private »Schlüsseldroge«

Viele Menschen, darunter auch Beobachter und Kenner der Techno-Szene, bedauern, daß die Raver Ecstasy vorwiegend auf Parties konsumieren. Sie meinen, seine wirklich »nützlichen« Wirkungen könnten sie in solchen Situationen gar nicht erfahren. Für den Schweizer Psychiater und Therapieforscher Juraj Styk ist dies schlichtweg kein »bestimmungsgemäßer« Gebrauch der Droge »MDMA«, denn normalerweise wekke MDMA eher den Wunsch nach Ruhe und innerer Be-Sinnung.

Um Mißverständnissen vorzubeugen: Ich plädiere hier für keinen »bestimmungsgemäßen« Gebrauch von Ecstasy. Ich möchte nur aufmerksam machen auf mögliche gravierende Unterschiede im Erleben. Die »bewußtseinserweiternden« Einsichten, die unter Wirkung von MDMA möglich sind, können in ruhigen Zusammenhängen besser verarbeitet und in den Alltag transformiert werden.

Manche Konsumenten von Ecstasy, die bereits in szenetypi-

---

33 Domes, a.a.O., S.41

schen Situationen intensive Erfahrungen mit der Droge gemacht haben, werden neugierig, wie Ecstasy außerhalb von Rave-Parties wirkt. Sie verfolgen vielleicht das Ziel, mit MDMA als »Schlüssel« tiefliegende Schichten im eigenen Selbst zu öffnen und dieses Erleben auch mit einem Anderen zu teilen. In »Rave New World« berichten Konsumenten über die dabei gemachten Erfahrungen: »Wenn ein Mensch dir nahesteht und du nimmst es mit dem, dann kommt wirklich alles zum Vorschein, was du dir jahrelang nicht sagen konntest, denn der andere wäre irgendwie böse geworden, du hättest Streit gekriegt, weil es ja eigentlich die Wahrheit ist, die man meistens nicht verträgt«.

Die Wirkungen von Ecstasy werden außerhalb der von der Szene vorgegebenen Situationen »ruhiger« und »echter« erlebt: »Ja, das war wirklich das Beste. Erstens war es spannend zu sehen, wie wirkt diese Droge ohne Musik. Wir spazierten auf einen Berg und haben es genommen. Dann haben wir dem Sonnenuntergang zugeschaut. Es war sehr, sehr romantisch. Du hast dich selber eigentlich noch mehr gespürt als auf der Tanzfläche. Du hast deine Energie nicht über den Körper hinausgelassen, sondern über das Gespräch«.

Vermutlich wird MDMA (und MBDB) von »Sofa- und Schlafzimmeruser(n)«[34] viel öfter in privaten Erfahrungszusammenhängen genutzt, als gemeinhin angenommen. Nach außen treten eben vorwiegend die Party-Junkies in Erscheinung.

Paare nehmen das Mittel häufiger in Dienst, um ihre Beziehung zu erforschen. So wie MDMA auf körperlicher Ebene zum »Loslassen« auffordert, so begünstigt es in solchen Situationen das seelische »Zulassen«: Es war, »als hätte ich zuvor nie jemandem richtig zugehört. Als wir im Sonnenlicht dasaßen, erzählte sie mir, wie ich dieses und jenes getan hatte und wie ich sie manchmal verletzte, während ich mit einer eigen-

---

34 Ecstasy und Techno, hrsg. von Bündnis 90/Die Grünen, Bonn und Berlin o.J., S. 4

artigen ungestörten Aufmerksamkeit zuhörte. Es gab keinerlei Ja-aber-Antworten. Ich hatte kein Bedürfnis, mich zu verteidigen. Ich hörte ihr einfach zu, und es war ziemlich klar, daß das Gesagte stimmte«. Das ganze Erlebnis war wie ein »ekstatisches Zuhören«.[35] Die öffnenden Wirkungen von Ecstasy nehmen den gewohnten sozialen Rechtfertigungsdruck. Damit werden pures »Zulassen« und neues Verstehen möglich.

Ruhige, private MDMA-Erfahrungen bestätigen noch eindrücklicher als ähnlich lautende Berichte von Erlebnissen an Rave-Parties die herausragende Bedeutung des verbindenden Blickkontakts: »Ich spürte, daß unsere Haut, die *Augen* und *Herzen* sich in einem Glückszustand befanden. Unsere Blicke verschmolzen geradezu. Schaute ich in seine Augen, und dies tat ich nach Herzenslust, empfand ich eine wahnsinnige Zärtlichkeit – ›als schaute eine Mutter ihr geliebtes Kind an‹«.[36] Solche Erfahrungen sind zwischenmenschliche Bezogenheit pur.

Der Blick erfaßt nicht nur ein visuelles Bild, sondern auch die innere Befindlichkeit des anderen Menschen. Er geht durch die Augen direkt ins Herz des Gegenüber. Wie meinte schon »Der kleine Prinz«: »Man sieht nur mit dem Herzen gut. Das Wesentliche ist für die Augen unsichtbar«.

Es besteht kein Zweifel daran, daß Ecstasy tiefe Einblicke in sonst verschlossene Bereiche des eigenen Selbst ermöglicht. Wer Türen und Fenster öffnet und hinschaut, was dahinter ist, muß das Gesehene aber auch bewußt in das Selbst oder in eine bestehende Beziehung integrieren. Im privaten Raum geschieht dies nicht von allein. Wo das Geschaute aber innerlich unverarbeitet bleibt, kann sich das gesamte Erleben im nachhinein ins Negative verkehren. Ängste intensivieren sich, oder depressive Verstimmung breitet sich aus. Im Extremfall entstehen sogar Depersonalisationserscheinungen, d.h. die Menschen sind sich ihrer Identität nicht mehr sicher.

---

35 Saunders, a.a.O., S. 347
36 Saunders, a.a.O., S. 344

Die Grenzen können unscharf werden und die Menschen verwirren. Sie wissen dann nicht mehr, bin *ich* das, der das alles erlebt, oder ist es die Droge, die mein Erleben willkürlich manipuliert?

> Im privaten Raum zu Selbst-Erfahrungszwecken mit MDMA zu experimentieren, kann tiefe persönlichkeitsverändernde Auswirkungen haben, ist aber nicht frei von Risiko. Ecstasy-Konsumenten, die die Droge zu solchen Zwecken einsetzen, scheinen mir jedoch insgesamt weniger gefährdet, süchtig zu entgleiten, als maßlos konsumierende »Party-Junkies«.

Es klärt sich alles –
Ecstasy als »Droge der Analyse« und
therapeutisches Hilfsmittel

Ecstasy bzw. MDMA wird in der Techno-Bewegung natürlich nicht als Therapeutikum eingesetzt, selbst wenn es als »Herzensöffner« oder »Schlüssel ins Innere« erlebt wird. Als therapeutisches Hilfsmittel kann es nur in psychotherapeutischer Behandlung eingesetzt werden. Aber auch dies ist mittlerweile nur noch in der »Illegalität« möglich. Selbst begrenzte, wissenschaftliche Versuche werden zur Zeit nicht mehr behördlich genehmigt. Der Vollständigkeit halber möchte ich jedoch auf die prinzipielle therapeutische Nutzbarkeit von MDMA eingehen.

Im Kapitel zur Geschichte von Ecstasy werden wir sehen, daß es als »Penicillin für die Seele« bezeichnet wurde. Seine Muttersubstanz MDA hat Claudio Naranjo die »Droge der Analyse« genannt,[37] weil sie die beständigsten persönlich-

---

37 Siehe Naranjo, C.: Die Reise zum Ich-Psychotherapie mit heilenden Drogen, Frankfurt 1979, vgl. zum Thema weiter: Stanislav Grof: Topographie des Unbewußten sowie Stefan Trebes/Thomas Saum-Aldehoff: Ecstasy. Psychotherapie mit einer Modedroge?, in: Psychologie Heute, August 1994, S. 56–61

keitsverändernden Wirkungen erziele. Das gleiche Mittel hat Alexander Shulgin, der Wiederentdecker von MDMA, wie folgt charakterisiert: Es verursacht bei geschlossenen Augen eindrucksvolle »Halluzinationen ... Durchgängig tauchen vergangene Ereignisse, oft Kindheitserinnerungen wieder auf – ein Wiedererleben früherer Zeiten, das, soweit sich dies dokumentieren läßt, recht präzise zu sein scheint«. Dementsprechend blickt ein Konsument, der mit dieser Substanz Erfahrungen sammelte, zehn Jahre später zurück: »Die Droge läßt alle deine Neurosen verschwinden. Sie nimmt die Angst, auf andere zu reagieren. Es gibt ein überwältigendes Gefühl von Frieden, du bist im Frieden mit der Welt. Du fühlst dich offen, klar, sanft. Ich kann mir nicht vorstellen, daß unter diesem Einfluß irgend jemand zornig, selbstsüchtig oder abwehrend ist. Du erhältst viele Einblicke in dein Innerstes, echte Einsichten, die du festhälst, auch wenn das Experiment vorüber ist«.[38]

In der Tat gibt es viele Berichte über Versuche mit drogenbegleiteter Psychotherapie. Man nennt diese Form der Therapie »psycholytische Therapie«. Sie geht unter anderem auf den deutschen Arzt Hanscarl Leuner zurück. Psycholytische Therapien, wie sie von Grof mit LSD und Juraj Styk mit MDMA durchgeführt wurden, legen zweifelsfrei verdrängte, verschüttete oder erfrorene Gefühle frei. Besonders die entaktogenen und empathischen Wirkungen von MDMA öffnen das Herz und tragen Mauern ab. Sein Vorteil gegenüber LSD ist, daß die Gebraucher ihre volle intellektuelle Reflexionsfähigkeit bewahren – auch in Zuständen tiefster Regression in die lebensgeschichtlich früheste Kindheit. Die Bewahrung der Reflexionsfähigkeit trotz tiefster Regression kann man auch häufig in der körpertherapeutischen Arbeit beobachten. Das erwach-

---

38 Beide Berichte zitiert nach Erik Fromberg: Die Pharmakologie und Toxikologie von MDMA, in: Neumeyer/Schmidt-Semisch (Hrsg.), a.a.O., S. 155 und 156

sene Ich bleibt ansprechbar, obwohl Menschen in früheste Phasen ihrer Lebensgeschichte eintauchen.

Das Körper-Selbst wird unter Einfluß von »Psychodrogen« besser wahrgenommen, psychische Abwehrmechanismen werden bis zum Empfinden eines Zustandes von Offenheit abgemildert und die Beziehungen zu anderen Menschen wirken befreit. Das gesamte Erleben ist während und nach einer psycholytischen Therapiesitzung therapeutisch gut zu bearbeiten. Die stimmigere Integration der verschiedenen Selbst-Erfahrungsbereiche sowie die Weiterentwicklung blockierter affektmotorischer Schemata heilen die Defekte im Selbst. Insofern kann MDMA unter kontrollierten Bedingungen eine das Selbst aufbauende Wirkung haben.

In der Regel verlaufen die Prozesse mit MDMA sanft, während es bei LSD leichter zu erschütternden, schwer integrierbaren Erlebnissen kommen kann. Veränderungen in der psycholytischen Therapie vollziehen sich nicht von alleine und sind nicht frei von seelischem Schmerz. Sie sind auch keine beschleunigte »Turbo-Therapie«. Sie bedeuten Arbeit für den erfahrenen Therapeuten und denjenigen, der sich entschlossen hat, MDMA zur Persönlichkeitsentwicklung in Dienst zu nehmen. Wenn andere therapeutische Verfahren an die Grenzen ihrer Wirksamkeit gelangen, sollte der kontrollierte Einsatz hochwirksamer psychotherapeutischer Hilfsmittel in die Entscheidungsfreiheit von erfahrenem Therapeut und Patient gestellt sein. Ansonsten sind beide gezwungen, sich in die Illegalität zu begeben, wenn sie sich für psycholytische Therapie entschieden haben.

Als therapeutisches Hilfsmittel könnte Ecstasy unter bestimmten Umständen sogar noch in einem anderen Zusammenhang von Interesse sein. Ein älterer Heroin-Konsument berichtet Interessantes über seine erstaunlichen Erfahrungen mit der Droge. Vorher hatte er fast 30 Jahre periodischen Mißbrauch von Opiaten betrieben. Opiate waren für ihn ein »Fluch« seines Lebens. Nach einer Entgiftung probierte er

Ecstasy: »Seit meiner ersten Erfahrung sind nun sechs Wochen vergangen. Mein Verlangen nach Opiaten ist eindeutig zurückgegangen, obwohl noch nicht ganz verschwunden. Mein Alkohol- und Drogenkonsum hat sich deutlich reduziert ... Ecstasy ... gefiel mir äußerst gut, und ich entdeckte das Tanzen wieder«. An einen Freund schrieb er: »E war das außergewöhnlichste *therapeutische*, erbaulichste, produktivste und kommunikativste Erlebnis«. Es blieb für ihn auch nicht ohne verändernde Dauerwirkung: »Vieles aus der Vergangenheit kam wieder hervor und klärte sich in einem *nicht intellektuellen* Sinn und hatte sechs Wochen später endgültig einen *dauernden* Wert und *bleibende Wirkung* angenommen«.[39]

Ecstasy ist mittlerweile aus der Techno-Szene auch in die Heroin-Szene eingewandert. Umgekehrt wird Heroin in Form von »Folienrauchen« – es wird dabei verdampft und inhaliert – vereinzelt auch von Ecstasy-Usern zum »Runterkommen« benutzt. Es gibt allerdings noch wenig aussagefähiges Material darüber, wie Ecstasy auf Junkies wirkt. Junkies, die sich gefühlsmäßig »zu« machen wollen, werden dies weiterhin tun und die öffnenden Wirkungen von MDMA nicht schätzen.

Dennoch könnte der oben zitierte Erfahrungsbericht des langjährigen Heroin-Konsumenten Anlaß zum Nachdenken sein. Wäre es gar zu ketzerisch, an einen kontrollierten therapeutischen Versuch zu denken, bei dem Junkies statt körperlich hochgradig abhängig machender Ersatzdrogen wie »Methadon« ein Mittel wie MDMA angeboten wird, das nicht zu weiterer körperlicher Abhängigkeit führt? Ich sehe dies rein pragmatisch: Das reale Elend der Heroin-Szene ist groß genug, um in einem begrenzten Versuch mit eventuell interessierten Junkies Erfahrungen mit MDMA als Ersatzdroge zu wagen.

Ebenso kann man daran denken, MDMA eventuell als »Schmerz-« oder »Entspannungsmittel« bei unheilbaren

---

39 Saunders, a.a.O., S.340f., Hervorhebungen vom Autor

Schmerzpatienten zu erproben. Dies würde aber von den entsprechenden Genehmigungsbehörden zuerst einen Perspektivenwechsel verlangen. Sie müßten in der Lage sein anzuerkennen, daß ein Mittel wie MDMA tatsächlich therapeutisch nutzbare Effekte haben kann. Bisher darf dies jedoch – zumindest offiziell – nicht so gesehen werden.

Der »kosmische Orgasmus« – Ecstasy als »Droge spiritueller Erkenntnis«

Besonders LSD-Konsumenten berichten über transpersonale spirituelle und mystische Erfahrungen, die sie wie einen »kosmischen Orgasmus« erlebt haben.

Die transpersonale Verschmelzung mit der Schöpfung, die tiefe Erkenntnis der Wahrheit hinter den Dingen sind subjektive Erlebnisse, die aber nicht nur LSD-Gebraucher beschreiben. Auch viele Ecstasy-Konsumenten suchen das mystische und spirituelle Erleben. Dabei tauchen Gefühle auf, als würde die Welt hinter all ihren vielfältigen Erscheinungen »realer«. Die Verbindungen zwischen Materie, Geist und Schöpfung werden erfahrbar, wodurch MDMA den Wunsch nach spiritueller Erkenntnis bedient. Möglicherweise werden so »Erfahrungen« im Sinne des Kontinuums zugänglich. Letzteres ist zugegebenermaßen eine spekulative Annahme, wäre aber zumindest eine mögliche Erklärung für viele Grenzerfahrungen (»peak-experiences«), die sich verstandesmäßigem Erfassen entziehen.

Da ich diese mögliche Wirkung jedoch nicht für die entscheidende des Mittels halte, beschränke ich mich darauf, einen Erfahrungsbericht wiederzugeben. Ein englischer Manager begann unter dem Einfluß von Ecstasy »plötzlich, die Wahrheit hinter den großen Religionen zu verstehen. All die Weissagungen der großen spirituellen Lehrer wurden nun lebendig. Ich dachte, ich hätte sie früher verstanden, doch nun war mein Verständnis tiefer durch die Erfahrung dieses Bewußtseinszustandes. Sie sprachen von diesem Zustand jenseits von Angst, jenseits von Urteil, losgelöst von materiellen Dingen. Ein Zustand inneren Friedens, von Anerkennung und Liebe«, von universeller »Richtigkeit« könnte man hinzufügen.[40]

Es ist unerheblich, ob solche Erkenntnisse objektiv einer wie auch immer gearteten Wahrheit oder Realität entsprechen. Subjektiv erlebt, bedienen sie die unbeantwortete Frage nach dem Sinn allen Da-Seins.

Ecstasy – der »doppelte Betrug«

> Die bisher beschriebenen Gesichter von Ecstasy sind die faszinierenden Wirkungen, die es für die Gebraucher so attraktiv machen. Die entaktogenen Wirkungen auf das Kern-Selbst, die empathischen Wirkungen auf das intersubjektive Selbst und die vitalisierende Wirkung auf das Körper-Selbst machen das enorme psychische Abhängigkeitspotential der Droge aus.

Menschen, die immer noch glauben, mit Abschreckung wäre etwas zu gewinnen, würden diese faszinierenden Seiten von Ecstasy am liebsten ausblenden. Doch selbst wer dem Gebrauch von Drogen kritisch gegenübersteht oder ihn deutlich ablehnt, kann diese Wirkungen von Ecstasy nicht wegdiskutieren. Sie zu verschweigen wäre unredlich und unklug zugleich, da es einen entscheidenden Verlust an Glaubwürdigkeit nach sich zöge. Die potentiellen wie tatsächlichen Konsumenten von Ecstasy wollen nicht belogen werden; und je besser man diese faszinierenden Seiten von Ecstasy kennt, desto eher kann es gelingen, im präventiven, beratenden oder

40 Saunders, a.a.O. S.335

therapeutischen Kontext einen Zugangsweg zu dieser Welt zu finden. Ecstasy-Konsumenten sind vermutlich auch deshalb schwierig von der traditionellen »Drogenberatung« zu erreichen, weil sie sich von vielen Beratern schlichtweg nicht verstanden fühlen.

Negativerfahrungen mit der Droge sind für fast alle Gebraucher vorprogrammiert. In gleicher Intensität wie die schönen Wirkungen von Ecstasy erlebt werden, können umgekehrt auch erschreckende, verstörende und häßliche Erfahrungen gemacht werden. Ecstasy hat die Eigenschaft, die momentane Befindlichkeit des Gebrauchers bis in tiefe Schichten hinein zu verstärken. Beeinflußt wird die Richtung der Wirkung außerdem von der inneren Erwartungshaltung des Konsumenten. Diese Grundvoraussetzungen werden als »Set« bezeichnet. Das »Setting« meint die äußeren Umstände, unter denen die Droge genommen wird. Auch diese prägen ganz entscheidend die Wirkung, wie wir im Kapitel über Ecstasy als »Schlüsseldroge« gesehen haben.

Ein »bestimmungsgemäßer« Gebrauch von MDMA schließt eigentlich aus, daß Menschen Ecstasy konsumieren, die sich nicht wohlbefinden. Um »bad trips« oder »Horrortrips« auszuschließen, sollte die Droge eigentlich nur von Menschen genommen werden, die sich wohlfühlen; wobei sich zwangsläufig die Frage aufdrängt, wofür sie Ecstasy dann noch brauchen. Grundsätzlich sind vielen Gebrauchern von Ecstasy diese Voraussetzungen bekannt, doch wer hält sich schon daran, Ecstasy nicht zu nehmen, wenn er nicht gut drauf ist? Meistens überwiegt die Hoffnung, mit Hilfe der Droge dennoch das »Jammertal« verlassen zu können. Die erlebten Abstürze können abgrundtief sein. Die geöffneten Einblicke in die menschlichen Abgründe des eigenen Selbst können so verstörend sein, daß der Konsument Wochen oder Monate braucht, um sich wieder zu stabilisieren oder die Erlebnisse mit professioneller Hilfe zu verarbeiten. Im Extremfall kommt es zu psychotischen Episoden oder zu paranoidem Verfolgungswahn. In der Tat sind auf Grund solcher Vorkommnisse zunehmend Einweisungen von Ecstasy-Gebrauchern in psychiatrische Einrichtungen zu beobachten.

Es gibt auch viele Vorstadien solch intensiv erlebter »bad trips«. Unangenehme körperliche Begleiterscheinungen können die Konsumenten quälen, oder sie werden mit freigesetzten verdrängten Lebensereignissen konfrontiert, die sie lieber nicht erinnern möchten. Sie können sich auch einfach im eigenen Inneren verlieren, weil sie nicht finden, was sie so sehn*süchtig* suchen. Die Bandbreite der möglichen Erlebnisse ist vielfältig. An Rave-Parties sieht man jedenfalls nicht nur in strahlende Augen, sondern auch in stumpfe, entsetzte, traurige oder hoffnungslose Einsamkeit signalisierende Augen. Man trifft auf absolut geborgene, glückliche Menschen ebenso wie auf absolut verlorene Gestalten, die nicht mehr wissen, wer und was und wie sie sind.

Negative Begleiterscheinungen von Ecstasy ergeben sich aber nicht nur aus den »bad trips«, sondern auch aus den ganz normalen Wirkungen des Mittels. Fast alle Gebraucher klagen nach dem Ausklingen der schönen Wirkungen über unangenehme »Kater«gefühle, die über mehrere Tage anhalten können. Die Konsumenten fühlen sich matt, erschöpft, antriebslos – mit einem Wort: »breit« –, was natürlich nicht verwunderlich ist, wenn der Körper nach seiner Beschleunigung wieder seinen gewohnten Rhythmus finden muß. Auch die Seele muß wieder »runterkommen«. Nicht alle Ecstasy-User fühlen sich nach ihren tollen Erfahrungen noch freudig erfüllt vom nachwirkenden Glücksgefühl. Eher klagen viele noch tagelang nach ihren schönen Erlebnissen über quälende Gefühle von Traurigkeit und Verlassenheit. Die depressiven Löcher und Abstürze können gewaltig sein. Eine Rolle spielt hier sicherlich auch die Entleerung der Serotonin-Speicher im

Gehirn, die erst wieder aufgefüllt und reguliert werden müssen (siehe »Nebenwirkungen und Risiken«).

»Kater«gefühle und Depressionen lassen sich auch psychodynamisch verstehen. Die Gebraucher von Ecstasy erleben etwas, das ich den »doppelten Betrug« der Droge nenne. Den ersten Betrug haben viele Konsumenten schon früh in ihrer Lebensgeschichte erlebt. Sie sind betrogen worden um ihr »wahres Selbst«. Durch unstimmige, nicht angemessene zwischenmenschliche Realitäten wurde ihnen das Gefühl ihrer »Richtigkeit« geraubt. Dies wiederum beeinträchtigt die angeborene Glücksfähigkeit. Sie wurden um die eigenen Gefühle betrogen, was sie in unterschiedlichem Ausmaße Urheberschaft und Wirksamkeit kostete. Ihre eigenen Rhythmen wurden durch fremde Rhythmen überlagert. Fremde Bedürfnisse haben sich verwirrend vermischt mit den eigenen Bedürfnissen. Ihre ursprüngliche angemessene Entwicklungsrichtung wurde in abweichende Richtungen gelenkt. Ihr eigenes Stimulierungsniveau wurde so häufig falsch über- oder unterschritten, daß es aus dem Gleichgewicht geworfen wurde. Es wurde so viel »falsches Selbst« in ihnen eingebahnt, daß die Fähigkeit zur eigenen Selbst-Regulierung gelitten hat. Was auf diese Weise zwangsläufig entsteht, ist die »Sehnsucht nach Irgendwo«, und »Irgendwo« meint »Irgendwann: Selbstbestimmung«, die den eigenen »Rhythmus«, die eigene Zeit wiederfindet.[41] Viele Ecstasy-Gebraucher »wissen«, wonach sie suchen. Ob sie mit ihrem Drogengebrauch auf dem richtigen Weg dorthin sind, ist eine andere Frage.

Die Brüche im Selbst müssen nicht immer und ausschließlich in allerfrühester Kindheit erfolgen. Da die Selbst-Empfindungsbereiche als sensible Bereiche das ganze Leben überdau-

---

41 Aus einem Gedicht zu Ecstasy, zitiert nach Mark, a.a.O., S.92

ern, können das Selbst beeinträchtigende Eingriffe auch noch in späteren Lebensphasen erlitten werden. Alles wird jedoch als Betrug am »eigenen Selbst« erlebt und führt bei vielen Menschen später zu der tiefen Überzeugung: »Es steht mir (als Ausgleich) doch noch etwas zu«.

Bei Ecstasy-Konsumenten und Ravern wird aus dem betrogenen Gefühl von: »So hätte es eigentlich sein sollen« schnell das süchtig-maßlose Gefühl: »So soll es immer sein«. Durch die spezifischen Wirkungsweisen ihrer Lieblingsdroge nähern sie sich in der Tat mit Riesenschritten dem ursprünglichen Gefühl von »Richtigkeit« und Glücksfähigkeit an. Dies meinen ihre immer wiederkehrenden Berichte über das Erleben von »lange vertrauten Gefühlen« oder von »Gefühlen, die sie von weit, weit her« kennen.

Eine erwachsene Frau, die mit Ecstasy sehr bewußt umging, fühlte sich wieder als kleines Mädchen, »mit dem gesunden Enthusiasmus und der Fröhlichkeit einer Dreijährigen in einer ebenso unversehrten Welt. Ein wichtiges, meine Zukunft maßgebend beinflussendes Element war die Erkenntnis, daß es sich dabei nicht um eine neue Erfahrung, sondern um ein mir seit meiner frühen Kindheit vertrautes Phänomen handelte. Anders gesagt, es war etwas, was ich schon immer gehabt hatte und noch immer besitze: es war noch in mir drin und wiederholbar. Ecstasy war bloß ein Hilfsmittel, das alle Türen wieder öffnete, die ich oder jemand anderer in der Vergangenheit zugemacht hatte«.[42] Die Kontinum-Kräfte waren in dieser Frau noch lebendig und wurden als blockierte affektmotorische Schemata unter dem Einfluß von MDMA wieder in das erlebende Selbst zurückgeholt.

> Mit Ecstasy stoßen seine Konsumenten auf ein hochwirksames, tief in die Psyche eingreifendes Mittel, das ihnen ursprüngliche Glücksgefühle beschert, was von vielen wie

---

42 Saunders, a.a.O., S.338

die Rückkehr ins Paradies erlebt wird. Aber es gibt dort kein dauerhaftes Verweilen – schon gar nicht für diejenigen, die mit Ecstasy nicht bewußt umgehen. Sie erleben jetzt den zweiten Betrug. Das Mittel verweigert ihnen seine Dienste. Dies wird erlebt wie eine Wiederholung des ursprünglichen Verlustes, als das frühe Gegenüber nicht einfühlsam und bestätigend genug war, um die angeborenen Bedürfnisse und Entwicklungsbestrebungen ausreichend stimmig zu befriedigen.

Ecstasy versagt seinen Dienst, weil die Toleranzentwicklung sehr hoch ist. Nach wiederholtem Konsum läßt die gewünschte Wirkung sehr schnell nach und bleibt schließlich ganz aus. Die Konsumenten müßten eine mehrwöchige Konsumpause einlegen, um die anfängliche Wirkung wieder zu erfahren. Doch nur sehr erfahrene Nutzer von Ecstasy pflegen einen solch bewußten Umgang mit der Droge. Die meisten versuchen in wütender Enttäuschung durch Hochdosieren die Wirkung des Mittels herbeizuzwingen oder gebrauchen zusätzliche andere Drogen. Sie wehren sich verzweifelt gegen die doppelte Vetreibung aus dem Paradies. Das Paradiesthema klingt übrigens auch an in der Namensgebung für die Drogen: MDMA ist auch »ADAM« und MDE heißt auch »EVE«. Adam und Eva dürfen nicht bleiben, sie werden aus dem Paradies in die rauhe Realität des Lebens zurückgeworfen. Zum zweiten Male gehen die Gefühle von »Richtigkeit« und Glück verloren.

Hieraus ergibt sich der »doppelte Betrug« von Ecstasy, der zu tiefsten Depressionen führen kann. Es kann nicht akzeptiert werden, daß das Mittel seinen Dienst nicht mehr tut. Konsumenten, die in ihrer verzweifelten Suche nach der ersehnten Wirkung schließlich bis zu 15 Pillen an einem Wochenende hochdosieren, berichten in »Rave New World« über ihre Gefühle: »Es war dann immer weniger. Man suchte dieses Feeling wieder, statt daß man mit dem Kopf darüber nachgedacht hätte, wie soll ich es einsetzen bei mir, nahm und nahm man, weil man dachte, man erreiche dieses Feeling wieder ... Das ist die Hölle. Das waren dann die Zeiten, als ich mich am Montag einschloß in meinem Zimmer, die Rolläden zumachte und auf das Bett hockte, in der Ecke saß und nichts wissen wollte weder von Umwelt, noch von Eltern, noch von Geschwistern, noch von Freunden. Es ist einfach dieses Abschalten, das völlige In-Sich-Zusammenfallen.«

Stellen sich sogar noch »bad trips« ein, die ebenfalls als Verrat an den paradiesischen Glücksgefühlen erlebt werden, können sich mit einem Mal sämtliche zerstörerischen Aggressionen entladen. Der um das eigene Selbst betrogene Mensch kann seine ganze Wut und Enttäuschung als Selbst-Haß nach innen gegen die eigene Person wenden. Diese Tendenz zur Selbst-Zerstörung wird von vielen Suchtmitteln gesteigert, und ist auch der Nährboden für den Konsum selbst-schädigender Drogen.

Wenn das Versagen von Ecstasy auf solche Weise als doppelter Betrug erlebt wird, wird die Frustrationstoleranz der Gebraucher um ein Vielfaches überstiegen: »Du denkst noch viel brutaler, weil es noch psychisch reinkam, du denkst brutaler und noch böser. Oh nein, diese Scheißwelt, da möchte ich nicht sein, am liebsten Selbstmord«! In der Tat ist es in einigen konkreten Fällen bereits zu Selbst-Tötungen unter dem Einfluß von Ecstasy gekommen. In jedem Falle aber bedürfen solche Abstürze kompetenter Hilfe, damit ihre destruktive Kraft nicht lebensbestimmend wird.

Ein »doppelter Betrug« am eigenen Selbst ist auch der Beikonsum der Ego-Droge »Kokain«. Unter ihrem Einfluß beziehen sich Menschen extrem auf sich selbst. Nicht wenige Ecstasy-Konsumenten gebrauchen diese Ego-Droge im Anschluß an den E-Film, um die empathischen Nachwirkungen von Ecstasy zu neutralisieren. Sie versuchen so, aus der Einheit mit allen schneller zu sich selbst zurückzufinden. Damit heben sie die kommunikativen Wirkungen von MDMA aber nicht nur auf, sondern verkehren sie in ihr Gegenteil. Ecstasy-User, die zusätzlich »Koks« gebrauchen, erleben statt »warmer Gefühle« eine »eisige Gefühlskälte«. Die Ego-Droge fördert einen extremen Egoismus: »Man bekommt ein Herz aus Stein«, das Innere verschließt sich und man entfernt sich aus der Zwischenmenschlichkeit.[43]

Diese beschriebenen möglichen Folgen sind die häßlichen, ungeliebten Schattenseiten der Droge »Ecstasy«. Sie gehören aber ebenso zu ihrem Wesen, wie unsere eigenen ungeliebten Schattenseiten zum Wesen unserer Persönlichkeit.

»Techno« und »Rave« als Form von Jugendkultur

Zu allen Zeiten haben sich unter Jugendlichen und jungen Erwachsenen eigene Subkulturen ausgebildet. So auch die Techno-Szene, die sich in den 90er Jahren zu einer eigenständigen Jugendkultur entwickelte. Hier ist nicht der Raum, die Szene in allen Einzelheiten zu beschreiben. Ich beschränke mich daher auf wenige Aspekte.

Die »Techno-Szene« oder auch »House-Community« ist bis heute untrennbar mit Ecstasy verbunden, was nicht bedeutet, daß alle Raver diese Droge konsumieren, aber eben doch die meisten. Bei den Ravern handelt es sich um keine homogene Gruppe. Sie kommen aus ganz unterschiedlichen gesellschaftlichen Schichten. Untereinander bilden sie »Stämme«, »Gemeinden« oder »Familien«. Was sie verbindet, sind die Musik und der Tanz.

---

43 »Mind-Zone«. Ecstasy – Was tun? Ein Ecstasy-Ratgeber von Ex-Usern für Eltern, hrsg. v. Bayerischen Staatsministerium für Arbeit und Sozialordnung, Familie, Frauen und Gesundheit, München o.J., S. 8

Unter dem Namen »Techno« werden verschiedene Musik-stile subsumiert. So synthetisch wie die Droge, so synthetisch ist auch die Musik. Sie ist ein reines elektronisches Kunstpro-dukt, das auf Rave-Parties von idealisierten DJ's immer neu zusammengemischt wird. »Live-Acts« sind eher selten. Kreati-ve DJ's genießen als die Schamanen oder Hohenpriester der Neuzeit einen beachtlichen Ruf in der Szene. Für sie ist »rei-ner« Techno »die Summe der Erkenntnisse aus der Welt der Musik und der psychedelischen Welt, gewürzt mit viel Mikro-elektronik«. Erfahrene DJ's setzen durch gezielten Einsatz der Musik »die Potenz der synthetischen Drogen frei, die Men-schen können mit dieser Musik ihre Drogenerfahrung un-glaublich vertiefen und so viel leichter ekstatische Sphären des Erlebens erreichen«. Mit der repetitiven Struktur der Mu-sik und der »Power der elektronischen Musik« treiben sie die Tänzer »bis zum absoluten Pik der Trance«. Gute DJ's sind da-bei im ständigen Dialog mit ihrem Publikum. Die gegenseitige Wechselwirkung reguliert das Geschehen auf dem Dance-Floor. Insofern ist Techno auch eine »demokratische« Musik. DJ's und Tänzer stimmen sich aufeinander ein. Ist dieses »Tuning« stimmig, funktioniert es prinzipiell ähnlich wie das »Tuning« während der Regulierungs- und Abstimmungspro-zesse mit einem Anderen in der frühen Phase der Bezogen-heit. Die DJ's nehmen eine Stimmung auf und integrieren sie in die Musik. Sie arbeiten konsequent mit musikalischen Kli-mas und Stimmungen und regulieren so das Aktivierungsni-veau der Tänzer. DJ's und Tänzer werden eins in der Musik.

Die Wechselseitigkeit funktioniert auch deshalb so gut, weil DJ's häufiger selbst Ecstasy konsumieren und ihnen seine Wir-kung vertraut ist. Sie schätzen das »Gefühl der Schwerelosig-keit« und das veränderte Bewußtsein: »Ekstatisches Tanzen löst bei mir ein völliges Glücksgefühl aus, ich finde mich in anderen Welten wieder, in Paralleluniversen, in denen ich ge-nauso kommunizieren kann wie in der Alltagswelt. So habe ich meinen Erlebnisbereich auf weitere Welten ausgedehnt, und so ist mein Leben vielfältiger geworden. Schön, wunderschön«.[44]

Als Bewegung ist Techno »Lebensfreude und ein kulturelles Zuhause«. Als Musik ist Techno von seiner Struktur her eine endlose und gleich-gültige Musik. Gleich-gültig deshalb, weil Anleihen aus nahezu allen musikalischen Stilrichtungen beliebig in die Techno-Musik eingebaut werden können. Es ist schon fast ein kreatives Spiel geworden, solche Versatzstücke der Musikgeschichte für die Techno-Musik elektronisch zu verfremden und für die eigenen Zwecke zu nutzen. Für Puristen handelt es sich dabei allerdings meist um kommerzialisierten Techno. Von der Struktur her ist die Musik endlos, weil es an Raves kaum noch klar abgrenzbare »Stücke« gibt, es fließt alles ineinander, die Musik treibt endlos vorwärts. Ein Kritiker bezeichnete die Techno-Musik mir gegenüber aus diesem Grunde auch als den musikalisch verkörperten »Fortschrittsgedanken in seiner langweiligsten Form«. Sie sei der perfekte ästhetische Ausdruck einer nur noch planlos vorwärtstreibenden Gesellschaft ohne richtungsweisendes Ziel. Wie immer ist es eine Frage des Geschmacks und persönlicher Vorlieben, ob man sich in neue, fremdklingende Musik hineinhören und sich darauf einlassen kann oder nicht. Für viele Raver ist die Musik das eigentlich berauschende Medium. Die Drogen spielen höchstens die zweite Geige.

Die beiden Charakteristika »Gleich-gültigkeit« und »Endlosigkeit« machen die Techno-Musik auch »zeitlos«. Sie wird produziert für den Augenblick, für den unmittelbaren Konsum im Hier und Jetzt der Rave-Party. Natürlich gibt es auch eine Flut von Platten und CD's auf dem Techno-Markt; und wie jede Jugendkultur hat auch die Techno-Szene ihre Hymnen zur höheren Identifikation. Doch vieles existiert gar nicht erst als »Musikkonserve«, kann nicht in gleicher Form wieder-

44 Zitate aus. Jürgen Neumeyer:»Techno ist Lebensfreude und ein kulturelles Zuhause«. Interview mit den DJ's und Musikern Peter Pan, Digital Joy und Hans Cousto, in: Neumeyer/Schmidt-Semisch, a.a.O., S. 110/114

gehört werden. Techno-Musik hat keine Gelegenheit, Geschichte zu werden. Die Musik bringt keine »Oldies« hervor. Ich verstehe darunter musikalisch durchkomponierte Stücke mit klarem Anfang, musikalischem Höhepunkt und deutlichem Ende, die als »Hits« Welterfolge wurden. Hören die Menschen sie zufällig wieder, rufen sie Bilder der eigenen Zeit- und Lebensgeschichte wach. Es entstehen Gefühle, die das Ende des Stückes noch überdauern können. Eine solche Geschichtlichkeit ist für die Techno-Musik nicht vorstellbar. Obwohl sie als völlig eigene Stilrichtung auch ein Stück Musikgeschichte ist, bleibt sie geschichtslos. Was heute noch Hymne ist, wird morgen verächtlich abgetan. Techno-Musik verbraucht sich im Augenblick, ist nicht interessiert an Vergangenheit oder Zukunft.

Der Zeitlosigkeit der Musik entspricht der Lebensstil vieler Raver. Sie leben im Hier und Jetzt. Dies ist eine durchaus ernstzunehmende Botschaft an eine Gesellschaft, die den Bezug zur Gegenwart verloren hat und immer auf »das Glück von morgen« zu warten scheint. Das Hier und Jetzt der Raver besteht allerdings aus einer ausschließlich synthetischen »Life-style«-Welt. Neben synthetische Drogen und Computer-Musik tritt die Kleidung aus synthetischen Kunstfasern. Dabei ist das Markenbewußtsein der Techno-Szene mindestens ebenso ausgeprägt, wie das anderer jugendlicher Subkulturen. Kleidung (Club-Wear) und Styling sind Spielelemente in einem regelrechten Körper-Kult. Grelle Farben, auffällige Materialien, große, kreativ verfremdete Markenlogos oder Botschaften signalisieren für alle deutlich sichtbar: »Hier bin ich«. Durch spielerisch eingesetzte Details im Outfit werden auch Verbindungen zu verschiedenen gesellschaftlichen Arbeitsbereichen signalisiert, denen dadurch die Tristesse des Alltags entzogen wird. Jeder Raver inszeniert lustvoll seinen eigenen Auftritt, und alle zusammen haben Spaß dabei wie große Kinder.

Raver leben häufig schnell und oberflächlich. Selbst die Freizeit wird beschleunigt und zum Leistungsmarathon. In dieser Hinsicht sind sie perfekt angepaßt an die Funktionsprinzipien der industriellen Leistungs- und Konsumgesellschaft. Längst ist die Szene auch durch innere wie äußere Marketingstrategien selbst kommerzialisiert. Große Konzerne verschiedener Sparten haben Raver wie Raves längst für ihre profitablen Geschäfte vereinnahmt; allen voran die großen Namen der legalen Suchtmittelbranche! Aber alles hat in der Szene den Anschein des Leichten, dient nur dem persönlichen Vergnügen. Es wird benutzt, was den eigenen Zielen dient; insbesondere auch »High-Tech«-Kommunikationsmittel zur Verbreitung szenetypischer »Messages«. Genau diesen on-line-Weg im Internet könnte sich auch vermehrt die Prävention zur gezielten Risikominimierung nutzbar machen. Im Kapitel über präventive Handlungsstrategien komme ich darauf zurück.

Das Bild der Techno-Szene nach außen ist schillernd. Einerseits Maßlosigkeit, übersteigertes Konsumverhalten und Geschichtslosigkeit im Hier und Jetzt bis hin zu politischem Desinteresse. Lange hat man deshalb geglaubt, die Szene besäße keine »ideologischen« Botschaften mehr wie frühere Jugendkulturen. Doch der Eindruck täuscht. »Messages« werden zwar nicht eifernd beworben oder politisch-aktiv verbreitet. Zum Teil sind die Botschaften der Techno-Szene sogar den Ravern selbst überhaupt nicht bewußt, aber dennoch werden sie gelebt.

Andererseits ist die Techno-Bewegung eine zutiefst demokratische Bewegung, mit einer großen Akzeptanz und Toleranz für ihre Mitglieder. Die Party-Community versteht sich als große Gemeinschaft, in der Menschen unterschiedlichster Herkunft, aller sozialen Schichten, Frauen und Männer, Heterosexuelle, Lesben und Schwule, Fremdländer und Anders-Denkende ihren Platz haben. Kein existierendes politisches Staatengebilde praktiziert ein solch friedliches Mit- und Nebeneinander wie die großen »Events« der Szene. Dies erklärt sich auch aus der Genußorientierung der Techno-Bewegung. Wer im ekstatischen Tanzen sein eigenes Selbst und seine Mitmenschen genießen lernt, wird eher frei von aggressiv aufladender Frustration. Kommt es in der Szene dennoch zu heftigeren Auseinandersetzungen, sind in der Regel andere Drogen im Spiel, die die Friedfertigkeit von Ecstasy unterlaufen.

Der eigenwillig-paradoxe Lebenstil der Raver bewegt sich zwischen übersteigerter Anpassung als sozialem Einstieg in die Gesellschaft und lustvoller Provokation der gleichen Gesellschaft. Die scheinbaren Widersprüche sind für Außenstehende häufig schwer nachzuvollziehen. Dennoch spiegeln Techno-Bewegung und Raver Verhaltensweisen unserer Gesellschaft, die es verdienten, mit mehr selbst-kritischer Aufmerksamkeit bedacht zu werden.

Spieglein, Spieglein an der Wand: Ecstasy und »Techno« als Spiegel der Gesellschaft

Vom Schwinden der Sinne

Ecstasy wirkt tief in den Körper hinein. Wir können es als eine unbewußte Botschaft der Szene und als Hinweis auf unsere gewohnte Lebensweise deuten, daß die Körper-Wirkung dieser Substanz so geschätzt wird.

Unsere Kultur ist von einer erschreckenden, tiefgreifenden Körperfeindlichkeit geprägt, was sich in verschiedener Art und Weise äußert und zu Leiden führt. Bereits vor über einem Jahrhundert (1883) hat sich Nietzsche entschieden gegen die einschränkende Vernachlässigung des Körpers in der christlich-abendländischen Kultur gewandt: »Es ist mehr Venunft in deinem Leibe als in deiner besten Weisheit«. Diese Vernunft »sagt nicht Ich, aber tut Ich«. Wo die Vernunft nicht mehr »leibfundiert« ist, tritt der »eitle« Geist an ihre Stelle. Durch diese Verschiebung ist die Vernachlässigung des Körpers und die Überbetonung des Kognitiv-Rationalen in unserer Gesellschaft immer mehr zur Norm geworden. In verhängnisvoller Konsequenz entwickeln zunehmend mehr Menschen nur noch ein gestörtes Körper-Selbst. Sie verlieren die stimmige Bindung an diesen Teil ihres Selbst. Ihnen schwinden buchstäblich die »Sinne«. Letztlich wird dadurch ihr ganzer innerer Kern berührt, denn »das Selbst sucht auch mit den Augen der Sinne«[45] seine »Richtigkeit«.

Ein ebenso ernstzunehmendes wie besorgniserregendes Indiz hierfür sind unter anderem die verstärkt zu beobachtenden psychomotorischen Auffälligkeiten bei Kindern. Da bestimmte angeborene Erwartungen an Bewegungserfahrungen nur noch defizitäre Befriedigung erfahren, entstehen frühe Verunsicherungen im Körper-Selbst. Das gesamte Körper-Erleben ist zutiefst beeinträchtigt, das Körper-Bild verschwimmt, sichere Gefühle für Kohärenz und Grenzen werden brüchig. Wo die Lebenswelt von Kindern (und Erwachsenen) zunehmend verarmt, können sich die Sinne nicht mehr entsprechend ihrer vorgegebenen Bestimmung zu höchster Ausprägung verfeinern. Grundlegende Gewißheiten zum leiblich-seelischen »Begreifen« des Lebens werden nur noch bruchstückhaft erfahren. Dazwischen fehlen die ganzheitlichen Verbindungsstücke.

Natürliche psychomotorische Lernprozesse erfordern Anreiz und Nahrung für die Sinne: krabbeln, laufen, fallen, schaukeln, klettern, balancieren, tanzen, schmecken, riechen, hören, sehen, berühren, streicheln, spielend Risiko erfahren und und und ... Sich selbst und die Welt so zu begreifen und zu bewegen, ist Voraussetzung für »richtige« Entwicklung. Doch so wie die Artenvielfalt stirbt und unsere körperliche Nahrung immer weniger die Bezeichnung »Lebensmittel« verdient, so verliert auch unsere Sinnesnahrung ihre natürliche Vielfalt. Ganze Areale im Reich der Sinne liegen heute brach.

45 Nietzsche: a.a.O., S.29

Zudem werden all unsere körperlichen Ausdrucksformen lebendiger Entdeckungs- und Lebensfreude häufig bereits so früh eingegrenzt, daß die Entwicklung eines gänzlich intakten Körper-Selbst nicht mehr möglich ist. Die »gesunde« narzißtische Besetzung des Körpers, womit die lustvolle In-Besitznahme des Körpers mit all seinen lebendigen Ausdrucksformen gemeint ist, gelingt immer häufiger nur noch ungenügend. Die Beziehungen zwischen Leib, Seele und Geist geraten aus dem Gleichgewicht, sind nicht mehr stimmig ausbalanciert. Konkrete psychomotorische Koordinationsschwierigkeiten sind der äußerlich sichtbare Ausdruck der beeinträchtigten Fähigkeit zur leiblich-seelischen Gleichgewichts-Regulierung.

Viele Kinder haben heute ernsthafte Schwierigkeiten, auf einem Bein balancierend das stabile Gleichgewicht zu bewahren. Sie können nicht mit sicherem Gefühl rückwärts gehen. Sie vermögen nicht differenziert in alle Richtungen zu spüren oder sich zuverlässig in Raum und Zeit zu orientieren. Wer dies nicht selbst-verständlich kann, wird auch vermehrt Schwierigkeiten in anderen Lebensbereichen haben, die sichere Orientierung und Verortung bedingen. Auch Lernschwierigkeiten in schulischen Fächern können hierin begründet liegen.

Über die Zerstörung sinnlich erfahrbarer Lebenswelten fordert unsere hochtechnisierte Zivilisation ihren Preis. Die ungebrochene Fortschrittsgläubigkeit läßt keinen Raum für Besinnung und Orientierung. Eine Kinderärztin sieht hierin das Äquivalent zu den psychomotorischen Schwierigkeiten ihrer kleinen Patienten: »Wenn Kinder kein Gleichgewicht haben, dann haben sie Angst, rückwärts zu gehen, weil sie hinten keine Augen haben, mit denen sie ihr Gehen regulieren können. Wenn man es kognitiv-psychologisch umfunktioniert, ist das körperliche Rückwärtslaufen überhaupt ein Problem ... Wenn man in eine Sackgasse gerät, dann muß man zurückgehen, um einen neuen Weg zu suchen. Wir würden sonst immer in einer Sackgasse bleiben. Im Grunde genommen ist jedes zu stark nach vorwärts Treiben eine Sackgasse, was wir ja ökologisch schön sehen können. Weil wir zu sehr an den Fortschritt glauben, fällt das Rückwärtsgehen schwer. Zurückgehen können, um neu anzufangen, gehört zur Selbsterhaltung und ist eine Fähigkeit, die der Mensch hat. Wenn er sie nicht mehr hat, dann ist er gestört. Unsere Gesellschaft ist schwer gestört, weil sie eben nicht zurückgehen kann. Weil sie meint, daß sie dabei etwas verliert und nicht sieht, daß sie dabei etwas gewinnt«.[46]

Unsere gestörte Gesellschaft schafft sich durch künstliche Reizüberflutung und virtuelle Welten unzureichenden Ersatz für die sinnliche Verarmung. Ganze Freizeit- und Industriebereiche leben von der verzweifelten Suche vieler Menschen nach einem integrierten Körper-Selbst. In Freizeitparks und auf Kirmesplätzen können ungestillte Bewegungsbedürfnisse übersteigerte Feste feiern. »Exercise Junkies« und »Fitaholics« betreiben süchtig entartete Körperertüchtigung. Entgleiste Schönheits- und Körperideale sind beteiligt am unglücklichen Leiden vieler Menschen an sich selbst.

Die Techno-Bewegung spiegelt unserer Gesellschaft die Körper-Feindlichkeit und das Schwinden der Sinne mit aller Deutlichkeit. Ecstasy betont die Körper-Wahrnehmung. In Verbindung mit dem ekstatischen Glückstaumel durch die Stimulierung aller Sinnesqualitäten werden intensive Vitalitätsaffekte erlebt. Gleichzeitig sind jedoch auch die Techno-Kinder Gefangene ihrer Zeit. Den gültigen Botschaften der grenzenlosen Konsumgesellschaft können sie nicht entrinnen. Teilweise übersteigern sie deren Lebensstile sogar noch.

Die Wünsche der Raver nach immer längerer Party, immer mehr Pillen und immer perfekterem Glück übersteigern

---

46 Aus dem Film von Reinhard Kahl: Kindheit Heute. Das Schwinden der Sinne, Pädagogische Beiträge Verlag, Hamburg 1996. Der Film sowie sein Begleitheft, Zitat dort S. 12, können die Arbeit von Lehrern und Multiplikatoren bereichern.

die ungebremste Wachstumsgläubigkeit der Industriege-
sellschaft: »Wenn man in dem Flash ist, will man es noch
härter haben oder noch schneller oder so, daß es gar nicht
mehr aufhört ... Wenn die Musik so gut ist, dann ladet
man noch gerne nach, so daß man nicht runterkommt.
Dann braucht man irgendwie noch mehr und noch
mehr«.[47] In diesem Sinne verhalten sich die Raver perfekt
angepaßt. Ecstasy übernimmt für sie die Funktion einer
Leistungsdroge. Mit ihrer Hilfe können die Raver ihren
Körper füttern, zu dem sie häufig nur einen Bezug haben
wie zu einer beliebig programmierbaren Maschine: Mani-
puliere den Körper mit dem nötigen Brennstoff, und er
funktioniert an den Tanzmarathons.

Als Normen bedienende »Leistungsdroge« tut Ecstasy seinen
Dienst auch in einer weiteren Wirkung auf den Körper: In unserer desorientierten Gesellschaft, die sich immer weiter von
den ursprünglichen Grundlagen des Lebens entfernt, werden
wir ohne Unterlaß mit werbenden Botschaften konfrontiert,
die bestimmte »Ideale« in Bezug auf körperliches Aussehen,
Figur, Schönheit und Fitness zur allgemeingültigen Norm erklären. Die schlanke Figur, der gestylte, durchtrainierte Körper
sind »in«. Solche verinnerlichten Normen, die sich an einem
verunsicherten Körper-Selbst anhaften, können über das Befinden von Frauen und Männern ein unerbittliches Regiment
führen. Die tyrannischen Maßgaben verstärken Gefühle von
»ich stimme nicht«. Außerdem spalten sie die Wahrnehmungen. Die Körper-Wahrnehmung und die visuelle Wahrnehmung fallen entweder unstimmig auseinander, oder das
visuelle Bild wird subjektiv verzerrt und dem Körper-Bild angepaßt. Ecstasy hilft seinen Konsumenten, sich an körperliche
Idealmaße anzupassen. Durch seine den Hunger unterdrük-
kende Wirkung ist die Erfüllung der Schlankheitsideale kein

47 Aus»Rave New World«

Problem. Die Konsumenten zehren aus und magern ab. Insbesondere für junge Mädchen und Frauen, die die diktierten Normen in Bezug auf ihr Aussehen und ihre Figur als besonders wirksam erleben, ist dies ein zusätzlicher Anreiz zur regelmäßigen Indienstnahme von Ecstasy. Sie können dadurch allen (Selbst-)Idealen genügen.

Mit autonomer Selbst-Bestimmung hat dies nichts zu tun. Raver wirken häufig wie fremdgesteuerte Marionetten; so, als gehörten Teile von ihnen nicht wirklich zu ihrer Person. Ein Beobachter der Szene beschreibt in »Rave New World« seinen Eindruck: Ecstasy »ist für die meisten so gut, daß sie immer wieder kommen und immer noch mehr wollen. Wo das endet, weiß ich nicht. Es sind für mich auch so negative Visionen da, orwellsche Modelle von gesteuerten, marionettenhaften Staaten, wo robotermäßig alles läuft und läuft. Die Leute machen wild und völlig mit. Im Entengang taumeln sie durch die Partyszene ... und am Montag in demselben Entengang machen sie ihre Arbeit«.

Solche negativen Visionen entbehren nicht einer gewissen realistischen Grundlage. Doch vorerst belegen sie nur die totale Selbst-Entfremdung der Menschen, die aus ihrer Mitte geworfen sind und unbewußt den Weg dorthin zurücksuchen. Die Suche nach ganzheitlichem Erleben ist auch eine Gegenbewegung gegen die tendenzielle Unübersichtlichkeit unserer Gesellschaft. Die Welt ist geprägt von immer mehr Vereinzelung, Spezialisierung von Abläufen und Funktionen und der Verarmung traditionell haltender Bindungen. Auf Dauer verliert sich darin die menschliche Seele.

Nicht alle Menschen verlieren zwangsläufig und im gleichen Maße ihr Gefühl für »Richtigkeit« und die damit verbundene Glücksfähigkeit. Es sind auch andere Entwicklungen möglich. Jean Liedloff beschreibt am Beispiel der uns wenig vertrauten Kultur der Yequana-Indianer einen angemessenen Entwicklungsweg. Die Kinder dieses Stammes bilden mit unglaublicher Selbst-Verständlichkeit ein stabiles Körper- und

Kern-Selbst einfach dadurch aus, daß sie als Säuglinge durch Getragenwerden permanenten sicheren Körperkontakt erfahren. Da das ursprüngliche Selbst zunächst ein Körper-Selbst ist, gehen sie durch dieses Getragenwerden im körperlichen wie auch übertragenen Sinne mit einer Sicherheit, einem Gefühl von »Richtigkeit« ihrer selbst und einem Wohlgefühl in die Welt, das den meisten Menschen unseres Kulturkreises fremd geworden ist. Unser weit verbreiteter Verlust »des wesentlichen Zustandes von Wohlgefühl, der aus der Zeit des Getragenwerdens hätte erwachsen müssen, führt zur Suche danach und zu Ersatz dafür. *Sich-glücklich-Fühlen ist nicht mehr der Normalzustand des Lebendig-Seins, sondern wird zum Ziel«.*[48] Dieses Ziel streben wir auf unterschiedlichen Wegen unermüdlich an, da etwas Primäres sein angeborenes Recht offensichtlich verlangt.

Welche Rolle die synthetischen Glücksbringer auf dem Weg zum Ziel spielen können, haben wir in den Beschreibungen ihrer Wirkungen gesehen. Sie berühren primäre Schichten unseres Selbst. Die Botschaft der Konsumenten auf ihrer Suche nach Gluck mag uns verwirrend-paradox oder widersprüchlich erscheinen. Einerseits spiegeln sie der Gesellschaft eindeutig das Schwinden der Sinne und innere Entfremdung, andererseits übersteigern sie in perfekter Anpassung noch die Lebensmaximen und Normen dieser Gesellschaft. Widersprüchlich wäre das aber nur, wenn man davon ausginge, daß es den Ravern um eine bewußte Botschaft ginge. Dies ist jedoch nicht der Fall. Botschaften im Sinne gesellschaftspolitisch umsetzbarer Ziele sind ihnen fremd. Sie orientieren sich an hedonistischen Zielen von Lust und »Fun«. Was die Raver der Gesellschaft spiegeln, ist eine Botschaft, die vielen von ihnen selbst völlig unbewußt ist. Würde sie von der Restgesellschaft verstanden, könnte sie dennoch verändernde Wirksamkeit entfalten.

48 Liedloff, a.a.O., S.143

Wir leben alle im Gefängnis

Unsere Lebensräume werden zunehmend enger. Jeden Tag wird die äußere Welt ein wenig mehr zugepflastert, betoniert, eingezäunt, verdrahtet, ausgeplündert und zerstört. Alles rückt enger zusammen. Auch die Menschen werden enger, intoleranter und weniger lebendig. Mithalten-Können hat seinen Preis. Wir bauen Mauern um uns herum, errichten Fassaden, tragen unsere Masken zur Schau. Die inneren Gefängnisse sehen zwar überall auf der Welt ein wenig anders aus, aber wirklich frei fühlen kann sich kaum noch jemand.

Wir leben in der mittlerweile gewohnten Entfremdung von uns selbst, den Anderen und der Umwelt. Doch im geschützten Raum äußern fast alle Menschen – Jugendliche wie Erwachsene – die tief empfundene Sehn*Sucht* nach einem anderen Leben. Sie wünschen sich mehr eigene Lebendigkeit und Lockerheit im Alltag, weniger Mauern um sich herum und intensivere, wahrhaftigere Begegnungen mit anderen Menschen.

Die Techno-Szene spiegelt unserer Gesellschaft die entfremdeten Lebensweisen. Mit Maßlosigkeit, Rausch und Ekstase stoßen Raver an die Grenzen unserer Gesellschaft. Sie setzen sich lustvoll und eigen-mächtig über Zwänge und Regeln hinweg, die das reibungslose Funktionieren der Gesellschaft gewährleisten sollen. Mit Ecstasy verschieben sie die Mauern, brechen Steine heraus, öffnen sie Türen und Fenster in ein anderes Leben: »es ist eine irre Welt. Für normale Leute abnormal, für uns Raveleute, Technoleute etwas Schönes«, wie eine überzeugte Anhängerin von XTC in »Rave New World« schwärmt. Die auf kein weiteres Ziel gerichtete pure Lust der Raver am Leben ist vielen Außenstehenden ein Dorn im Auge. Ihr lustbetonter Glückstaumel berührt sie an den eigenen wunden Punkten eingeschränkter Lebendigkeit. Wer die Einschränkung oder gar den Verlust der eigenen Glücksfähigkeit als zu schmerzhaft erlebt, wehrt seine Gefühle über die Abwertung der Techno-Bewegung ab. Im harmlosesten Fall mit

Belächeln oder purem Unverständnis, heftiger mit massiver Verärgerung oder Kampfansagen an die Szene. Die repressive Drogenpolitik ist hiervon nicht ausgenommen.

Durch Grenzüberschreitungen sorgen Raver für ihr Glück, wenn auch nur mit Ecstasy. Mit Hilfe seiner entaktogenen Wirkung (siehe Seite 63) gehen sie in sonst ausgesperrte Bereiche des eigenen Inneren, über die kommunikative Wirkung wird die Begegnung mit vielen Anderen vertieft, und über die Wirkung auf den Körper wird eine narzißtische, vitale Lust gelebt. Das Selbst-Empfinden wird in allen Bereichen intensiv verändert und nähert sich dem Bild von einem »wahren« Selbst. Das ist mehr, als viele »Normale« erleben. Deswegen ist ein unbewußtes Motiv, Ecstasy sowie die Szene zu bekämpfen, intensiver Neid.

Raver überschreiten nicht nur von außen gesetzte Normen, die sie nicht akzeptieren, sondern auch ihre langjährigen persönlichen Grenzen, was nicht bedeutet, daß sie dauerhaft völlig grenzenlos wären. Sie verschieben nur die Mauern, wollen mit Ecstasy neue Erfahrungen machen, um vielleicht tatsächlich an die eigenen Grenzen zu stoßen: »Ich glaube, jeder muß seine Erfahrungen machen, um herauszufinden, was drin liegt und was nicht. Aber man muß auch seine Grenze kennen. Du lernst sie nie kennen, wenn du nicht zu ihr vorstößt. Zuerst mußt du aber dein Limit erreichen … und merken: ›Aha, da ist es‹. Und dann kennst du den Punkt, wo du aufhören mußt«.[49]

Bisher gibt es wenig innere Bereitschaft, sich konstruktiv mit den Botschaften der Raver auseinanderzusetzen. Es könnte eine Bereicherung für alle sein. Doch viele Menschen möchten gar nicht in den Spiegel sehen. Es wird die kollektive Abwehr aufrechterhalten, sich nicht intensiver mit den eigenen tiefen Bedürfnissen zu befassen. Näherliegender, bequemer und praktikabler erscheint es großen Teilen unserer Ge-

49 Aus»Rave New World«

sellschaft, Ecstasy als Droge zu bekämpfen und der Techno-Szene ansonsten durch perfekte Kommerzialisierung jegliches restliche progressiv-subversive Element zu entziehen.

Lösung aus dem Körperpanzer

In einer Welt, in der die Menschen immer auf der Hut und um Selbst-Sicherung bemüht sind, setzen sie eine ganze Reihe von Abwehrmechanismen ein. Die meisten verlaufen als verinnerlichte Prozesse völlig unbewußt.

Schon in ganz frühen Phasen unserer Entwicklung reagieren wir mit körperlichen Sicherungsmaßnahmen, wenn die zwischenmenschliche Interaktion auf der Körper-Ebene unstimmig wird. Solche ersten Sicherungen können sich später zu leiblichen Abwehrmechanismen verdichten. Sie sind Bestandteil unseres Körper-Selbst. Es existiert kein Mensch, der von solchen Abwehrprozessen völlig frei wäre.

Heutzutage halten bereits viele Menschen ein Ausmaß an Streß und Verspannungszuständen für normal, das weit jenseits dessen liegt, was uns noch wohltuen könnte. Viele körperliche Abwehrmechanismen sind äußerlich direkt beobachtbar. Verfeinerte erfordern mehr Aufmerksamkeit, will man sie registrieren. Die leiblichen Reaktionen arbeiten dabei mit den seelischen Abwehrmechanismen eng zusammen.

In bestimmten Situationen halten Menschen den Atem an oder sie versteifen sich, die lebendigen Regungen werden eingefroren. Ärgerliche Menschen »wissen« unter Umständen gar nicht, wie sie ihrem Gefühl körperlich Ausdruck verleihen könnten. Andere wiederum, die voll innerer Bewegung anfangen möchten zu weinen, erleben, wie sich ihnen die Kehle zuschnürt. Es gibt unendlich viele Situationen, in denen wir mit körperlichen Abwehrmechanismen reagieren. Die bekanntesten und vertrautesten betreffen uns nahezu alle. Wir sind in dieser Welt so sehr mit Sicherung und chronischem Festhalten beschäftigt, daß muskuläre Verspannungen zu unserem Alltag gehören. Wie mit unseren seelischen Fassaden, leben wir so auch mit unserem individuellen Körper-Panzer.

Ecstasy befreit vom Körper-Panzer, indem es tief in den Körper hineinwirkt. Ihm eine völlige Neuordnung aller nicht-stimmigen affektmotorischen Schemata zuzutrauen, wäre sicherlich überhöht. Das subjektive Gefühl größerer Geord-netheit aber ist durch Erfahrungsberichte von Konsumenten belegt: Ich spürte, »wie etwas tief in mir drin anfing, sich neu zu ordnen. Wir nannten dies ›Arrangieren des Zentrums‹, und tatsächlich war es, als würden sich die normalerweise unkoor-dinierten Teile von uns – Körper, Geist und Gefühle – verei-nen und harmonisch funktionieren … Schritt für Schritt war zu spüren, wie die muskuläre Anspannung verschwand und durch Wärme ersetzt wurde«.[50] Ecstasy bewegt seine Nutzer dazu, die Kontrolle aufzugeben und loszulassen. Sich-gehen-lassen befreit auch von den gewohnten Sicherungsbestrebun-gen des Körper-Panzers.

Die mit der Wirkung von Ecstasy bisweilen verbundenen Kieferkrämpfe haben wir bereits weiter oben gedeutet als Wi-derstand gegen die Aufforderung der Droge zum totalen Lok-kerlassen. Das Gehenlassen ist jedoch die Eintrittskarte in die Welt von Ecstasy. Auf die Körperabwehr bezogen, könnte es für die beobachteten Kieferkrämpfe noch eine weitere Deu-tung geben: Die Kiefermuskeln können sich auch deswegen permanent verspannen, um ein Beißen zu verhindern. Viel-leicht ist die in der Techno-Szene propagierte Aggressionsfrei-heit doch zu trügerisch, und die Aggression wird einfach ver-bissen – zumindest bis Ecstasy in seiner vollen Wirkung tatsächlich zum Loslassen zwingt. Dann lösen sich die Ver-spannungen in allen Muskelgruppen, der Atem vertieft sich und körperliche Hemmungen verflüchtigen sich. Der Körper wird in Besitz genommen und ekstatisch-lustvoll durch die Szene bewegt.

50 Saunders, a.a.O., S.351

Wie die seelische Leichtigkeit im Sein, so wird auch der Körper als »megaleicht« oder »gänzlich aufgebaut« empfunden. Die Raver »heben ab« und »fliegen«. Es gibt keine Schwere mehr.

Die Befreiung vom Denken

Ecstasy führt in die Einheit der Sinne zurück. Körper und Seele werden wieder harmonisch miteinander verbunden. In einem anders verstandenen Sinne trennt Ecstasy allerdings den denkenden Geist auch wieder vom Körper: Viele Menschen sind es gewohnt, ihre alltäglichen Handlungen sehr rational vom Verstand leiten zu lassen. Nicht wenige sind so kopflastig geworden, daß sie kaum noch in der Lage sind, ihre Gefühle wahrzunehmen, geschweige denn sie im Körper zu lokalisieren. Diese Kopflastigkeit wird von Ecstasy aufgehoben. Der denkende Kopf wird so stark vom Körper getrennt, daß er die Vorherrschaft verliert. Ecstasy befreit vom zwanghaften Denken, was als ungeheure Erleichterung erlebt werden kann. Die Fähigkeit zur Selbst-Reflexion wird dadurch allerdings nicht beeinträchtigt. Dies ist eine »Stärke« des Mittels. Der Rationalität unserer Gesellschaft setzt Ecstasy »Die (unerträgliche) Leichtigkeit des Seins« gegenüber.

Dieser Titel eines Romans von Milan Kundera beschreibt sehr schön den spürbaren Effekt, wenn das Sein vom zwanghaften Denken befreit wird. Der Intellekt ruht, rationale Gedankenverbindungen werden durch Empfindungen ersetzt. Die empfundene Leichtigkeit des Seins verbindet sich mit Glücksgefühlen. Sie entlastet von Verantwortung und führt zurück auf eine Ebene unbeschwerten Spiels. Eine 41-jährige Ärztin, die Ecstasy bewußt als Entspannungsmittel einsetzt, sagt dazu: »Für mich gehört das zum Bereich Spielen, wirklich spielen – spielen und dabei keine Verantwortung ... zu tragen«.[51]

51 Zitiert nach: Marsha Rosenbaum/Patricia Morgan/Jerome E. Beck:»Auszeit«. Ethnographische Notizen zum Ecstasy-Konsum Berufstätiger, in: Neumeyer/Schmidt-Semisch, a.a.O., S. 79

Um die entlastende Befreiung vom Denken zu erreichen, setzen die Menschen seit altersher auch das Mittel monotoner Wiederholung ein. Archaische Trommel-Rhythmen, monotone Sanges-Riten, religiöse Gebetsformeln oder rhythmisch-monotone Tänze schalten das denkende Bewußtsein aus und wirken beruhigend auf den Seelenfrieden.

Auf dem Dance-Floor der Techno-Szene finden wir dieses altbekannte Muster wieder. Es versetzt die Raver in einen meditativen Zustand. Ein Mönch, den Nicholas Saunders auf eine Rave-Party mitnahm, sprach mit diesem über seine Definition von Zen-Meditation. Danach ist Meditation: »Keine Worte in deinem Kopf zu haben, aber gleichzeitig sehr aufmerksam zu sein im Jetzt und an dem, was du tust, extrem beteiligt zu sein«.[52] Für den Mönch waren all die tanzenden Menschen »Meditierende«. Gleichbleibende, monotone Rhythmen versenken die Tänzer in die meditative Trance. Gelegentlich erfährt dieses »gewöhnliche« Trancegefühl noch eine Steigerung hin zu Euphorie und »mystischer Trance« durch den geschickten Einsatz musikalischer Klimas mit »Sphärenklängen«. Vermutlich finden sich in der elektronisch erzeugten Musik sogar Töne, wie sie ungeborene Kinder im Uterus durch die Bauchwand der Mutter hören. Uterus-Gefühle können auch dadurch entstehen, daß Ecstasy die akustische Wahrnehmung leicht verändert. Manche Konsumenten beschreiben ihre Höreindrücke so, als wären sie von dämpfendem Wasser umgeben.

Techno-Musik treibt die Tänzer vorwärts. Ihr Körper ist dabei hoch bewegt, doch die Seele und der Geist erfahren einen Zustand tiefer Entspannung und Selbst-Versunkenheit. Raver, die unter Einfluß von Ecstasy vorübergehend alle gewohnten Schranken und Abwehrmechanismen fahren lassen, erleben durch die Befreiung vom Denken höheres Wohlbefinden. Dieses Gefühl lädt ein zu Wiederholung.

---

52 Aus einem Interview mit Nicholas Saunders, in: Neumeyer/Schmidt-Semisch, a.a.O., S. 84

Eine interessante Entsprechung für die rhythmische Monotonie der Techno-Musik ist mir in der Sprache der Raver aufgefallen. Auch hier schleicht sich die beruhigende Monotonie der Wiederholung ein. Dies ist bereits ersichtlich aus den vielen Berichten von Ecstasy-Usern, die in diesem Buch zur Sprache kommen. Droge und Rhythmus wirken also bis ins verbale Selbst der Raver hinein.

Die Befreiung vom Denken hat noch einen weiteren Bezug zum verbalen Selbst der Ecstasy-Konsumenten. Viele Nutzer der Droge suchen lange nach Worten, wenn sie ihr Erleben beschreiben wollen. Was in der Regel nichts mit sprachlichem Unvermögen zu tun hat, sondern sich aus der Tatsache erklärt, daß ihr Erleben zum einen größtenteils nichtverbaler Art ist und außerdem Schichten im Selbst berührt, die lebensgeschichtlich im vorsprachlichen Entwicklungsstadium angesiedelt sind. Solche Erfahrungen sind per se schwierig in Worte zu fassen. Dies ist auch in körpertherapeutischen Sitzungen beobachtbar, in denen ein Zurücksinken (Regression) in präverbale Stadien stattfindet.

Die Macht von Ecstasy als Suchtmittel

Für die Diagnostik von Abhängigkeitserkrankungen existieren international anerkannte Kriterien, nach denen eine Suchtmittelabhängigkeit festgestellt wird. Das ICD-10 (International Classification of Diseases) besagt, daß die Diagnose einer Drogen-, Alkohol- oder Medikamentenabhängigkeit nur erfolgen soll, wenn mindestens drei der nachstehenden Kriterien[53] erfüllt sind:

---

53 Siehe H. Dilling, W. Mombour, M.H. Schmidt (Hrsg.): Internationale Klassifikation psychischer Störungen: ICD-10. Klinisch-diagnostische Leitlinien, Weltgesundheitsorganisation. Bern, Göttingen, Toronto, Seattle, 2. Aufl., 1993

1. Ein starker Wunsch oder eine Art innerer Zwang, psychotrope Substanzen oder Alkohol zu konsumieren
2. verminderte Kontrollfähigkeit bezüglich des Beginns, der Beendigung und der Menge des Substanz- oder Alhoholkonsums
3. Substanzgebrauch mit dem Ziel, Entzugssymptome zu vermeiden oder zu mildern
4. Körperliches Entzugssyndrom bei Beendigung oder Reduktion des Konsums
5. Toleranzentwicklung, d.h., um die ursprünglich durch niedrigere Dosen erreichte Wirkung der Substanz hervorzurufen, sind zunehmend höhere Dosen erforderlich
6. Fortschreitende Vernachlässigung anderer Vergnügungen oder Interessen zugunsten des Substanzkonsums sowie erhöhter Zeitaufwand, um sich von den Folgen des Konsums zu erholen
7. Anhaltender Substanzkonsum trotz des Nachweises eindeutiger schädlicher Folgen, wie z.B. Müdigkeit, depressive Verstimmungen, Leberschädigung, Verschlechterung kognitiver Funktionen oder Arbeitsplatzverlust
8. Ein eingeengtes Verhaltensmuster im Umgang mit der Substanz

An diesen Kriterien gemessen, erfüllt Ecstasy sehr schnell wesentliche Merkmale von Suchtmittelabhängigkeit.

Die Droge bewirkt bei vielen Nutzern ein so phantastisches »Feeling«, daß sofort der Wunsch entsteht, das Mittel wiederholt zu konsumieren. Ihr enormes psychisches Abhängigkeitspotential führt daher leicht zu Kontrollverlust. Schnell kontrolliert die Substanz ihre Gebraucher. Die rasche Toleranzentwicklung von Ecstasy, die mit einem Nachlassen der gewünschten Wirkung einhergeht, verführt zu immer stärkerer Überdosierung sowie zum Beigebrauch anderer Drogen. Die für die gesuchte Erlebnisqualität in Kauf genommenen Nebenwirkungen der Droge ziehen Formen leiblich-seelischer Selbst-Schädigung nach sich. Körperlich abhängig im strengen Sinne macht das Mittel dagegen nicht.

Maßlosigkeit und Entgrenzung offenbaren sich im Wunsch der Raver nach immerwährendem Party-Erleben:»Ich möchte immer so fühlen«[54], es soll nie zu Ende sein. Ecstasy-Konsumenten »halten an etwas fest und wollen es nicht mehr loslassen. Sie wollen es nicht mehr loslassen und einfach dort bleiben ... und noch eine Pille nehmen, noch eine ... und länger bleiben, immer länger«. Diese Feststellung eines außenstehenden Kenners der Szene deckt sich mit den Eigeneinschätzungen vieler Raver:»Wenn man nach einer Party zurückkommt, streßt man sich sofort, ... warum, ich möchte Tag und Nacht an einer Party sein, und es ist so geil, ja, ich möchte von morgens bis abends immer an einer Party sein«. Innerhalb kürzester Zeit kann sich die alltägliche Lebensführung total verengen. Das handlungsleitende Interesse und das Lebensziel reduzieren sich auf den E-Film:»Wenn das Wochenende toll war mit solchem Zeugs, dann denkt man Montag, Dienstag, Mittwoch, solch' Zeug nehm ich wieder, ich will es immer so toll haben. Niemand verzichtet auf ein so tolles Wochenende. Man nimmt es dann immer wieder, wie wenn man Antibiotikatabletten nehmen würde, wenn man krank ist ... Man nimmt es einfach und ist voll drauf. Dann steigt man wieder ab, dann kommt das Wochenende, man nimmt es wieder, steigt wieder ab und dann kommt es wieder«.

Das süchtige Entgleiten ist bei einem solchen Umgang mit Ecstasy vorprogrammiert. Die Wirkungen der Droge werden konsumiert, aber nicht reflektiert. Das Festhalten am E-Film verhindert ein mögliches persönliches Wachstum, da die frei-

54 Alle nicht mit weiterer Anmerkung versehenen Zitate in diesem Teil stammen aus dem Film»Rave New World«

gesetzten, ins Bewußtsein drängenden Erlebnisinhalte unverarbeitet bleiben. Die bewußte Auseinandersetzung mit der eigenen inneren Gefühlswelt geht im Rave-Rausch verloren. Insbesondere negative, schmerzhaft erlebte Gefühle sind generell unerwünscht. Wenn sie sich nach dem Abklingen des E-Films durch das Wiederauftauchen der Realität und des Alltags dennoch einstellen, werden sie im Extremfall in einer Art »professioneller Schizophrenie« abgewehrt, wie ein User die von ihm erlebte Spaltung beschreibt. [55] So werden professionelles Feiern und professioneller Arbeitsalltag im Erleben strikt getrennt. Erfolgsorientierte Ecstasy-Konsumenten können tatsächlich über längere Zeit hinweg im Berufsleben funktionieren, ohne daß ihr System zusammenbricht. Eine regelmäßig konsumierende junge Frau praktiziert es ähnlich: »In der Zeit, in der man viel nimmt, denkt man gar nicht nach über den Alltag, sondern man lebt einfach in den Alltag hinein. Also, d.h. daß man Montag bis Freitag stur computermäßig lebt, daß man dieses Leben hinter sich hat und sich auf das Wochenende freuen kann«.

Für Karriere-orientierte MDMA-Konsumenten, die wir unter Selbständigen, Angestellten und Beamten in vielen Berufszweigen finden, kann Ecstasy sogar eine stützende Hilfsfunktion übernehmen. Es unterstützt das »süchtige Arbeiten«, und es tut dies zuverlässiger und sanfter als beispielsweise Kokain. Leistungsbereiten Berufstätigen, die tatsächlich in der Lage sind, MDMA gezielt zu handhaben, ermöglicht das Mittel einen »kontrollierten Hedonismus«. Es gibt ihnen die Möglichkeit an die Hand, die genauen Zeiten, Umstände und Orte der gewünschten Bewußtseinsreise in Übereinstimmung mit ihrem Terminkalender zu organisieren. MDMA entlastet sie von ihrem anstrengenden Arbeitsalltag, ohne zwangsläufig die Karriere zu gefährden. Eine beruflich erfolgreiche Frau beschreibt es so: »Für mich ist es ein ›Auszeit-Verhalten‹. Mein

---

55 Aus der Reportage: Im Techno-Rausch. 3sat, 5.8.1996

Leben ist sehr voll, und ich trage viel Verantwortung. Ich habe sehr viel Arbeit, die getan werden muß, und viele Termine. Deshalb ist es für mich so etwas wie eine Auszeit ... wie ein einwöchiger Urlaub, nur eben an einem Tag, denn mehr Zeit habe ich nicht«.[56]

Hier wird Ecstasy funktionell in das gewohnte »gute Leben« eingebaut. Mit seiner Hilfe wird die Freizeit und die Entspannung beschleunigt, um sich danach ebenso schnell wieder neuen Aufgaben zu stellen. Beruflich erfolgreiche Ecstasy-Konsumenten bewegen sich sicher in ihren sozialen Bezügen. Sie entgleiten nicht süchtig, sondern gehen *substanzspezifisch* auf kompetente, rationale und durchorganisierte Weise mit der Droge um. Sie ist Bestandteil ihres »Life-Styles« und wird benutzt im Dienste der Karriere. Nicht das Mittel ist das Problem, sondern diese Art der Lebensführung in unserer Gesellschaft, bei der alle genötigt sind, im Wettbewerb irgendwie mitzuhalten. Der gnadenlose Wettwerb auf allen Ebenen entfernt uns zunehmend von unseren menschlichen Wurzeln. Parallel dazu wird die Entfernung zu unserer angeborenen Glücksfähigkeit immer größer.

Ecstasy konsumierende Party-Gänger haben andere Gebrauchsmuster als fest etablierte berufstätige MDMA-Konsumenten. Diese sind nicht frei von Nachwehen. Gefürchtet ist bei Ravern das nahezu unvermeidliche Katergefühl im Anschluß an den E-Film. Quälende Gefühle von innerer Leere, von Getrennt- und Alleinsein schleichen sich ein. Die damit gekoppelte Trauer und Depression wird mit allen zur Verfügung stehenden Mitteln bekämpft – zur Not auch mit zusätzlichen Suchtmitteln, die das »Runterkommen« sanfter und weniger unlustvoll gestalten sollen.

Die süchtige Seite von Ecstasy entfaltet einen Sog, der die User auf die Seite von (Selbst-)Zerstörung und Tod ziehen

---

56 Zitiert nach: Marsha Rosenbaum/Patricia Morgan/Jerome E. Beck: a.a.O., S. 75

kann. Eine überzeugte Konsumentin beschreibt dieses Gesicht von Ecstasy als »eine Welt, in der sich das Umbringen lohnt«. Andere sprechen fast wörtlich immer wieder vom »Paradies, für das es sich lohnt zu sterben«. Solche Äußerungen habe ich wiederholt in Gesprächen mit Usern zu hören bekommen. Dies als Pervertierung zu bewerten, wird diesen Menschen nicht gerecht und wertet ihr Lebensgefühl ab. Man kann es nur werten als Ausdruck der traurigen Realität, daß viele Ecstasy-User die Welt, wie sie sie erleben, nicht mehr als eine Welt begreifen, für die es sich lohnt zu leben. Sie fühlen sich in unserer Welt nicht mehr heimisch. *Ihre ursprüngliche Glücksfähigkeit ist ihnen darin abhanden gekommen.*

Bei den Gebrauchern von MDMA ist die Bereitschaft, für den zeitweiligen Eintritt ins Paradies unangenehme Nebenwirkungen der Droge oder sogar das Spiel mit dem eigenen Leben in Kauf zu nehmen, immerhin noch verständlich. Sie gewinnen auf der Erlebnisebene zeitweise ganzheitliches Glück hinzu. Bei Konsumenten anderer synthetischer Drogen greift diese Erklärung nicht mehr. Angehörige der jungen Generation, die beispielsweise PCP – d.h. Phencyclidin, auch »Angel Dust« oder »Engelstaub« genannt – konsumieren, gewinnen keine Glücksgefühle. Mit PCP gehen sie viel wahrscheinlicher auf schizophrene Horrortrips, die eher dem Eintritt in die »Hölle« ähneln, als irgendeinem anderen vorstellbaren Erleben. Der Gebrauch solcher »Horror«drogen ist die pure Selbst-Zerstörung, das vorsätzliche Spiel mit dem eigenen Leben. Bei dieser Generation von Drogen-Gebrauchern doppelt sich der vernichtende Verlust von Urheberschaft und Wirksamkeit. Ihr beschädigtes Selbst vermischt sich mit einem gesellschaftspolitisch erlebten Verlust von Wirkungskraft. Ohnmächtig und ohne lohnende Lebensperspektive fühlen sie sich ausgeliefert an anonym herrschende Gewalten.

Verkrustete gesellschaftliche Strukturen, weltweit operierende wirtschaftliche Systeme, übergeordnete Schaltzentralen der

Macht und entfremdete Bürokratien rauben den Menschen zunehmend ihre individuellen Lebensentwürfe. Es fällt schwer, sich überhaupt noch als Zentrum eigener Wirkungskraft zu erleben. Menschen, die sich kein ausreichend stabiles Gefühl ihrer Individualität bewahren können, bleibt als Lebensgefühl nur noch eine dominierende Hoffnungslosigkeit. Diese entlädt sich in Zerstörungswut nach innen wie außen. Eine Generation, die in »Horror«drogen ihre Zuflucht sucht, hat nichts mehr zu verlieren oder zu gewinnen. Sie hat sich aufgegeben. Die selbst-zerstörerischen Kräfte, die ihr Leben bestimmen, sind häufig sogar resistent gegen therapeutische »Heilungs«versuche. Sie mit einem angenommenen »Todestrieb« erklären zu wollen, halte ich allerdings für wenig angemessen. Vielmehr bildet sich ihr »Spiel mit dem Tod« auf einem sehr realen gesellschaftlichen Hintergrund aus. Menschen, die »Horror«drogen konsumieren, führen nur in extremer Weise eine zerstörerische Tendenz vor Augen, die die ganze Welt erfaßt hat. Wir befinden uns in kollektiver Selbst-Zerstörung, bisweilen bewußt gemacht durch konstruktive Gegenströmungen. Zerstörungstendenzen nach innen wie außen sind gesellschaftlich integrierte Verhaltensstörungen, die überhaupt nur noch als solche wahrgenommen werden, wenn sie das »gewohnte« Ausmaß übersteigen. Sie schließen auch Suchtverhalten ein. Sozial angepaßtes Suchtverhalten ist eine weit verbreitete Störung im Selbst. Ausgegrenzt wird sie nur, wenn sie das sozial verträgliche Ausmaß übersteigt oder, wenn die Droge an sich nicht gesellschaftsfähig ist.

Mittlerweile treffen wir auch bei den Konsumenten von Ecstasy bereits vereinzelt auf Menschen, die ein ähnliches Spiel mit dem Leben treiben, wie die Gebraucher ausgewiesener »Horror«drogen. Befragt man sie nach den Gründen ihres alle Grenzen übersteigenden Pillenkonsums, geben sie unumwunden zu, daß sie das Risiko ihres Todes bewußt einkalkulieren. Zum Glück handelt es sich noch um Einzelfälle, doch die Tendenz sollte uns zutiefst beunruhigen. Die überwiegende

Mehrzahl der Konsumenten von Glückspillen sucht indes nicht das Todeserlebnis, sondern den Eintritt ins ewig dauernde irdische Paradies.

Raver, die das ganze Leben zu einer Party machen möchten, kann man infolgedessen als realitätsferne, unreife Menschen abwerten. Man kann aber auch ihre Botschaft ernst nehmen, die ein Nicht-Einverständnis mit unseren gewohnten Lebensformen signalisiert. Der Traum eines Ravers vom »Untergang der materiellen Welt« verdeutlicht konkreter die Sehn*Sucht* nach einem anderen Leben – einem Leben, das weniger von Hab*Sucht* und dem Anhäufen materieller Güter geleitet wird, als von wahrhaftigen menschlichen Bedürfnissen.

In unserer Realität hat nahezu jeder Mensch seine privaten Vorstellungen, Wünsche, Phantasien und Träume von einem anderen Leben, in dem er sich mehr in Einklang mit sich selbst und seiner Umwelt fühlen könnte. Große gesellschaftliche Utopien, die ein anderes Leben zumindest als Perspektive erahnen lassen könnten, gibt es jedoch nicht mehr. Statt dessen herrscht auch in der Zukunftsplanung Orientierungslosigkeit. Propagierte Werte sind bestenfalls noch hohle Worthülsen. Unsere einzige Maßgabe lautet nach wie vor: »mehr desselben«. Aber auch dieses Mehr befriedigt uns nicht mehr, es kann die innere Leere nicht füllen, uns nicht sinnlich bereichern, die Defekte im Selbst nicht heilen.

6

Was tun?

Grundinformationen für alle als Basis des Handelns

Die Geschichte von MDMA (Ecstasy)

Bereits 1914 ließ das deutsche Pharma-Unternehmen Merck den Wirkstoff MDMA patentieren, jedoch ohne im Patent konkrete Anwendungsgebiete zu erwähnen. Gedacht war der Stoff vermutlich als Appetitzügler. Da bei Gebrauch jedoch »seltsame« Nebenwirkungen beobachtet wurden, war es kommerziell nicht interessant genug und kam nie auf den offiziellen Pharma-Markt.

In den 70er Jahren tauchte es inoffiziell in den USA wieder auf. Eine kleine Gruppe von Psychiatern und Psychotherapeuten benutzte MDMA als potentes therapeutisches Hilfsmittel. Sie waren überzeugt, ein wertvolles Therapeutikum zur Verfügung zu haben. Einer dieser Psychiater urteilte über den Stoff: »MDMA ist Penicillin für die Seele, und wenn du einmal gesehen hast, was Penicillin tun kann, verschreibst du es immer wieder«.[1] Andere experimentierfreudige Gruppen konsumierten die Droge recht bald im privaten Freizeitbereich oder zu meditativ-spirituellen Zwecken. Unter dem neuen Namen »Ecstasy« wurde die Droge nach 1981 rasch ein Verkaufserfolg und verbreitete sich in weite Kreise, jedoch noch nicht als Tanz- und Partydroge. 1985 wurde Ecstasy in

---

1 Saunders, a.a.O., S. 20

den USA auf die Liste der gefährlichsten Substanzen gesetzt und verboten.

In Europa war das Konsumverhalten von Beginn an ein anderes. 1987 entstand auf der Ferieninsel Ibiza eine erste »Szene«, die langdauernde Tanzparties veranstaltete und Ecstasy zusammen mit LSD und Cannabis konsumierte. Auch in England kamen Ende der 80er Jahre große House- und Technoparties in Mode, die sogenannten »Raves«. Spätestens von diesem Zeitpunkt an verbreitete sich Ecstasy – gerade in Verbindung mit Techno – auch in Resteuropa. In Deutschland steht MDMA seit dem 1. August 1986 auf der Liste der verbotenen Betäubungsmittel. MDE kam erst 1991 hinzu, MDA war dagegen bereits seit 1984 verboten. Die Partydrogen erfuhren trotz Verbots überall eine rasante Verbreitung. Das Phänomen war zu Anfang jedoch noch so unvertraut, daß selbst in der Suchtarbeit vorübergehend Unklarheit herrschte, wie das Suchtpotential dieser neuen Drogen einzuschätzen sei. Mittlerweile ist durch Beobachtungen und Fakten zweifelsfrei klar, daß es sich bei diesen Stoffen um hochpotente psychoaktive Substanzen und keinesfalls um eine harmlose Angelegenheit handelt. Dies ist neuerdings auch formal-juristisch geklärt. In seinem Grundsatzurteil vom 9.10.1996 hat der Bundesgerichtshof Ecstasy und verwandte Substanzen als gefährliche Betäubungsmittel eingestuft und gleichzeitig die Grenze festgelegt, ab der eine strafrechtlich relevante »nicht geringe Menge« des Wirkstoffs vorliegt. Diese Grenze liegt bei 30g MDE-Base, was bei den üblichen Wirkstoffdosierungen bei Pillen etwa 250 Konsumeinheiten entspricht. Mit Strafe bedroht ist die Herstellung, der Besitz, Erwerb und Verkauf von Ecstasy.

Der weiten Verbreitung der Glückspillen tut dies jedoch keinen Abbruch, denn es geht dabei um Erlebnisinhalte, Gefühle, Wünsche, Bedürfnisse und Nöte von jungen Menschen, denen mit rechtlichen oder repressiven Mitteln der Drogenpolitik in keiner Weise adäquat begegnet werden kann.

Wissenswerte Daten und Fakten

Daten und Fakten zum Thema »Ecstasy« anzuführen, bedeutet immer noch, sich auf recht ungesichertem Gelände zu bewegen. Obwohl das Phänomen seit Ende der 80er Jahre beobachtbar ist, erstaunt doch, wie wenig gesicherte Fakten es zum Thema gibt. Dies beginnt schon bei den Konsumenten-Zahlen. Ohne Zweifel haben wir es jedoch mit einer rasant steigenden Nachfrage nach Designerdrogen zu tun.

Vermutlich konsumieren wenigstens 2 bis 4 Prozent der Schüler und Schülerinnen im Alter von 15–17 Jahren Amphetamine, Ecstasy und LSD. Bei den jungen Erwachsenen im Alter von 18–20 Jahren liegt der Prozentsatz der Ecstasy-erfahrenen Konsumenten in einigen Ländern Europas bei 3 bis 4 Prozent, in anderen Staaten sogar bei 9 bis 10 Prozent. Diese Zahlen ergeben sich aus dem ersten Jahresbericht der Europäischen Beobachtungsstelle für Drogen und Drogensucht (EBDD), der im Herbst 1996 veröffentlicht wurde.[2] Da die Daten zum Gebrauch synthetischer Drogen in den Mitgliedsstaaten der Europäischen Union jedoch nach unterschiedlichen Methoden erhoben werden, sind zuverlässige Aussagen schwierig. Zur Zeit werden daher weitere epidemiologische Daten zu synthetischen Rauschdrogen zusammengetragen.[3] Feststeht, daß diese Substanzen zum größten illegalen Drogenproblem in Europa geworden sind. Dabei kommen diese Suchtstoffe auch nicht aus Drittländern, sondern werden in

---

2 Vgl.: drogen-report 1/97
3 Stellvertretend sei auf drei neue Studien verwiesen: G. Rakete/U. Flüsmeier: Der Konsum von Ecstasy. Empirische Studie zu Mustern und psychosozialen Effekten des Ecstasykonsums. Eine Studie im Auftrag der Bundeszentrale für gesundheitliche Aufklärung, Hamburg 1997; H.P. Tossmann/W. Heckmann: Drogenkonsum Jugendlicher in der Techno-Party-Szene. Eine empirisch-explorative Untersuchung zur Notwendigkeit und den Möglichkeiten einer zielgruppenbezogenen Drogenprävention. Im Auftrag der Bundeszentrale für gesundheitliche Aufklärung, Köln 1997; P. Meisch: Les drogues synthétiques de type »Ecstasy« au Grand-Duché de Luxembourg. Analyse de la situation, Luxembourg 1997

Europa selbst hergestellt, vor allem in Holland, das fast den gesamten europäischen Markt beliefert.

Auch für Deutschland gibt es nur eingeschränkt aussagefähiges Datenmaterial zur Verbreitung von Designerdrogen. Nach einer repräsentativen Umfrage des Münchner Instituts für Therapieforschung soll es etwa 540.000 Ecstasy-Gebraucher in den alten und neuen Bundesländern geben. Wenn man jedoch allein die geschätzten Teilnehmerzahlen der jährlich stattfindenden »Love-Parade« in Berlin betrachtet, wo 1996 etwa 750.000 und 1997 sogar 1.000.000 Raver tanzten, muß diese Zahl bezweifelt werden – auch wenn längst nicht alle Teilnehmer an der »Love-Parade« unter Drogeneinfluß stehen. Diese Massen-Techno-Veranstaltung ist vermutlich das größte Ereignis zur Förderung des Erstkonsums. Die Zahl der Neueinsteiger und Erstgebraucher von Ecstasy erhöht sich ständig und sprunghaft, wobei Altersrisikoanalysen die parallele Verschiebung des Einstiegsalters in immer jüngere Altersgruppen erkennen lassen. In der Regel beginnt der Gebrauch von Ecstasy, Amphetaminen und Halluzinogenen im Alter von etwa 14 Jahren. Danach steigt die Erstgebrauchskurve ständig bis zum 24. Lebensjahr an. Nach einer Zufallsstichprobe des Max-Planck-Instituts für Psychiatrie in München 1995 geben 8 Prozent der 24-Jährigen an, in diesem Alter erstmals Ecstasy gebraucht zu haben. Rechnet man auch noch die anderen illegalen Drogen hinzu, geben sogar 27,4 Prozent der 21 bis 24-Jährigen in den westdeutschen Bundesländern an, über eigene Erfahrungen mit solchen Substanzen zu verfügen. Diese Zahl nennt die Bundesstudie »Repräsentativerhebung zum Gebrauch psychoaktiver Substanzen bei Erwachsenen in Deutschland«, die im Auftrag des Bundesministeriums für Gesundheit 1995 durchgeführt wurde. Insgesamt bestätigt diese Studie mehr als deutlich den steigenden Konsum illegaler Drogen sowie einen regelmäßigen Konsum von In-Drogen auf hohem Niveau. Auf hohem Niveau bewegt sich auch der Konsum von Ecstasy, wobei hier die jungen Erwachsenen zwischen 21 und 25 Jahren die regelmäßigen User sind, während die Gruppe der bis zu 18-Jährigen noch eher in die Kategorie der Probierer und Gelegenheitsgebraucher fällt. Meistens wird Ecstasy von ungefähr 60 Prozent der User mehrmals im Monat konsumiert. Es fungiert bei wesentlichen Konsumentengruppen immer noch vorwiegend als Freizeitdroge.

Alle bisher zusammengetragenen Daten zur Verbreitung dieser neuen Generation von Drogen besitzen nur eingeschränkte repräsentative Aussagekraft. Sie verdeutlichen jedoch den eindeutigen Trend zu einer besorgniserregenden Konsumfreudigkeit bei synthetischen Suchtstoffen. Diese sind zudem längst aus den ursprünglichen Konsumentenkreisen in alle Schichten der Bevölkerung ausgewandert. Waren es anfangs vor allem sozial relativ gut integrierte, angepaßte und leistungsbereite Jugendliche, die Ecstasy in ihrer Freizeit als perfekte Leistungsdroge in Dienst nahmen, kommt die Droge mittlerweile auch in anderen sozialen Gruppen und Schichten zur Anwendung. Damit haben sich auch die Konsum- und Gebrauchsmuster deutlich verändert. Aus einer Freizeitdroge fürs Wochenende wird immer häufiger auch eine Droge für den ganz gewöhlichen Alltag. Damit erhöht sich zwangsläufig die Zahl derer, die durch ihren Umgang mit der Droge in ernste Schwierigkeiten geraten.

Ich möchte die wenigen objektiven Zahlen durch eigene Beobachtungen aus meinem präventiven Arbeitsalltag in Schulen, Einrichtungen der offenen Jugendarbeit, Wohngruppen, Betrieben und sonstigen Ausbildungseinrichtungen usw. ergänzen und veranschaulichen.

Für viele Jugendliche, denen ich dort begegne, gehören legale wie illegale Suchtmittel zu ihrem gelebten Alltag dazu wie sonstige ganz gewöhnliche Konsumgüter oder Gebrauchsgegenstände. Ich treffe nicht selten in Schulen bereits in siebten Klassen auf 13 bis 14-jährige Mädchen und Jungen, die über regelmäßige Eigenerfahrung mit Ecstasy und anderen synthetischen Drogen zu erzählen wissen. Wieder andere haben zumindest Kontakt zu Konsumenten, bleiben aber selber auf kritischer Distanz zu ihnen – zum Teil ausdrücklich auf Grund der beobachteten Persönlichkeitsveränderungen im Freundes- und Bekanntenkreis. Diese Beobachtungen sind für alle Schultypen ähnlich. Die zunehmende Erfahrung 13–14-jähriger Jugendlicher mit Designerdrogen belegt das stetige Sinken des Einstiegsalters. Einzelfälle sind auch in noch jüngeren Jahrgängen festzustellen. Wenn in manchen siebten Klassen bei der weit verbreiteten Klassenstärke von etwa 30 Mädchen und Jungen auch nur 2 bis 3 Jugendliche über Eigenerfahrung mit synthetischen Drogen berichten, handelt es sich schon um einen recht hohen Prozentsatz. Bei jungen Erwachsenen halte ich eine Durchschnittsquote von mindestens 8 bis 10 Prozent Ecstasy-Nutzern für mehr oder weniger erwiesen. Vermutlich ist die Zahl sogar eher zu niedrig gegriffen. Bei Cannabis-Produkten steigen die Gebraucherzahlen übrigens weiter sprunghaft an. Wenigstens 25 Prozent der Jugendlichen über 15–16 Jahre haben hier Eigenerfahrungen. Diese Zahlen können sowohl beunruhigen wie andererseits auch beruhigen – je nachdem, welchen Blickwinkel wir wählen.

Beunruhigend ist in jedem Falle, daß so viele Jugendliche und junge Erwachsene es für nötig erachten, ihr Leben mit hochpotenten Suchtmitteln zu bereichern. In relativierendem Sinne ist aber beruhigend, daß die weitaus meisten von ihnen ziemlich unbeschadet durch diese Phase ihres Lebens hindurchgehen. Diese Relativierung entbindet uns jedoch nicht von dem Gebot, der massenhaften Verbreitung von Suchtmitteln wie Suchtverhalten angemessen zu begegnen.

Welche Daten und Fakten der »Wahrheit« beim Gebrauch synthetischer Drogen nun auch am nächsten kommen, hinter allen nüchternen Zahlen verbergen sich konkrete Gesichter von Menschen mit ganz individuellen Lebensgeschichten.

In diesen Geschichten finden wir bei näherem Hinsehen die vielfältigen Gründe für den verbreiteten Gebrauch von Rauschmitteln. Sie spiegeln darüber hinaus weniger das Problem der jugendlichen Drogen-Gebraucher als vielmehr ein fundamentales Problem einer Gesellschaft, die Sucht durch eigene süchtige Strukturen immer wieder neu nährt.

Konsumrisiken und Nebenwirkungen

Der Konsum von Ecstasy ist mit Risiken behaftet und geht in der Regel mit unterschiedlichen Nebenwirkungen einher. Völlig ohne Risiko in Bezug auf Designerdrogen bleibt nur, wer auf ihren Gebrauch gänzlich verzichtet.

Menschen, die von Leberfunktionsstörungen, Herzschwäche bzw. Herzrhythmusstörungen, Schilddrüsenüberfunktion, Herz-Kreislauf-Problemen, Bluthochdruck, erhöhtem Augeninnendruck, Epilepsie, Diabetes oder Asthma bronchiale bei sich wissen, laufen ein unkalkulierbares gesundheitliches Risiko, wenn sie mit Ecstasy experimentieren. Auch psychisch instabile oder anfällige Personen, die vielleicht sogar schon Psychopharmaka einnehmen, riskieren eine unabwägbare Verschlechterung ihres Befindens durch den Konsum von MDMA. Manche Menschen wissen dies nicht. Andere wissen es und sind bereit, das Risiko einzugehen und den Preis zu bezahlen für das, was die Droge ihnen gibt.

Kurzzeitwirkungen und Risiken

Ungefähr 20 bis 30 Minuten nach der Einnahme einer Dosis Ecstasy kommt es zu vielfältigen psychischen und organismischen Reaktionen. Der Blutdruck und die Herzfrequenz steigen an. Die Pupillen weiten sich, was jedoch keine zuverlässigen Rückschlüsse auf den Konsum von Ecstasy zuläßt. Die Bronchien weiten und der Atem vertieft sich. Die Hautgefäße verengen sich und der Darm verlangsamt seine Tätigkeit. Gesteigerte motorische Unruhe, Zittern und Muskel- wie Kieferkrämpfe können sich bemerkbar machen. Das Hör- und Sehvermögen sinkt kurzzeitig ab, wohingegen die Berührungsempfindlichkeit zunimmt. Appetit, Hunger- und Durstgefühl gehen verloren und die Grenze für Schmerzempfindungen sinkt. Durch die adrenalinähnliche Wirkung von MDMA wird der Körper wie bei hohem Streß, großer Freude oder Angst in erhöhte Alarmbereitschaft versetzt, was zu einer Beschleunigung des gesamten Grundumsatzes und des Stoffwechsels führt. Der Sauerstoffbedarf des Körpergewebes nimmt zu. Ecstasy wirkt insgesamt stark auf das zentrale und periphere Nervensystem. All diese verschiedenen Reaktionen können in der Anfangsphase zu starkem Unwohlsein oder auch Angst führen. Sobald sich Körper und Geist jedoch auf die Wirkungen von Ecstasy einreguliert haben, lassen diese Begleiterscheinungen nach. Wenn die Droge »gut« wirkt, stellen sich nach etwa 30 bis 40 Minuten großes körperliches und seelisches Wohlbefinden, Unbeschwertheit und Leichtigkeit ein. Wirkt die Droge schlecht, kann es zu quälenden Erlebnisverläufen bis hin zu Horrortrips mit paranoiden Wahnvorstellungen kommen. Die individuelle Wirkung der Droge hängt ab von der Befindlichkeit des Konsumenten zum Zeitpunkt des Ecstasy-Gebrauchs sowie von der genauen Zusammensetzung und Dosierung der eingeworfenen Pille.

Unmittelbare körperliche Risiken

Das Leben auf dem E-Film ist oft begleitet von starker Müdigkeit. Körper und Geist ermüden schon ganz einfach deshalb, weil sie nicht mehr im angemessenen Tempo leben, sondern permanent durch Drogeneinfluß beschleunigt werden. Der gesamte Grundumsatz ist erhöht. Hinzu kommt die »normale« Müdigkeit durch nächtelanges Abtanzen, ohne ausreichend zu essen und somit dem Körper Nachschub-Energie zu liefern. Ständige Nachdosierungen sowie Drogen-Mischkonsum erhöhen die Auszehrung von Körper und Seele. Wer hier als Konsument Maß hält, kann damit leben. Die Maßlosen zollen der Erschöpfung Tribut. Ihr Immunsystem kann durch die Aufzehrung jeglicher Energiereserven leiden, und sie werden anfälliger für Infektionskrankheiten.

Die ständige körperliche Anstrengung und der dadurch erhöhte Flüssigkeitsverlust des Körpers bei Rave-Parties, die hohe Raumtemperatur in Discos und clubähnlichen Einrichtungen durch oft unzureichende Klimaanlagen, groß dimensionierte Lichtanlagen sowie Überfüllung erhöhen ganz unmittelbar die Körperwärme der Raver. Bei gleichzeitiger unzureichender Flüssigkeitszufuhr werden unter Umständen risikoreiche oder sogar lebensbedrohende 41 bis 42° Körpertemperatur erreicht. Die Gefahr, durch Überhitzung einen Hitzschlag (Hyperthermie) zu erleiden oder sogar daran zu sterben, ist also durchaus gegeben, zumal die betroffenen Personen häufig kein Gespür mehr für die körpereigene Wärmeregulierung haben. Der Wirkmechanismus der Droge kann diesen Vorgang zudem unmittelbar deregulieren. Bei Überdosierung und dadurch hervorgerufener akuter Intoxikation kann bei Hyperthermie jegliche Hilfe zu spät kommen. Trotz medizinischer Notfallmaßnahmen kann es vorkommen, daß die Überhitzung des Körpers nicht mehr zu stoppen ist, der Muskelzerfall beginnt und weitere Komplikationen zum Tode führen. Zum Glück greifen hier mittlerweile die in den »safer-use«-Programmen verbreiteten Vorsichtsmaßnahmen, mit deren Hilfe die Konsumenten selbst Einfluß auf den Wirkungsverlauf der Drogen nehmen können. Todesfälle durch Überhitzung, Gewebezerfall oder unstillbare innerliche Blutungen können durch das Ergreifen solcher präventiver Maßnahmen vermieden werden. Auf die »safer-use«-Kampagnen komme ich im Kapitel über »Präventive Handlungsstrategien« zurück.

Ecstasy kann im Extremfall jedoch nicht nur durch Hyperthermie, sondern auch auf andere Art zum Tode führen.
Wer unter Einfluß von Ecstasy sein Empfinden für Schmerz
oder Erschöpfung verliert und die natürlichen Warnsignale
des Körpers nicht mehr wahrnimmt, ist auch durch zu hohen Blutdruck oder beschleunigten Herzschlag gefährdet.
Gesunde Menschen können dies vielleicht verkraften, aber
Personen mit bereits vorhandenen gesundheitlichen Problemen sind akut gefährdet.

Unter Umständen wirkt Ecstasy auch paradox oder sogar per-
vers. Im Zusammenhang mit den Verhaltensmustern an Rave-
Parties trocknet es den Körper aus und erhöht dadurch enorm
den Flüssigkeitsbedarf des Konsumenten. Gleichzeitig kann es
aber über die Blockierung der Nierenfunktion die Ausschei-
dung der aufgenommenen Flüssigkeitsmenge verhindern. Im
Extremfall führt dies zum Tod durch Vergiftung (water-intoxication). Ein solch tragischer Fall ist aus Großbritannien bekannt geworden.

Im Drogenbericht des Drogenbeauftragten der Bundesregie-
rung von 1996 werden zwanzig Todesfälle direkt auf den Konsum von Ecstasy und Speed zurückgeführt. Doch häufig
werden die amtlich erfaßten Todesfälle auch vorschnell in
Zusammenhang mit dem Pillenkonsum gebracht, obwohl
sich eine eindeutige Kausalität nicht nachweisen läßt. Offen-
kundige Ungereimtheiten bei den erfaßten Todesfällen halten
einer seriösen Überprüfung nicht stand. Der Verdacht liegt
nahe, daß hier über Angsterzeugung Abschreckung betrieben
werden soll. Einmal mehr geht dadurch die Glaubwürdigkeit
der Drogenpolitik verloren. Daß es auch anders geht, zeigen
wissenschaftlich seriöse Dokumentationen von sieben erfaßten Todesfällen durch den Gebrauch von Ecstasy aus Großbritannien.

Ecstasy kann in dramatischen Einzelfällen zweifelsfrei zum
Tode führen, doch in Relation zu anderen legalen Drogen wie

Nikotin und Alkohol sind die Todesfälle durch die unmittelbare Einwirkung von Ecstasy verschwindend gering. Dennoch gibt es sie, und jeder neue Fall bedeutet das Ende einer Lebensgeschichte.

Längerfristige Nebenwirkungen und Risiken

Viele Ecstasy-Konsumenten berichten von erheblichen körperlichen Nebenwirkungen, die zum Teil lange andauern. Leber- und Nierenbeschwerden, Herz-Kreislauf-Schwierigkeiten, Hautprobleme, stechende Kopfschmerzen sowie Schlaflosigkeit sind die am häufigsten genannten Begleiterscheinungen ihres Umgangs mit der Droge. Es ist medizinisch noch ungeklärt, in welchen Bereichen tatsächlich nachweisbare, irreversible Langzeitschäden auftreten und welche Beschwerden dagegen nach dem Absetzen der Droge dauerhaft wieder abklingen können.

Das Rätselraten über mögliche Dauerschäden betrifft auch Begleiterscheinungen der als Ecstasy gehandelten Pillen, die bei zahlreichen Konsumenten unüberhörbar sind. Zumindest bei längerfristigem E-Gebrauch beginnen sie verlangsamt zu sprechen, und häufigere sowie immer deutlichere Versprecher, »Stolperer« und Verdrehungen schleichen sich in ihre Sprache ein. Ihre gesamte sprachliche Ausdrucksfähigkeit leidet, was ein offenkundiges Indiz dafür ist, daß höhere Dosen von Ecstasy langfristige Auswirkungen auf das menschliche Sprachzentrum haben. Merkwürdigerweise finde ich diese Beobachtung bisher nirgends erwähnt, obwohl bei vielen der mir bekannten XTC-Gebraucher Auswirkungen der Droge auf ihren sprachlichen Ausdruck deutlich wahrnehmbar sind. M., einen 19jährigen jungen Mann, hat diese Veränderung an sich so stark beunruhigt, daß er deswegen in Beratung kam.

Ecstasy wirkt im Gehirn auf drei Neurotransmitter: auf Serotonin, Dopamin und in geringerem Maße auch auf Noradrenalin. Neurotransmitter sind die Botenstoffe im Gehirn, die an der Regulierung vieler hochsensibler Steuerungsprozesse beteiligt sind. Als problematisch anzusehen ist, daß Ecstasy bereits bei einmaligem Gebrauch die körpereigene Selbstregulierung von Serotonin stören kann. Serotonin ist als Botenstoff an der »Steuerung« unserer Psyche beteiligt. Ecstasy wirkt also direkt auf einen Überträgerstoff im Reiz-Leitsystem der Nerven. Es bewirkt die vermehrte Freisetzung von Serotonin, blockiert seine Wiederaufnahme und erschöpft dadurch die Serotoninspeicher im Gehirn. Nach Abklingen der Ecstasy-Wirkung kann sich der Serotoninhaushalt wieder regulieren, er kann aber auch längerfristig oder dauerhaft gestört bleiben.

Der schwerwiegendste Verdacht bei Ecstasy betrifft daher sein hohes neurotoxisches Potential, d.h. man vermutet, daß der Gebrauch dieses Mittels dauerhafte Hirnschäden hervorruft. Angeblich werden durch MDMA serotonerge Nerven irreversibel geschädigt, indem die Nervenendigungen zerstört werden. Es sei aber betont, daß es hierfür noch keine definitiven Beweise gibt. Außerdem treten diese Schäden vermutlich nur bei regelmäßigem Gebrauch in hoher Dosierung auf. Solange jedoch nichts anderes erwiesen ist, müssen wir vom ungünstigsten Falle ausgehen und annehmen, daß Ecstasy-Konsum tatsächlich zu bleibenden Veränderungen im Gehirn führt. Allerdings ist die Wirkung von Ecstasy auf die Neurotransmitter noch längst nicht ganz verstanden. Völlig ungeklärt in diesem Prozeß ist auch noch, ob betroffene Personen langfristig vermehrt an Depressionen oder vorzeitiger seniler Demenz leiden werden.

Möglicherweise wird sich auch erweisen, daß das psychische Langzeitrisiko bei Ecstasy-Gebrauchern größer ist als das körperliche. Im harmlosesten Falle verlieren die E-User »nur« ihre Motivation zur Bewältigung der Realität, weil sie den Alltag im Vergleich zum E-Film unerträglich und öde finden. In schlimmeren Fällen können User aber auch psychotisch dekompensieren oder in Paranoia und tiefer Depression versinken. In der Tat werden in letzter Zeit vermehrt Partypillen-Konsumenten mit psychiatrischer Symptomatik registriert. Ein weiteres Problem ist außerdem das hohe psychische Suchtpotential von Ecstasy, was schnell zu absolut unkontrolliertem Konsum führen kann. Wer an einem Abend beispielsweise 6 und mehr Pillen einwirft sowie sich zusätzlich 8 Gramm Speed »reinzieht«, ist absolut »verpeilt«. Nicht mehr er hat die Drogen, sondern die Drogen haben ihn voll im Griff. Für ein Glücksgefühl von 30 bis 60 Sekunden Dauer greifen solch risikofreudige Rauschmittel-Gebraucher als neueste Variante sogar zu Lachgas als »Extremflash«.

Leider wird erst die Zukunft von mehreren Hunderttausend »Versuchskaninchen« über das wirkliche Risiko von Ecstasy Klarheit verschaffen. Bis dahin gilt jedoch die Grundannahme: Ecstasy ist in der Verwendung nicht sicher und keinesfalls harmlos. Langzeitfolgen bei hoher Dosierung sind wahrscheinlich. Wer das Risiko kennt, kann risikomindernde Maßnahmen ergreifen, wenn er denn die Droge unbedingt konsumieren möchte. Um das Risiko zu kennen, müssen ihn aber die nötigen Informationen erreichen. Nur bewußt kontrollierter Umgang mit Ecstasy kann in der Regel unbeschadet überstanden werden. Seine gezielte Verwendung zu therapeutischen Zwecken kann sogar positive Effekte bewirken.

Strategien der Ratlosigkeit

Die offizielle Drogenpolitik in Deutschland ist längst gescheitert. Bestenfalls ist sie bezogen auf das Ziel der Eindämmung des Drogenkonsums wirkungslos geblieben. Schlimmstenfalls hat sie das stetige Ansteigen der Konsumentenzahlen direkt mitzuverantworten.

Legalisierung, Tolerierung, kontrollierte Abgabe von Drogen an Abhängige werden zwar vielfach diskutiert, doch bisher finden sich keine politischen wie gesellschaftlichen Mehrheiten, die das Tor für neue Wege in der Drogenpolitik öffnen würden. Selbst begrenzte Versuche mit der kontrollierten Abgabe von Drogen werden immer wieder behördlich oder gerichtlich unterbunden. Das Mittel der Wahl ist nach wie vor Kriminalisierung und Repression, was nachweislich der falsche Weg ist. Selbst die Polizei als ein ausführendes Organ dieser Politik gibt unumwunden zu, daß sie dem Drogenproblem mit ihren Mitteln nicht beizukommen vermag.

Auf europäischer wie internationaler Ebene wird derzeit weiter am Ausbau des repressiven Drogen-Kontrollsystems gearbeitet. Auf Länder mit einer liberaleren Drogenpolitik wird zunehmend Druck ausgeübt, ihre Linie zu verschärfen. Dies geschieht wider besseres Wissen, denn weder gelingt es, auf solchem Wege den Drogenmarkt trockenzulegen, noch den Zugang zu Suchtmitteln irgendwie zu beschränken. Es gibt nicht das geringste Anzeichen, daß der Ausbau des repressiven Systems eine höhere Wirksamkeit bei der Bekämpfung des Problems erlangen könnte. Dennoch wird ein Vielfaches an Geldern in Kontrolle statt in Prävention und Therapie gesteckt. Dieses Verhältnis gilt es langfristig umzukehren.

Verstärkt auf Repression zu setzen, ist nicht nur wenig pragmatisch und ökonomisch, sondern obendrein auch Ausdruck einer Moral, die nach den Prinzipien der »schwarzen Pädagogik« handelt: »Wer nicht hören will, muß fühlen«, oder »Jugendliche, die Drogen nehmen, sind selber schuld und müssen die Konsequenzen tragen«. Damit wird von höchsten Stellen weiterhin willentlich zugelassen, daß sich Drogengebraucher vermeidbaren Gefahren aussetzen müssen, um ihren Konsum zu befriedigen. Die einfache Tatsache, daß alle Personen, die illegale Drogen als zu ihrem Leben gehörig betrachten, ein rechtliches oder moralisches Verbot übertreten, rechtfertigt nicht, ihnen pragmatische präventive Hilfen zu verweigern, die geeignet wären, die schädlichen Langzeitfolgen ihres Verhaltens zu minimieren. Es ist für eine Gesellschaft in keiner Weise dienlich, wenn Menschen durch diese Form der unterlassenen Hilfeleistung ihre Gesundheit oder sogar ihr Leben verlieren. Unabhängig von jeglicher moralischer Mißbilligung des Drogenkonsums junger Menschen verlangt allein die medizinische wie menschliche Ethik, daß eine Pflicht zur Hilfeleistung gegeben ist, wenn es um die Gesundheit von Menschen geht.

Daß ausgerechnet ein so wertkonservatives und in Geldwerten denkendes Land wie die Schweiz sich dazu durchgerungen hat, völlig andere Wege in der Drogenpolitik zu beschreiten, sollte aufhorchen lassen. Deren pragmatische Politik für Schwerstabhängige ist selbst von den »Hardlinern« im Land nicht mehr zu kippen. Per Volksentscheid haben die Bürger sie ausdrücklich gutgeheißen, weil sie ihr fundamentales Sicherheitsbedürfnis befriedigt.

Wir brauchen ebenfalls die Bereitschaft und den Mut zu neuen Wegen in der Drogenpolitik, wobei es wiederum keine Patentantworten oder Königswege geben kann. Wir müssen pragmatisch mit alternativen Methoden neue Erfahrungen sammeln, um eine hilfreiche Drogenpolitik betreiben zu können und dabei dort ansetzen, wo die Krankheit zu Hause ist. Denn in unseren Großstädten und Dörfern ist das Problem beheimatet, das die repressive Drogenpolitik mit Spezialeinheiten in den Produktions- oder Anbauländern der illegalen Suchtmittel bekämpfen will. Und so kann diese Rechnung niemals aufgehen.

Langfristig wirksam und hilfreich ist unter den gegebenen Verhältnissen nur eine breit angelegte Suchtprävention, die die Lebenskompetenz von Kindern, Jugendlichen und

auch Erwachsenen soweit stärkt, daß sie zwar nicht notwendigerweise abstinent leben müssen, aber mit den Mitteln ihrer Wahl so umzugehen in der Lage sind, daß sie
nicht süchtig entgleiten.

7 Konkrete (präventive) Handlungsstrategien

Auf ihrem schwierigen Weg der Selbstfindung wollen Kinder und Jugendliche vielfältige Lebenserfahrungen machen. Eine wesentliche Grenzerfahrung ist auf ihrem Lebensweg auch der Genuß und Gebrauch von Suchtmitteln. Für viele Jugendliche gehört der Konsum legaler wie illegaler Drogen zu ihrem Alltag. Er ist gekoppelt an entwicklungspsychologische Aufgaben der Identitätsfindung oder an soziale Anpassungsschwierigkeiten. Ihr Verhalten kann daher in bestimmten Lebensphasen vorübergehender Natur sein und wird niemals zu einem ernsten Problem; es kann aber auch in regelmäßigen Subtanzmißbrauch und Abhängigkeit entgleiten.

In der konstruktiven Auseinandersetzung mit dem Thema Sucht und Drogen sind deshalb wirksame präventive Handlungsstrategien gefragt. Das erklärte Ziel der Prävention ist dabei nicht einmal unbedingte Abstinenz, die nicht durchsetzbar ist, sondern das Erlernen eines kontrollierten Umgangs mit bestimmten Genuß- und Suchtmitteln, um die man in unserer Gesellschaft kaum herumkommt. Die Grenzziehung zwischen legalen und illegalen Mitteln hat für Jugendliche im übrigen keinen nennenswerten Einfluß auf ihre Konsumentscheidungen.

Bei allen legalen oder illegalen Suchtmitteln arbeitet die Prävention auf unterschiedlichen Ebenen. Ich stelle im folgenden die präventiven »Essentials« dar, da die Kernaussagen uneingeschränkt auch für die Prophylaxe bezogen auf Ecstasy und andere Designerdrogen gelten:

1. Primärprävention umfaßt breit angelegte Maßnahmen, die den Einstieg in den Suchtmittelkonsum oder in stoffungebundenes Suchtverhalten verhindern oder zumindest hinausschieben sollen;
2. Sekundärprävention soll der Verfestigung eines bereits praktizierten Substanzgebrauchs oder von nichtstofflichem Suchtverhalten vorbeugen, um süchtiges Entgleiten zu verhindern;
3. Tertiärprävention meint konkrete Hilfsmaßnahmen auf der Ebene von Beratung und Therapie, wenn bereits Abhängigkeit von Suchtmittelgebrauch besteht oder manifestes Suchtverhalten ausgeprägt ist.

Wenn man sich die alarmierenden Daten und Fakten im Rauschmittelbereich betrachtet, kann sich für Sozialskeptiker schnell die ketzerische Frage stellen, ob Prävention überhaupt wirksam ist. Aber die zu beobachtenden Effekte in der praktischen Arbeit sind überzeugende Beweise für die positive Wirksamkeit suchtpräventiver Maßnahmen. Wem dies als Beleg nicht ausreicht, der kann auf einschlägige Gutachten zurückgreifen. Eine »Expertise zur Primärprävention des Substanzmißbrauchs«, die das Münchner Institut für Therapieforschung 1990/91 im Auftrag der »Bundeszentrale für gesundheitliche Aufklärung« erstellte, hat zahlreiche theoretisch begründete und empirisch überprüfte präventive Ansätze auf ihre Wirksamkeit hin untersucht. Es steht außer Zweifel, daß Prävention wirksam ist in Bezug auf eine Verhinderung von Suchtmittelkonsum, eine Verschiebung des Konsumbeginns sowie der Vermeidung einer Verfestigung von längerfristigem, selbstschädigendem Mißbrauchsverhalten. Die Wirksamkeit ist allerdings differenziert zu beurteilen.

Abschreckungsmethoden, die immer noch vielfach gewünscht werden, sind kläglich gescheitert. Reine Informationsvermittlung ist bestenfalls unwirksam, in kritischen Fällen begünstigt sie sogar Neugierverhalten und damit den Einstiegsgebrauch von Suchtmitteln. Eindeutig wirksam ist Suchtvorbeugung, wenn sie sich an folgenden handlungs- und prozeßorientierten Leitlinien moderner Prävention[1] orientiert:

- Suchtprävention ist ein integrierter Bestandteil eines generalpräventiven Ansatzes der Gesundheitsförderung und Gesundheitserziehung, *jedoch mit wesentlichen suchtspezifischen Inhalten und Methoden, die der Psychogenese und Psychodynamik von Sucht Rechnung tragen.*
- Prävention darf keine Einmalveranstaltung sein. Sie muß im Gegenteil ein durchgängiges Orientierungsprinzip sein, das von allen Alters- und Zielgruppen mitgetragen wird.
- Prävention stellt nicht Sucht, Abhängigkeit und Droge in den Mittelpunkt, sondern den ganzen Menschen. Der menschliche Körper, die Seele und der Geist sind die Ziele einer ganzheitlichen Gesundheitserziehung. Bloße Information über Sucht und Drogen oder gar Abschreckung reichen nicht nur nicht aus, sondern sind sogar kontraindiziert.
- Prävention arbeitet im Aufzeigen sinnvoller Alternativen zu Sucht und Drogen erlebnis- und prozeßorientiert.
- Prävention ist Erziehung zum Leben, vermittelt konstruktive Problembewältigungsstrategien und stärkt die Persönlichkeit.
- Prävention bietet nicht nur geschlechtliche Einheitsprogramme, sondern berücksichtigt auch geschlechtsspezifische Aspekte.
- Prävention tritt ein für ein verantwortliches Leben ohne

---

1   In solchen und ähnlichen Formulierungen sind die Leitsätze der Prävention mittlerweile in den Konzeptionen zahlreicher Präventionsstellen enthalten. So auch im Konzept »Prävention ist Erziehung zum Leben« der Arbeitsstelle für Prävention der »Aktionsgemeinschaft Drogenberatung e.V.« in Saarbrücken. Ich betone noch einmal, daß Prävention nicht gänzlich suchtmittelunspezifisch arbeiten kann, sondern unbedingt der Psychodynamik und Psychogenese von Sucht Rechnung tragen muß.

Suchtmittelmißbrauch. Sie tritt nicht an zu einem Kampf gegen die Drogen.

Ein solches Verständnis von Suchtprävention konkretisiert sich heutzutage in der Praxis in eindeutig wirksamen Programmen, die die Förderung der Lebenskompetenz von Jugendlichen zum Ziel haben.

Lebenskompetenzprogramme

Auf der primärpräventiven Ebene spielen allgemeine Lebenskompetenzprogramme auch in der Prävention von Ecstasy und Designerdrogen eine Rolle, weil sie sich bereits im Vorfeld des Konsums an alle potentiellen Gebraucher wenden. Generell fördern diese Programme die protektiven Faktoren bei Kindern, Jugendlichen und auch Erwachsenen, die einen Drogenmißbrauch verhindern helfen.

Auf der Informationsebene legen sie durch offene Diskussion eine grundlegende Entscheidungsbasis, damit potentielle Drogengebraucher überhaupt wissen, was und worüber sie eigenverantwortlich entscheiden. Deshalb muß die gelieferte Information absolut glaubwürdig sein. Das Ziel ist die Verhinderung eines Einstiegs in den Suchtmittelgebrauch. Auf der Persönlichkeits- und Beziehungsebene fördern Lebenskompetenzprogramme das Selbst-Bewußtsein als ein Bewußtsein von sich selbst und den Selbst-Wert als positives Gefühl des eigenen wertvollen Seins. Sie stärken die Wahrnehmung und den Ausdruck der eigenen Bedürfnisse, Wünsche und Gefühle sowie die Konfliktfähigkeit und Frustrationstoleranz. Sie richten den Blick auf konstruktive Bewältigungsstrategien bei Belastungssituationen, die das Leben mit sich bringt. Sie unterstützen das eigenverantwortliche Treffen von Entscheidungen, die Erhöhung der Standfestigkeit bei sozialem Druck sowie die Kontakt- und Abgrenzungsfähigkeit. Generell geht es darum, daß Kinder, Jugendliche und Erwachsene »Die Kunst des Lebens« beherrschen.[2]

Diese anspruchsvollen Programme müssen jeweils einer konkreten Zielgruppe sowie der Dauer einer Maßnahme angepaßt werden. Je längerfristiger Maßnahmen durchgeführt werden, desto höher ist ihre Wirksamkeit.

Bezogen auf die neue Generation von Designerdrogen sind primärpräventive Programme nur dann wirksam, wenn sie die potentiellen Ecstasy-Konsumenten sehr frühzeitig im Vorfeld ihrer Entscheidungsfindung erreichen. Jugendliche und junge Erwachsene, die erst einmal in Berührung mit Ecstasy und der Techno-Szene gekommen sind, kann man mit rein substanzunspezifischen Maßnahmen jedoch kaum noch erreichen. Zu dieser spezifischen Zielgruppe und Form von Jugendkultur müssen dann ganz anders geartete Präventions- und Beratungsangebote den Zugang suchen. Sie reichen von glaubwürdigen »safer-use«-Programmen bis hin zu Erlebnis- und Kreativangeboten, die auf Akzeptanz bei Ecstasy-Gebrauchern stoßen können.

Safer-Use-Programme

Party-Drogen sind ein nicht wegzudiskutierender Bestandteil im Leben vieler Jugendlicher und junger Erwachsener. Mit keinem Mittel können wir ihren Konsum wirklich unterbinden. Realistisch ist jedoch Schadensbegrenzung durch angemessene informative Maßnahmen im präventiven Bereich. Nach gewissenhafter Diskussion des Für und Wider sind deshalb auch viele Präventionsstellen und vergleichbare Einrich-

---

2 Ein Lebenskompetenzprogamm mit diesem Titel habe ich mit einer Kollegin als mehrjähriges Modellprojekt an einem saarländischen Gymnasium durchgeführt. Unter dem gleichen Titel wurde es auch dokumentiert.

tungen dazu übergegangen, »safer-use«-Kampagnen zu betreiben. Zum Teil werden zu diesem Zwecke neue – von den traditionellen Beratungsstellen räumlich getrennte – Projekte mit szenenahen »Logos« eingerichtet, die im Innern der Szene auf große Akzeptanz stoßen.

Über »safer-use«-Kampagnen werden an die Konsumenten von Ecstasy unter anderem »Gebrauchsanweisungen« verteilt, die die wichtigsten Informationen zum angemessenen Umgang mit dieser Droge enthalten. Das angestrebte Ziel ist die Reduzierung des Gebrauchsrisikos. In der Szene kursieren zwar grundlegende Verhaltensregeln zum Umgang mit Ecstasy, die in der Regel jedoch nur von den erfahreneren Konsumenten beachtet werden. Neueinsteiger und Gelegenheitsgebraucher müssen dagegen immer wieder aufs Neue mit den Möglichkeiten der Risikobegrenzung vertraut gemacht werden. Diese Verhaltensregeln sollten darüber hinaus auch den Angehörigen, Freunden und Bekannten von Konsumenten vertraut sein sowie denjenigen Berufsgruppen, die haupt-, neben- oder ehrenamtlich mit Jugendlichen und jungen Erwachsenen arbeiten. Über den realen Gewinn auf der Informationsebene hinaus eröffnen sich damit auch neue Gesprächsmöglichkeiten auf der Beziehungsebene, auf der allein sich mögliche Veränderungen bewegen.

Ich habe volles Verständnis für gut begründete Einwände gegen »Gebrauchsanweisungen« zum angemessenen Umgang mit Ecstasy oder für die Empörung und Befürchtungen vieler Eltern, safer-use-Initiativen würden die Hemm- oder Einstiegsschwelle zum Konsum von Drogen herabsetzen. Doch um Mißverständnissen vorzubeugen: Safer-use-Kampagnen sind weder eine Unbedenklichkeitsbescheinigung noch eine »Anweisung« zum Gebrauch von Drogen. Wer ihnen solches unterstellt, handelt absichtsvoll irreführend. Nach bewußter Kenntnisnahme der Drogenrealität sind sie ein notwendiger lebenspraktischer Beitrag zum adäquaten Umgang mit Problemen, die eine süchtige Gesellschaft immer wieder auf's Neue hervorbringt. Sie widersprechen nicht einmal einer abstinenzorientierten Suchtarbeit, wenn man Abstinenz, d.h. den Verzicht auf Drogenkonsum, nicht als feststehenden Zustand, sondern als einen Prozeß begreift. In diesem Fall sind alle Maßnahmen legitim und sinnvoll, mit denen man die Zielgruppen in der praktischen Arbeit sowie einen Konsumausstieg effektiv erreicht.

Da die wichtigsten safer-use-Regeln selbst in professionellen Kreisen mit direkter Berührung zu Ecstasy-Konsumenten noch nicht selbstverständlich verbreitet sind, gebe ich im folgenden einen Überblick:

- Neueinsteiger und Gelegenheitsgebraucher sollten zu Beginn niemals eine volle Dosis nehmen. Da die Pillen häufig recht hoch dosiert sind, genügt in der Regel ein halbe Dosis, um ausreichende Wirkung zu spüren.
- Da der Markt unübersichtlich ist, sollten Ecstasy-Gebraucher vermehrt nach Möglichkeiten zum »Drug-checking« Ausschau halten.
- Ecstasy und verwandte Drogen sollten generell nicht alleine und ohne Begleitperson benutzt werden.
- Drogenmischkonsum ist zwar häufig schon die Regel, sollte aber dennoch vermieden werden. Unberechenbare Wechselwirkungen der verschiedenen Substanzen können ernsthafte Folgen haben und im Ernstfall wirksame Hilfe erschweren.
- Um lebensbedrohliche Überhitzung zu vermeiden, müssen Ecstasy-Gebraucher bei Rave-Parties zwischendurch genügend lange Abkühl- und Ruhepausen einhalten. Frische Luft in den Pausen unterstützt den Erholungseffekt für den Körper und die Psyche.
  Ecstasy-Nutzer müssen viel trinken, um den Flüssigkeitsverlust durch Droge und Tanz auszugleichen. Wer nicht darauf

achtet, trocknet innerlich aus. (Um auch das »Restrisiko« einer »water-intoxication« bei akutem Nierenversagen auszuschließen, sollte die Flüssigkeitsaufnahme einen halben Liter pro Stunde jedoch nicht übersteigen. Mit dieser Mengenangabe haben englische Beratungsstellen auf den weiter oben erwähnten tragischen Todesfall reagiert.) Mineralwasser, Tees, Säfte usw. sollten als Getränke bevorzugt werden. Der Gebrauch von Alkohol erhöht dagegen die unmittelbare Gefahr des Austrocknens. Auch sog. »Energy-Drinks« mit ihrem hohen Anteil an Coffein sind nicht ratsam.

– Zusätzliche Vitamine und Mineralstoffe können die Befindlichkeit beim Abklingen des E-Films verbessern und einer Auszehrung durch Mineralstoffmangel begegnen.

– Hochrisikobehaftete Dosiserhöhungen zur Umgehung der körperlichen Toleranzentwicklung und zur Aufrechterhaltung der Wirkung von Ecstasy sollten in jedem Falle vermieden werden. Wenn Ecstasy in größeren zeitlichen Abständen konsumiert wird, bleibt die gewünschte Wirkung eher erhalten.

– Schlechte Stimmungen sind durch den Gebrauch von Ecstasy nicht wegzumanipulieren. Sie werden durch die Wirkung der Droge eher verstärkt.

– Erfahrenere Ecstasy-Konsumenten suchen aus ihrer Gruppe wechselnde Personen aus, die für ein Wochenende selber nicht konsumieren und darauf achten, daß den anderen aus der Clique auf ihrem E-Film nicht Gravierendes zustößt.

– Geraten Gebraucher auf Ecstasy in akute Krisen, können einfühlsames »Runter«reden sowie Körperkontakt beruhigend wirken. Im Ernstfall sollten Erste-Hilfe Maßnahmen beherrscht werden, um die Zeit bis zum Eintreffen des verständigten Notarztes zu überbrücken.

– Bei ihren Vorsichtsmaßnahmen sollten Ecstasy-Benutzer auch nicht vergessen, daß der Erwerb und Besitz sowie die Abgabe und der Handel von illegalen Drogen strafbar ist.

Diesen grundlegenden safer-use-Regeln möchte ich einige weitere Empfehlungen hinzufügen, die bereits einen möglichen Perspektivenwechsel enthalten können:

- Ecstasy-Konsumenten und Party-Gänger sollten unbedingt den Kontakt zu Freunden und Freundinnen aufrecht erhalten, die selber nicht konsumieren und auf Parties gehen. Auch andere Interessen sollten sie nicht vernachlässigen, um einer Einengung ihrer Lebensführung zu begegnen.

- Ecstasy-Gebraucher sollten darüber nachdenken, wie sie eventuell die vermehrte Ausschüttung körpereigener »Rauschdrogen«, der sogenannten »Endorphine«, anregen könnten. Die Wirkung von Stoffen anzuzapfen, die der Körper selbst produziert, erschließt neue authentische Erlebnisweisen. Solches ist beispielsweise schon durch ausgiebiges Tanzen ohne Drogen möglich, wie Ex-Konsumenten bestätigen.

- Raver und Ecstasy-Nutzer sollten sich vergegenwärtigen, daß das Party-Leben nicht das ganze Leben ist und den Bezug zur Realität halten – auch wenn diese als wenig attraktiv erlebt wird.

- Ecstasy-Gebraucher könnten bereits in der Konsum-Phase versuchen, bestimmte Erlebnisqualitäten ihres Drogengebrauchs konstruktiv in den Alltag zu übertragen.

- Überzeugte Ecstasy-Anhänger sollten ihr Mittel auch einmal außerhalb von Rave-Parties testen, um die verschiedenen Erlebnisebenen zu entmischen und potentielle positive Effekte besser reflektieren und in den Alltag integrieren zu können. Unter Umständen gelingt ihnen auf diese Weise leichter ein Ausstieg.

Safer-use-Programme sind nützliche präventive Maßnahmen, aber keine Allheilmittel. Nicht wirksam sind sie auf Konsumenten-Seite dort, wo diese immer wieder jegliches Maß vermissen lassen, riskant hochdosieren und wahllos Drogen-

Cocktails »in sich einbauen«, deren Wirkung in keiner Weise mehr kontrollierbar ist.

Positive Wirkungen zeigen solche Programme dort, wo experimentierfreudige Konsumenten in der Lage sind anzuerkennen, daß sie nicht bedingungslose Abstinenz einfordern, sondern glaubwürdig für einen schonenden Umgang mit der Droge und dem eigenen Körper plädieren. Sie belassen die Verantwortung für das eigene Leben bei den Ecstasy-Gebrauchern. So können mündige Raver auf Grund realer Information bewußte Risikoabwägung und risikoreduzierten Konsum praktizieren. Unter Umständen wirken diese dann bei peergroup-, d.h. Gleichaltrigen-Programmen selbst wieder glaubhaft in die Szene hinein.

Drug-Checking

Unter dem Namen »Ecstasy« werden mittlerweile alle möglichen Substanzen zu Glückspillen kombiniert und auf dem illegalen Markt angeboten. Die Pillen werden unter verschiedenen Bezeichnungen und mit unterschiedlichen Prägungen als Erkennungsmerkmal verkauft. Der Konsument kann trotzdem nicht sicher sein, in welcher Pille welche Dosis von welchem Wirkstoff enthalten ist. Auch eigene Erfahrungswerte durch Konsum helfen nur bedingt, da auch gleich aussehende Pillen unterschiedliche Wirkstoffe enthalten können sowie von stark nachgefragten Pillen auch Plagiate als meist schlechtere Nachahmung hergestellt werden. Insofern ist das Risiko bei Ecstasy-Konsum schwer abzuschätzen. *Sicher ist: Risikofreier Konsum ist eine Illusion.*

Um wahrscheinliche Folgeschäden durch schlechte Pillen zu minimieren, könnte der Markt zumindest in gewissen Grenzen durch Drug-Checking beobachtet und reguliert werden. Drug-Checking bedeutet die Kontrolle und Analyse von auf dem Markt befindlichen Pillen. Das in der Drogenpolitik etwas liberalere Holland reagiert pragmatisch, läßt Pillen offiziell testen und bietet so Ecstasy-Konsumenten konkrete Hilfen. Dafür zuständig ist eine ganz offizielle Stelle: das »Drug Information Monitoring System – DIMS«. Alle wichtigen Informationen können kurzfristig und effizient verbreitet werden. Außerdem sind sie on-line abrufbar. In Deutschland hat Eve & Rave in Berlin Drug-Checking vorübergehend von Februar 1995 bis Juni 1996 praktiziert, bis diese Kontrollen auf Grund massiven behördlichen Drucks eingestellt wurden. In einem geklärten rechtlichen Rahmen läßt in Deutschland derzeit nur das Jugend- und Drogenberatungszentrum »DROBS« in Hannover Pillen testen. Veröffentlicht werden nur Hinweise zu riskanten Pillen.

Die von Eve & Rave veranlaßten Kontrollen ermöglichen zwar keine wirklich repräsentativen Aussagen über die Effekte von Drug-Checking, doch geben sie Einblick in die Zusammensetzung und Dosierung handelsüblicher Pillen. Die meisten getesteten Pillen enthielten MDMA, MDA und MDE sowie verwandte Substanzen, z.T. in recht hoher, risikobehafteter Dosierung. Die zum Herstellen der Pillen üblichen Zusätze wie Milchpulver, Stärke, Cellulose, Talkum und andere Stoffe haben als Füll- und Bindemittel keine eigene rauschhafte, pharmakologische oder toxische Wirkung. Kombinationen mit Opiaten, Kokain, LSD, Phencyclidin oder medikamentösen Wirkstoffen können in der Regel ausgeschlossen werden. Toxische Verunreinigungen mit Strychnin oder Rattengift gehören zumindest bei kontrollierten Märkten eher in das Reich wildwuchernder Phantasien von Sensationsmachern und selbsternannten »Saubermännern«. Drug-Checking hat als pragmatisches Kontrollinstrument nachweislich einen deutlich positiven Einfluß auf die Qualität von illegal angebotenen Rauschdrogen. Darüber hinaus beeinflußt es auch eindeutig das Verhalten der Konsumenten. Dort, wo Untersuchungsdaten zugänglich werden, sind die Ecstasy-Nutzer überaus motiviert, sich das risikominimierende Wissen anzueignen.

Welche Argumente es auch immer für oder gegen solche Maßnahmen geben mag, ein in die Zukunft orientiertes »billiges« ökonomisches Argument ist in jedem Falle Kostenminimierung. Wenn schon nicht mehr menschliche Lebensgeschichten entscheidend sind, so wäre allein der »Kostenfaktor« Grund genug, auch umstrittene oder unpopuläre Maßnahmen zur Schadensbegrenzung durchzuführen. Die Therapie der zu vermutenden Folgeschäden von Ecstasy-Konsum kommt uns in jedem Falle teurer als lebenspraktische, handlungsorientierte Prävention in Form von Schadenseindämmung.

> Drogenpolitik ist immer eine politisch-soziale, wirtschaftliche und auch eine Gewissensentscheidung. Drug-Checking nicht durchzuführen oder es gar zu verbieten kann man als eine Form von unterlassener Hilfeleistung oder russisches Roulette mit der Zukunft vorwiegend junger Menschen bezeichnen.

Erlebnisebene und Kreativ-Angebote

Die präventive und therapeutische Arbeit im Bereich von Designerdrogen gestaltet sich unter anderem deshalb so schwierig, weil wir offen eingestehen müssen, daß wir den Ecstasy-Konsumenten auf der Erlebnisebene nichts direkt Vergleichbares anzubieten haben. Deshalb halten sie fest an dem, was sie mit Ecstasy an jederzeit verfügbaren Möglichkeiten haben.

Dennoch können Kreativ-Angebote auf der Erlebnisebene zu erstrebenswerten Alternativen werden, die aus dem E-Film heraushelfen. Illusorisch wäre es jedoch auch hier, Patentrezepte und Königswege zu erwarten. Statt dessen sind Suchstrategien sowie Phantasie und Kreativität gefragt, um ebenso differenzierte wie zielgruppenorientierte Ausstiegshilfen dort anzubieten, wo sie von Konsumenten nachgefragt werden.

Das zu lösende Kernproblem lautet: Wie lassen sich Selbst-Erfahrungen und Erlebnisweisen, die Rauschzustände zugänglich machen, mit anderen Mitteln annähernd erreichen? Bewußtseinserweiterungen im Sinne neuer Erfahrungen werden möglich, wenn wir innehalten, um inneres Erleben auch tatsächlich in all seinen Dimensionen wahrzunehmen. Unsere schnellebige Kultur fördert und verlangt jedoch genau das Gegenteil, nämlich die permanente Beschleunigung aller Abläufe. Ecstasy und Amphetamine als Leistungsdrogen entsprechen diesen widersprüchlichen Tendenzen. Einerseits beschleunigen sie Körper und Seele, andererseits ermöglichen die entaktogenen und empathischen Wirkungen von MDMA aber auch wieder ganzheitlichere Formen des Selbst- und Welterlebens. Beide Tendenzen können durch Kreativ-Angebote aufgegriffen werden. Vermutlich sprechen Ecstasy-Konsumenten unterschiedlich auf die Angebote an – je nachdem, ob mit ihren frühesten Selbst-Empfindungen eher Unter- oder Überstimulierung verbunden waren.

Ecstasy-Gebraucher, die in ihrem affektiven Erleben eher durch Schlüsselerlebnisse mit Unterstimulierung geprägt wurden, reagieren häufiger positiv auf alle stimulierenden Angebote, wie sie zum Teil auch die Erlebnispädagogik anbietet:

– Klettern und Abseilen
– Kanu-, Wildwasserfahren und Segeln
– Surfen und Strandsegeln
– Drachen- und Gleitschirmfliegen, Ballonfliegen, Segelfliegen. Abheben, in die Luft gehen, Fliegen scheint eine ganz besonders belebende, antidepressive Wirkung zu haben, die über Wochen oder sogar Monate anhalten kann. Möglicherweise regt es die vermehrte Produktion körpereigener »Glücksstoffe« an.
– Tanzen (ohne Drogen) bis an die Grenzen der körperlichen Leistungsfähigkeit

- stark rhythmisch orientierte Angebote wie z.B. Samba- oder Percussion-Workshops, da hier frühe rhythmische Abstimmungsprozesse angesprochen werden.
- Reiten
- alle Arten aktivierender Körperarbeit
- Angebote zum Berauschen der Sinne, d.h. zur Erhöhung der Sinnlichkeit und Genußfähigkeit
- Angebote, die Grenzerfahrungen ermöglichen – bis hin zur vermehrten Freisetzung körpereigener euphorisierender Stoffe, der Endorphine.

Die Sinnhaftigkeit des Letzteren mag man diskutieren. Greaves sieht jedoch in der verbreiteten Genußunfähigkeit eine zentrale Ursache von süchtigem Verhalten. Seiner Meinung nach sind Personen, die suchtmittelgefährdet oder -abhängig sind, Menschen, deren Sinnlichkeit und Genußfähigkeit erhebliche Defizite aufweisen. Sie haben die kindliche Fähigkeit eingebüßt, durch aktives »Spiel« eine natürliche Euphorie zu erleben. Infolgedessen müssen sie die Fähigkeit wieder erwerben, sich selbst »anzutummen« als Ersatz für die Wirkungen der Droge.[3]

Es geht dabei jedoch nicht um pure hedonistische Genußfähigkeit oder Lustbefriedigung, denn dies griffe zu kurz. Vielmehr können in ihrer Genußfähigkeit eingeschränkte Menschen versuchen, angemessene, als befriedigend erlebte Stimulierungs- und Spannungsniveaus im eigenen Erleben (wieder)zuentdecken.

Ecstasy-Gebraucher, die durch Schlüsselerlebnisse mit Überstimulierung vielleicht ständig unter Strom stehen, brauchen eher Angebote, die »Die Entdeckung der Langsamkeit« (Titel eines Romans von Sten Nadolny) zum Ziel haben. Bei ihnen können vielleicht hilfreich sein:

3 Siehe dazu: G.B. Greaves: Existentielle Therapie der Drogenabhängigkeit. In: D.J. Lettieri/R. Welz (Hrsg.): Drogenabhängigkeit. Ursachen und Verlaufsformen – Ein Handbuch. Weinheim, Basel 1983

- Naturerlebnis-Programme
- Schreiben als Selbst-Erfahrung
- meditative Angebote
- Traum- und Phantasiereisen
- intensive »künstlerisch«-gestalterische Angebote
- Theater- und Rollenspiel
- Yoga, T'ai Chi und andere spirituell-körperliche Techniken
- körperliche Berührung und Massage. In den skandinavischen Ländern wird gegenseitiges Massieren in der Prävention sehr unverkrampft praktiziert.
- Angebote, die mit völliger Hingabe an das Erleben Selbst-Versunkenheit (Flow-Erlebnisse) ermöglichen, vom Denken befreien und die Grenze zwischen den Sinneskanälen durchlässiger gestalten.

Bei beiden Zielgruppen kann man auch arbeiten mit:
- (Gruppen)Therapie-Workshops in den Einrichtungen der Jugendarbeit und Therapiereisen
- speziellen Ecstasy-Workshops zur Verarbeitung der gemachten Erfahrungen sowie deren konstruktivem Transfer in den Alltag
- peer-group oder peer-leader-Programmen, bei denen besonnene, maßvoll konsumierende oder ausgestiegene Gleichaltrige in ihre Altersgruppen hineinwirken. »Eve & Rave« arbeitet sehr stark mit solchen peer-group-Szenemultiplikatoren. Ihr Ziel ist die szenenahe und tabufreie Verbreitung von Strategien zur Übernahme von Eigenverantwortung und damit zur Risikominimierung. Auch »MIND ZONE«, ein Projekt in der Trägerschaft des Landescaritasverbandes Bayern, wirbt durch »peers« für gesundheitsbewußteres Verhalten in der Szene.
- peer-group-Programmen, bei denen »starke«, nicht konsumierende Gleichaltrige die Multiplikatorenrolle übernehmen. Persönlichkeitsstarke Gleichaltrige, die durch überzeugende verantwortliche Lebensgestaltung Nicht-Konsum

attraktiv vorleben, können den »Gruppenzwang« und das Gruppenverhalten Jugendlicher in eine andere Richtung lenken. Statt »Verführung« oder »Ansteckung« zum Gebrauch von Suchtmitteln werden konstruktive drogenfreie Verhaltensweisen gruppengemäß. Hier haben Präventionsstrategien vielfach eine »Leerstelle«. Es gibt mittlerweile ein ausreichendes Angebot an Informationsmaterial sowie zielgruppenorientierten »Flyers« für die Konsumenten von Drogen, aber es existieren kaum gut gemachte Handreichungen, die gezielt die Nicht-Konsumenten in ihrer »peer«-Kompetenz stärken könnten.

– strukturlosem Beisammensein. Ich halte dies für eine besonders interessante Methode. Hierbei sollen sich die Teilnehmenden in einer Ruhephase zu Beginn vorstellen, sie würden gerade geboren und kämen noch völlig unbelastet durch Erziehung zur Welt. Danach sollen sie einerseits alle auftauchenden Gefühle, Gedanken, Regungen und Impulse wahrnehmen sowie diejenigen Impulse handelnd umsetzen, denen sie folgen möchten. Andererseits sollen sie bewußt andere Gefühle und Gedanken registrieren, deren Umsetzung sie als unpassend empfinden und vermeiden. Es ist ein »Spiel« mit primären Bedürfnissen, das die Wahrnehmung öffnen kann.

Bei allen Angeboten brauchen die Teilnehmer erfahrene Begleitung, um integrieren zu können, was sie erleben. Die erwähnten Angebote sind nur eine begrenzte Palette aus dem unerschöpflichen Potential der menschlichen Kreativität. Vieles mag in der Realität an den begrenzten personellen Kapazitäten sowie konkretem Geldmangel scheitern. Aber meiner Erfahrung nach scheitert die Umsetzung solcher Angebote häufiger noch am fehlenden Austausch zwischen den professionellen Helfern in den verschiedenen Bereichen. Dabei spielen vielfach eigener Leistungsdruck und Konkurrenz eine Rolle. Man möchte sich nicht gerne in die eigene Arbeit

hineinschauen lassen. Ich erfahre in meiner Arbeit mit Multiplikatoren aus vielen Arbeitsfeldern immer wieder von sehr
kreativ-phantasievollen und auch wirksamen Arbeitsansätzen
und Methoden. Leider werden sie selten weitergegeben. Den
kreativen Austausch zum gegenseitigen Nutzen zu fördern,
liegt jedoch im direkten Bereich eigener Initiative und verlangt keine größeren Mittel.

Präventive Handlungsmöglichkeiten von Eltern

»Ganz normale Abhängige kommen aus ganz normalen
Familien«, diese Grundaussage der Caritas besitzt uneinge-
schränkte Gültigkeit. Deshalb sind Eltern für langfristig angelegte, wirksame Präventionsstrategien eine Schlüssel-Zielgrup-
pe. Obwohl von außen viele zusätzliche Einflüsse auf
Familien einwirken, sind diese immer noch der Ort, an dem
grundlegende Suchtstrukturen, aber auch immunisierende
Schutzfaktoren gegen Suchtgefährdung angelegt werden. Dies
geschieht in der Regel über den Prozeß, den wir »Erziehung«
nennen. »Erziehung« ist ein hochbelastetes Wort und in der
alltäglichen Lebenspraxis ein sensibler zwischenmenschlicher
Prozeß.[4] Vielleicht sollten wir Kinder weniger er-ziehen als
uns vielmehr auf Kinder be-ziehen. Mehr gelebte Be-ziehung
statt Er-ziehung wäre gleichzeitig ein Stück gelebte Suchtprävention.

Erfolgreich wirksame Suchtprävention liegt nicht nur in der
Kompetenz von Prophylaxefachkräften, sondern als Weg der
vielen kleinen Schritte im Alltag auch im unmittelbaren Einflußbereich von Eltern. Sie können sich dabei gleich in dop-

---

4 Siehe dazu: Alice Miller: Am Anfang war Erziehung, Frankfurt 1980, die-
   selbe: Du sollst nicht merken, Frankfurt 1981 und Das verbannte Wissen,
   Frankfurt 1988

pelter Hinsicht auf mehreren Ebenen bewegen. Zum einen ist es für Eltern hilfreich, sich substanzspezifische wie suchtunspezifische Grundlageninformationen in Form von Basis- und Erklärungswissen anzueignenen. Zum anderen können sie Handlungswissen auf der Sachebene erfolgversprechend in konkrete Verhaltens- und Handlungskompetenz auf der Beziehungsebene umsetzen.

Fundierte Erklärungen zu den vielfältigen Fragen, die Eltern bewegen, entmystifizieren das Thema Drogen und führen aus dem Unsicherheit erzeugenden Reich von Sagen und Legenden, die das Thema umranken, zu gesichertem Basiswissen. Mit dem dadurch gewonnene Maß an innerer Sicherheit und Urteilsfähigkeit können Eltern selbst die weitverbreitete irrationale Angst vor einer Drogengefährdung ihrer Kinder mindern. Angst ist kein gutes handlungsleitendes Motiv. Basis- und Erklärungswissen auf der reinen Sachebene ist daher ein nützlicher Informationsgewinn für Eltern, wenn es um eine sachgerechte Einschätzung konkreter Probleme geht. Reines Wissen ist jedoch noch nicht gleichbedeutend mit der Macht, etwas zu verändern. Veränderungen lassen sich niemals auf der Sach-, sondern immer nur auf der Verhaltens- und Beziehungsebene bewirken. Und hier ist erfolgreiche Suchtprävention dann immer wesentlich mehr als bloße Informationsaneignung. Wenn sie das von der »Bundeszentrale für gesundheitliche Aufklärung« prägnant formulierte Motto »Kinder stark machen – zu stark für Drogen« (Lebenskompetenz-Programme) ernst nehmen, müssen Eltern sich als Erwachsene befragen, was sie zum Erreichen dieses Zieles aktiv tun können.

Aus Basis- und Erklärungswissen muß daher Handlungswissen werden, wenn es für Eltern um die meist gestellten Fragen geht: »Wie kann ich erkennen, ob mein Kind Drogen nimmt« und »Wie kann ich verhindern, daß mein Kind süchtig wird«. Parallel zu den Lebenskompetenz-Programmen für Kinder und Jugendliche können Eltern deshalb im eigenen präventiven Interesse an vergleichbaren Elternkompetenz-Programmen teilnehmen. Dies bedeutet ausdrücklich nicht, daß sie von Präventionsspezialisten deren Füllhörner voller Weisheiten über ihren Elternköpfen ausschütten lassen, sondern daß sie mit deren Unterstützung über Beziehung, Gespräch und Austausch von Erfahrungen und Kompetenzen gemeinsam nach praktisch umsetzbaren Wegen in der Eltern- und Familienarbeit suchen. Es liegt im direkten Einflußbereich von Eltern, solche Maßnahmen zusammen mit den entsprechenden Präventionsstellen selbst in die Wege zu leiten. Wie immer gibt es keine Patentrezepte, wohl aber empfehlenswerte Richtlinien für eine familienorientierte Prävention der vielen kleinen Schritte, die von Eltern in realistischer Weise umgesetzt werden können.

Ausgehend von den frühen Lebenserfahrungen des Menschen, die entweder die Fundamente für seelische Gesundheit und Lebenskompetenz legen oder die Anfälligkeiten für späteres abweichendes Verhalten erhöhen, läßt sich genauer fassen, was Kinder brauchen, um ihr Leben selbst-bewußt und konstruktiv zu bewältigen:

– Kinder brauchen ausreichend Bewegungsspielraum, um ein grundlegendes stabiles Körpergefühl und eine koordinierte Motorik zu entwickeln;
– Kinder erwarten existentielle wie seelische Sicherheit. Seelische Sicherheit bedeutet von Beginn an auch die Bestätigung ihrer angeborenen Lebenserwartung, daß sie willkommen und »richtig« sind. Wird ihnen dieses Gefühl durch das Erleben der zwischenmenschlichen Realitäten (mit Mutter und Vater) grundsätzlich bekräftigt, gehen sie mit einem gefestigten Urvertrauen in die Welt;

– Kinder haben ein Recht darauf, daß ihre körperlichen wie seelischen Grenzen respektiert werden. In ihrer frühesten Lebensphase ist dies die Grundbedingung, um überhaupt ein stabiles Gefühl von Kohärenz als Empfinden körperlicher Ganzheit, leiblicher Grenzen und körperlicher Wirkungskraft zu entwickeln und aufrechtzuerhalten. Kohärenz schließt aber auch das Gefühl für psychisch unversehrte Grenzen ein. Später ist ein Großteil des Selbstwertgefühls daran gebunden, daß es weder in dem einen noch dem anderen Bereich zu Grenzüberschreitungen durch Erwachsene kommt. Als besondere Kohärenzerfahrung möchte ich auch das Erleben bezeichnen, daß Bewegungen und »Dinge« im Leben sinnhaft geschehen. Sinnhaftigkeit wiederum führt zu Verstehbarkeit, Voraussehbarkeit und damit auch zu Planbarkeit einzelner Lebensbereiche. Solche Kohärenz-Erfahrungen erleichtern Kindern und Jugendlichen ihre Orientierungssuche und das Abstecken eigener Lebensziele.

– Kinder erfahren ein Gefühl von Urheberschaft und Wirksamkeit erstmals in der Phase der Kern-Bezogenheit und der subjektiven Bezogenheit. Die Erfahrung der Kinder, daß das eigene Verhalten etwas bewirken und den Anderen erreichen kann, muß von Eltern gefestigt und gefördert werden. In den frühesten Lebensphasen geschieht dies primär durch stimmiges Sich-Beziehen auf das Verhalten des Kleinkindes. In späteren Altersstufen brauchen Kinder auch die ausreichende verbale Bestätigung und Anerkennung dessen, was sie tun. Sie brauchen die bestätigende Erfahrung, daß ihre Eltern ihnen etwas zutrauen ebenso wie die Spielräume, ihre Fähigkeiten praktisch zu erproben. Dies alles fördert ihr Vertrauen in sich selbst;

- Kinder wollen ihr individuelles Wesen entwickeln und entfalten. Hierzu ist es wichtig, daß ihnen die Fähigkeiten, die sie mit auf die Welt bringen, angemessen »entlockt« werden. Dies wird durch stimmige Anregung und Stimulierung bewirkt. Mit tolerierbarer Über- oder Unterstimulierung werden Kinder spielend fertig. Werden ihre Toleranzgrenzen jedoch in der einen oder anderen Richtung überstrapaziert, leidet ihr Gefühl für die Wirksamkeit eigener Willensbekundungen. Depressivität, fehlgeleitete Leistungsorientierung oder permanente Übererregung können die Folge sein. Letzteres fördert späteres Konsumverhalten und untergräbt die eigenverantwortliche Lebensgestaltung. Dagegen verhelfen Kindern stimmige Stimulierungs- und Abstimmungsprozesse zur Entfaltung ihrer Möglichkeiten und festigen vor allem auch die für ihre psychische Gesundheit notwendige Fähigkeit, ihr seelisches Gleichgewicht zu regulieren;
- Kinder brauchen in ihren affektiven zwischenmenschlichen Erfahrungen Zuverlässigkeit und Beständigkeit. Nur in einem ausreichend Sicherheit bietenden Rahmen fühlen sie sich ermutigt, neue vielfältige Lebenserfahrungen anzustreben;
- Für Kinder ist es wichtig, daß die Eltern ihre Gefühle ausreichend gut wahrnehmen, respektieren und angemessen spiegeln. So lernen Kinder, sich auf ihre Gefühle zu verlassen. Ein alltägliches Beispiel für das Gegenteil sind die häufig tröstend gemeinten Aussagen wie: »Du brauchst doch keine Angst zu haben« oder: »Das tut doch gar nicht weh« usw. Auch wenn solche Beispiele auf Grund unserer Gewöhnung an sie noch relativ harmlos erscheinen mögen, gehen sie immer an der Realität der Kinder vorbei. Ihre Gefühle zu verfälschen,

sie ihnen auszureden oder sie ihnen gar zu rauben, erschwert ihnen in jedem Fall die eigene innere wie auch die zwischenmenschliche Orientierung. Intensiver stimmiger Austausch mit Kindern fördert hingegen auch ihre Lebendigkeit und ihre Beziehungsfähigkeit. Auf der verbalen Ebene beugt er außerdem durch den Erwerb von adäquater Ausdrucksfähigkeit einem zu starken Auseinanderfallen des affektiven inneren Empfindens und seiner sprachlichen Fassung vor.

– Kinder brauchen authentische, lebensechte Vorbilder, die ihnen durch eigenes Vor-leben von Selbst-Erfahrungen die Identitätsfindung erleichtern.

Dieser Katalog dessen, was Kindern gut tut, ist nicht vollständig. Er bezieht sich vor allem auf die frühen Selbst-Erfahrungen im Leben eines Menschen, die als Selbst-Empfindungen das ganze Leben über aktiv, ansprechbar und veränderbar bleiben.

Über langfristig wirksame substanzunspezifische Präventionsprogramme können sich Eltern in jedem Falle grundlegende Einblicke in die kindliche Entwicklungspsychologie aneignen. Sie versetzen sich so in die Lage, altersangemessene Verhaltensweisen von Kindern, Jugendlichen und jungen Erwachsenen verständiger einzuschätzen und zu beurteilen. In der Beziehung zu jungen Menschen kann dies wesentlich zu Entlastung und Entspannung beitragen und so das mögliche elterliche Handlungsfeld erweitern. Auch durch wirksame Techniken der Gesprächsführung, die die Kunst des Miteinander-Redens und des Zuhören-Könnens verfeinern, können Eltern ihre Sicherheit im Umgang mit Söhnen und Töchtern bereichern.

Durch anregende Präventionsveranstaltungen können Eltern auch Impulse für die Eigenreflexion aufgreifen. Bevor Erwachsene beginnen, Kinder zu erziehen oder verändern zu wollen, sollten sie erst überlegen, was sie an sich selbst verändern möchten. Die eigene Veränderung ist viel realistischer als Eingriffe in die Persönlichkeit und den Handlungsspielraum anderer Menschen. Jedoch müssen diese dann ihrerseits auf Veränderungen reagieren. Eltern sollten sich generell selbst hinterfragen, wie sie ihre Träume, Wünsche und Phantasien leben, wie es um die Befriedigung ihrer primären Bedürfnisse bestellt ist, wie ihr Umgang mit Konflikten und Aggressionen ist, wie sie ihre Gefühle ausdrücken und sich mitteilen, wie sie auf Belastungssituationen des Lebens reagieren, wie sie Zärtlichkeit, Berührung und Sexualität leben und wie wohl sie sich in ihrer Haut als Mann oder Frau fühlen – kurz: Erwachsene müssen sich darüber bewußt sein, welches Vorbild sie vorleben. Unsichere Vorbilder können keine starken Kinder ins Leben entlassen.

> Eltern können nie zu früh beginnen, sich mit präventiven Gedanken vertraut zu machen, da die Grundlagen seelischer Gesundheit weit im Vorfeld eines jeglichen Suchtmittelgebrauchs gelegt werden. Bestimmte gestörte, blockierte oder unterentwickelte Selbst-Erfahrungen prädisponieren Kinder und Jugendliche dagegen zum Gebrauch bestimmter Suchtmittel. Handelt es sich bei diesen Mitteln um Ecstasy und Designerdrogen brauchen Eltern auch vermehrt substanzspezifisches Handlungswissen, um angemessen reagieren zu können.

Eltern sollten sich zumindest mit den grundlegenden »saferuse«- Regeln vertraut machen. Auf deren Basis können sie mit Söhnen und Töchtern, die Ecstasy konsumieren oder probieren möchten, unaufgeregt ins Gespräch kommen. Damit begeben sie sich im Dialog auf eine Ebene, die für die jungen Erwachsenen entscheidungsrelevant ist. Der Wunsch von Eltern ist zwar in der Regel, daß ihre Kinder den Gebrauch von Drogen unmittelbar aufgeben sollen, doch ist dieses Ziel in den meisten Fällen unrealistisch. Da weder Kontrolle noch Verbote wirksam sind, ist es hilfreicher, Jugendliche, die Ecstasy benutzen wollen, in ihrer »Kompetenz« als eigenverantwortliche Konsumenten anzusprechen. Deshalb ist Hilfe bei der Risikominimierung das nächstliegende Ziel. Es erhöht die Chance, die Phase des Drogenkonsums unbeschadet zu überstehen. Dies mag vielen Eltern paradox erscheinen, aber es sind realistische Handlungsperspektiven.

Als langfristig hilfreiche Strategie können besorgte Mütter und Väter, die bereit sind, ihren Kindern auch mit unorthodoxen Methoden zu helfen, bei offiziellen Institutionen und Behörden um Drug-Checking nachsuchen. Erfahrungsgemäß bringt vermehrter Nachfragedruck »von unten« die Dinge schneller in Bewegung.

In speziellen Ecstasy-Seminaren mit Eltern arbeite ich persönlich gerne mit dem schon häufig erwähnten Film »Rave New World. Mit Ecstasy durchs Wunderland der 90er«. Er gibt einen umfassenden informativen, visuellen und akustischen Einblick in das Wesen dieses Rauschmittels sowie in den jugendkulturellen Hintergrund der Techno-Party-Szene und House-Community. Eltern sollten verstehen, was Jugendliche in der Szene und der Droge suchen und finden. Verständnis kann die Türen zu ihrer Welt öffnen. Ablehnung, Fassungslosigkeit und Angst gegenüber diesem jugendkulturellen Phänomen verschließen dagegen zwangsläufig den Zugang zur Innenwelt der Jugendlichen. Solche Veranstaltungen zu Ecstasy sind von interessierten Eltern mit wenig Aufwand selbst zu organisieren.

Es ist eigentlich erstaunlich, wie viele Jugendliche immer wieder berichten, daß ihre Eltern von ihrem Drogengebrauch lange Zeit nichts bemerkten. Kinder senden aber schon lange, bevor sich ein Drogengebrauch bei ihnen einschleicht, Signale aus, die Eltern wahrnehmen oder eben auch übersehen können. Suchtmittelmißbrauch hat somit bereits immer eine Vorgeschichte. Frühzeitiges Wahrnehmen dieser Signale erhöht die Chancen auf rechtzeitige Interventionsmöglichkeiten. Deshalb sollte auch das präventive Ziel von Müttern und Vätern sein, ihre Wahrnehmungsfähigkeit für spezifische Verhaltensweisen sowohl ihrer Kinder als auch für eigene elterliche Verhaltensweisen zu schärfen.

> Haben Jugendliche erst einmal mit dem Gebrauch von Ecstasy begonnen und Gefallen daran gefunden, braucht es bei den betroffenen Müttern und Vätern eigene Standfestigkeit, Konsequenz und Beständigkeit, um dem Problem angemessen zu begegnen. Auf Grund dessen, was die Droge ihren Benutzern bietet, sind schnelle Problemlösungen wenig realistisch. Für Eltern stellt sich somit die schwierige Aufgabe, die Beziehung zu ihren Kindern zu halten und sich von der Droge nicht völlig entmachten zu lassen. Mit Verstehen und Beharrlichkeit können sie abdriftenden Jugendlichen eher helfen als mit Angst und Kontrolle. Kontrolle gar im Privatbereich der Jugendlichen zerstört mit Sicherheit den Kontakt zu ihnen.

Ein Konsument hat in »Rave New World« treffend beschrieben, was für ihn letztendlich hilfreich war: »Mein Vater hat nicht lockergelassen, er hat nicht lockergelassen, er hat nicht lockergelassen«. Sein Vater saß jedes Wochenende am Bett seines Sohnes, wenn dieser fix und fertig von Drogen und Party nach Hause kam und hat mit ihm gesprochen. Er blieb einfach in der Nähe seines Sohnes und war beständiger und langmütiger als die Droge. Was er geschafft hat, um seinem Sohn zu helfen, hat er ausschließlich auf der Ebene von Beziehung geschafft. Dies entspricht zwar so gar nicht dem absolut verständlichen Wunsch vieler Eltern nach konkret umzusetzenden *rationalen* Handlungsvorschlägen auf der *Sach*ebene, aber das Beispiel kann besorgte Eltern ermutigen, den Erfolg auf der *Beziehungsebene* zu suchen. Kinder und Jugendliche über Beziehung zu erreichen, ist aussichtsreicher als das aussichtslose Bekämpfen der Droge an sich.

Ich möchte die Handlungsmöglichkeiten für Eltern ergänzen durch *paradoxe* Hinweise darauf, *wie sie ihre Kinder ermutigen können, Drogen zu nehmen.* Ich wähle bewußt den paradoxen Weg, weil er mehr Interpretations- und persönlichen Handlungsspielraum läßt, als direkte Rat»*Schläge*«.[5]

Wie Sie Ihre Kinder ermutigen können, Drogen zu nehmen:
- Setzen Sie sich niemals als Familie zusammen.
- Vermeiden Sie insbesondere gemeinsame Mahlzeiten. Wenn Sie dennoch als Familie zusammen essen müssen, tun Sie dies nur vor dem eingeschalteten Fernsehgerät.
- Vermeiden Sie familiäre Feste und Traditionen, die sich regelmäßig wiederholen und auf die sich Ihre Kinder freuen könnten. Vermeiden Sie vor allem, von Ihrem eigenen Geburtstag Notiz zu nehmen und sich feiern zu lassen.
- Hören Sie Ihren Kindern niemals zu und sprechen Sie über sie, aber nicht mit ihnen.
- Entschuldigen Sie sich niemals bei Ihren Kindern, wenn Sie glauben, etwas falsch gemacht zu haben. Beharren Sie immer auf Ihrem Recht.
- Lassen Sie Ihre Kinder keine Erfahrungen mit Zeiteinteilung, Verantwortung, Herausforderungen, Abenteuern, Risiken, Müdigkeit, Kälte, Kränkungen, Fehlern, Schwierigkeiten usw. machen.
- Wenn Sie in konkreten Situationen entscheiden müssen, ob Sie Ihr Geld und Ihre Zeit in materiellen und passiven Konsum oder in eine familiäre Aktivität inve-

5 Diese Hinweise sind formuliert in Anlehnung an: Initiative Drogenprophylaxe der Stadt Karlsruhe (1992). Ursprünglich beruhen sie auf Übersetzungen amerikanischer Vorbilder.

stieren sollen, wählen Sie immer die materielle, passive Seite.

– Machen Sie Ihren Kindern Angst vor den Gefahren illegaler Drogen, aber rauchen und trinken Sie selbst.

– Gehen Sie wegen jeder Kleinigkeit zum Arzt, und nehmen Sie bei jedem Kopfschmerz unbedingt sofort eine Schmerztablette.

– Setzen Sie Ihren Kindern keine Grenzen, aber verfahren Sie in deren Schule und im Freundeskreis nach der Devise: »Mein Kind würde so etwas nie tun«.

– Schwächen Sie unter allen Umständen die Rolle Ihres (Ehe)Partners in der Familie. Halten Sie immer mit den Kindern gegen ihn zusammen.

– Kümmern Sie sich ständig um alle Angelegenheiten Ihrer Kinder. Lassen Sie sie niemals verantwortlich selbst etwas entscheiden.

– Kontrollieren Sie regelmäßig die Kleidung und die Zimmer Ihrer Kinder.

– Lösen Sie immer alle Probleme für Ihre Kinder.

– Lassen Sie sich von ihren Kindern immer nur als Vater und Mutter ansehen, niemals als Mann und Frau, die sich gerne berühren.

– Erziehen Sie als Mutter Ihre Tochter unbedingt zu Ihrer besten Freundin.

– Vermeiden Sie als Vater unter allen Umständen, Ihrem Sohn jemals zu sagen, daß Sie ihn lieben.

– Geben Sie immer mehr auf die Meinung Ihrer Nachbarn und das äußere Erscheinungsbild Ihrer Familie, als auf die Bedürfnisse Ihrer Kinder.

Menschen sind keine Engel, und Eltern sind keine Übermenschen. Sie können beim besten Willen im Leben nicht vermeiden, Fehler zu machen. Deshalb noch einmal zur Erinnerung: Es gibt keine streng abgeschlossenen Entwicklungsphasen.

Alle Selbst-Erfahrungen bleiben als Lebensthemen, die nach stimmiger Ausprägung streben, lebenslang aktiv. Sie sind jederzeit zugänglich für Verletzungen, aber auch für Weiterentwicklung und Heilung. Insbesondere Kinder und Jugendliche verfügen über erstaunliche Selbst-Heilungskräfte, wenn ihnen die angemessene Unterstützung gewährt wird.

Fortbildung für Multiplikatoren und Lehrer

Ähnlich wie Eltern können sich auch Multiplikatoren aus verschiedenen Arbeitsfeldern sowie Lehrer erfolgversprechende präventive Handlungskompetenz aneignen. In der Regel geschieht dies durch die gezielte Teilnahme an Fort- und Weiterbildungen, wobei sich effektive Maßnahmen immer auf mehreren Ebenen bewegen.

Substanzspezifisch auf Ecstasy bezogen setze ich bei diesen Zielgruppen ebenfalls häufig den bereits erwähnten Film »Rave New World« ein. Wie kein anderes Medium, abgesehen vom Besuch einer Rave-Veranstaltung selbst, vermittelt er einen Eindruck vom Wesen dieser Droge und von der Techno-Kultur als Gesamtkunstwerk. Es ist immer wieder erstaunlich, welche Wirkungen dieser Film auf die Menschen hat, die ihn sehen. Einige schütteln ratlos den Kopf, andere reagieren aggressiv, wieder andere verspüren selbst hautnah einige Aspekte des ekstatischen Geschehens. Der Rhythmus fährt ihnen in die Glieder und ihre Arme und Beine fangen unwillkürlich an, dem Rhythmus zu folgen. Übereinstimmend berichten einige auch immer wieder von anderen körperlichen Begleitreaktionen: warmes Kribbeln im Bauch und am häufigsten eine als angenehm empfundene Gänsehaut, die vom Rücken hochkriecht bis zu den Haarwurzeln. Sie lassen sich von dem Geschehen im Film berühren und verspüren nicht selten Lust, selbst an diesem Geschehen teilzunehmen und Ecstasy auszuprobieren.

Um erst gar keine Mißverständnisse aufkommen zu lassen: »Rave New World« ist kein Werbefilm für Ecstasy. Der Film verschweigt nicht die Risiken der Droge, blendet nichts von dem Phänomen »Techno« aus, fügt nichts Bizarres hinzu. Er vollbringt das Kunststück, für die verschiedenen Aspekte der Droge »Ecstasy« und der damit verbundenen Techno-Szene Verständnis zu vermitteln. Das ist mehr, als graue Theorie vielfach zu leisten vermag. Multiplikatoren und Lehrer, die sich auf diese Art dem Thema nähern, sind anschließend in der Lage, angemessener und konstruktiver auf ihre Ecstasy-konsumierende »Klientel« einzugehen. Dies ist ein unmittelbarer Gewinn an Handlungskompetenz.

Auch die Kenntnis der wichtigsten safer-use Regeln eröffnet problemlos neue Gesprächsebenen, die unmittelbar hilfreich sein können. Wie für Eltern kann auch für Multiplikatoren, die vor unorthodoxen Methoden nicht zurückschrecken, die Empfehlung gelten, bei offiziellen Institutionen vermehrt um Drug-Checking nachzusuchen, damit das Prinzip der Schadensminimierung eine größere Chance bekommt.

Da der Gebrauch von Ecstasy und anderen Drogen mit menschlichen Erlebnissen, Bedürfnissen und Beziehungen zu tun hat, kann eine effektive Fort- und Weiterbildung für Multiplikatoren und Lehrer sich jedoch niemals darauf beschränken, substanzspezifische Kenntnisse zu vermitteln. In den Langzeitfortbildungen der Arbeitsstelle Prävention, in der ich hauptsächlich tätig bin, gehen wir deshalb weit über diese Ebene hinaus. Natürlich braucht es fundiertes substanzspezifisches Basiswissen, um das Phänomen Sucht und Drogen einschätzen zu können. Dies schließt die Auseinandersetzung mit dem Suchtbegriff ein, den legalen wie illegalen Suchtstoffen und Verhaltenssüchten sowie ein Verständnis für die vielfältigen Ursachen von Sucht. Aber das ist nur die Grundlage, auf der weiter aufgebaut wird.

Ausgehend von der Analyse der Suchtstrukturen, Konflikte und Widersprüche im eigenen Arbeitsfeld von Multiplikatoren und Lehrern werden konkrete Handlungsmöglichkeiten, eigene Kompetenzen und Grenzen untersucht. Die Beschäftigung mit Entwicklungspsychologie und altersspezifischen Verhaltensweisen ist die hilfreiche Grundlage für die praktische Fallarbeit. Die Diskussion von Übertragungs- und Gegenübertragungsprozessen sowie Eigen- und Fremdwahrnehmung lenkt das Augenmerk auf die Gesprächsführung und den Beziehungsaufbau. Was geschieht z.B. bereits im Erstkontakt? Die Analyse bewußter wie unbewußter Arbeitsaufträge hilft aus double-bind-Situationen heraus und verschafft mehr Freiraum in der praktischen Arbeit. Für uns ganz entscheidend in der Arbeit mit Multiplikatoren und Lehrern ist auch Selbst-Erfahrung in Form von vertiefter Auseinandersetzung mit eigenen Suchtstrukturen sowie dem eigenen Umgang mit Selbständigkeit und Abhängigkeit. Dies beinhaltet auch das klare und konsequente Trennen von Verantwortlichkeiten. Ich erlebe immer wieder, daß die Teilnehmer an unseren Langzeitfortbildungen gerade die Selbst-Erfahrung als entscheidenden Anstoß für eine eigene Neu-Orientierung bewerten, die ihnen auch maßgeblich hilft, sich aus Beziehungsfallen und Co-Abhängigkeiten im Arbeitsfeld zu befreien. Durch die Entwicklung von realistischen Arbeitsvorhaben werden viele Fortbildungsinhalte direkt in die Praxis umgesetzt – jedoch entlastet vom vorher oft spürbaren Handlungsdruck, der häufig zu ineffektivem Agieren führt.

Da Prävention wie Beratung und Therapie Beziehungsarbeit ist, legen wir in unseren Fort- und Weiterbildungen für Multiplikatoren und Lehrer ein entscheidendes Gewicht auf den Erwerb von Handlungskompetenz auf der Beziehungsebene. Hier passieren die entscheidenden Interventionen. Dieser persönlichkeits- und beziehungsorientierte Arbeitsansatz wird spürbar bis in die Methodik und Didaktik. Wer mit diesen Zielgruppen arbeitet, muß auch deren Bedürfnisse berücksichtigen. In Langzeitfortbildungen kommen Menschen in der Regel, weil sie sich auch etwas für sich selbst erhoffen, nicht nur auf der Sachebene, sondern viel mehr noch auf der Beziehungsebene. Bisweilen ist dies den Teilnehmern zwar nicht einmal bewußt, aber dennoch wirksam. Viele bringen es als Erwartung aber auch deutlich zum Ausdruck. An grauer Theorie orientierte Fortbildungen werden deshalb fast immer als anstrengend und langweilig erlebt. Dies ist das Gegenteil von Effektivität. Damit es den Teilnehmern in unseren Langzeitfortbildungen auch wohl-sein kann und ihren Bedürfnissen nach eigener Sinnesanregung entsprochen wird, arbeiten wir mit einer Vielzahl gruppendynamischer, spielerischer, gestalt- oder körpertherapeutischer Methoden. Dies ist nicht Selbstzweck, sondern bereits selbst wieder Methode, da vieles davon als konkretes praktisches Handwerkszeug von den Teilnehmern selbst wieder in die praktische Arbeit eingebaut werden kann.

Ein Aspekt, der oft außer acht gelassen wird, ist der, daß Multiplikatoren und Lehrer in Langzeitfortbildungen nicht nur in ihrer Berufsrolle dort sitzen, sondern häufig auch als Eltern eigener Kinder – als Mütter und Väter, die sich ebenfalls fragen: Wie schütze ich mein Kind vor Drogenabhängigkeit? Wenn also diskutiert wird, welche Schutzfaktoren weniger anfällig für Drogenmißbrauch machen und welche Fähigkeiten die Lebenskompetenz fördern, ist das handlungsleitende Interesse der Teilnehmer ein doppeltes: Sie sind befaßt mit pädagogischen Zielen für die Gruppen, mit denen sie arbeiten, aber auch mit erzieherischen Idealen und Vorstellungen für die eigenen Kinder. In beider Hinsicht profitieren sie von ihrer Entscheidung zur Beschäftigung mit dem gewählten Thema.

Wir arbeiten generell gerne und viel mit Langzeitfortbildungen, denn sie sind effektiv und wirksam. Ähnlich wie bei Lebenskompetenzprogrammen für Jugendliche und junge Erwachsene können wir die Effektivität unserer Arbeit direkt ablesen an der persönlichen Veränderung der teilnehmenden Personen sowie an ihren Berichten über die praktische Umsetzung der gewonnenen Kompetenzen.

Bestärkung von »Unentschiedenen« und Nicht-Konsumenten

Alle mir bekannten bisherigen Veröffentlichungen, Informationsbroschüren und »Flyers« zu Partydrogen richten sich ausschließlich an Ecstasy- Konsumenten, Eltern oder Multiplikatoren. Nicht angesprochen werden bisher »Unentschiedene« und Nicht-Konsumenten. Hier existiert eine präventive Leerstelle. Nicht alle Jugendlichen und jungen Erwachsenen konsumieren Ecstasy oder andere Partydrogen. Es muß sie also etwas von den anderen unterscheiden. Im primärpräventiven Alltag beziehe ich die Kompetenzen drogenabstinenter »peers« stark in die Arbeit mit ein. Deshalb möchte ich auch an dieser Stelle Anregungen für »Unentschiedene« wie entschiedene Nicht-Konsumenten geben. Da die Arbeit mit Jugendlichen und jungen Erwachsenen in der Regel auf einer sehr persönlichen Ebene stattfindet, wechsele ich im folgenden die Anredeform.

Ich wende mich zuerst an die Unentschiedenen, die noch überlegen, ob sie Drogen probieren wollen oder nicht.

Wenn Deine Lust auf das Ausprobieren steigt, mach es nicht, ohne noch einmal sorgfältig zu überlegen:
- Warum willst Du Drogen probieren?
- Ist es Neugier, »just for Fun«, willst Du endlich »dazugehören« oder willst Du »Probleme wegmachen«? Versuche Dir selbst gegenüber mit den Antworten ehrlich zu sein.
- Was erwartest Du Dir von der Wirkung der Drogen?
- Willst Du probieren, oder wollen andere, daß Du wollen sollst?
- Bevor Du probierst, schau Dich noch einmal um: Findest Du die, die schon »drauf sind« wirklich »gut drauf«, oder findest Du sie eher »verpeilt«?

- Überleg noch mal, ob Du ohne Drogen nicht ebenfalls tolle Gefühle bekommen kannst?
- Überlege, ob Du auch schwierige Gefühle wie Traurigkeit aushalten kannst. Sie gehören ebenfalls zu Deinem Leben.
- Ich möchte Dich unterstützen in einem achtsamen, drogenfreien Umgang mit Dir selbst. Wenn Du dich dennoch entscheidest, Ecstasy oder andere Partypillen zu probieren, lies die »safer-use«-Regeln und beherzige sie!

Im Arbeitsalltag werde ich von Jugendlichen und jungen Erwachsenen, die keine Drogen gebrauchen, regelmäßig gefragt, was sie denn tun können, wenn ihre Freunde und Bekannten Drogen konsumieren. In ihren Fragen tritt ganz deutlich der Wunsch zutage, Freunden hilfreich sein zu können. Es gibt für sie keine Patentantworten, wie dies gelingen kann, aber brauchbare, leicht umzusetzende Verhaltensempfehlungen. Nicht-konsumierende »peers« können so in ihrer Rolle bestärkt und vermehrt in präventive Maßnahmen einbezogen werden. Wir finden in ihnen äußerst lebenstüchtige Kooperationspartner.

Viele Jugendliche und junge Erwachsene, die gerne ausgelassen tanzen und feiern, nehmen dazu weder Ecstasy noch andere Partydrogen. Ihren Fragen, die sie in bezug auf konsumierende Freunde und Bekannte äußern, nähern sich folgende Bestärkungen und Anregungen:
- Wenn Du zu denen gehörst, die sagen können: »Das brauche ich nicht« oder »Das will ich nicht«, möchte ich Dich in Deinem Entschluß unterstützen.

- Fällt es Dir leicht, auf Drogen zu verzichten? Findest Du Deine Haltung akzeptiert, oder drängen Dich andere, doch zu probieren?
- Ich finde es gut und ein Zeichen persönlicher Stärke, wenn Du keine Drogen nimmst. Ich fände es auch gut, wenn Du für Deine Haltung verstärkt werben würdest.
- Sprich mit Deinen Freunden darüber, warum Du keine Drogen nimmst.
- Leb ihnen vor, wie Du Deinen Spaß hast und was Dir Freude macht.
- Such Dir noch andere, die ebenfalls drogenfrei leben. Zusammen könnt ihr noch überzeugender dafür werben. Wenn andere merken, daß ihr ohne Drogen zusammen Spaß habt, seid ihr nicht »uncool« und auch keine »Spielverderber«.
- Wenn Du Freunde hast, die Partydrogen gebrauchen, und Du Dir Sorgen um sie machst, laß sie Deine Sorge spüren: sprich mit ihnen über Dein drogenfreies Leben und über ihren Drogengebrauch. Vermeide dabei aber moralische Bewertungen. Bleib bei dem, was Dir Sorgen macht, was Du bei Deinen Freunden an Verhaltensänderungen beobachtest, wie Du dich in ihrer Gesellschaft fühlst, wenn sie »drauf sind«. Laß sie entscheiden, was sie mit dem, was Du ihnen sagst, anfangen. Dräng sie nicht in eine Richtung.
- Versuch von Dir aus den Kontakt zu halten, falls die Drogen Deine Freunde immer stärker in den Griff bekommen. Laß Dich nicht entmutigen, wenn sie Dich zurückweisen. Oft geht es mit Drogenkonsum einher, daß sie nur noch Kontakt zu Leuten wollen, die ebenfalls Drogen nehmen. Laß Dich nicht beirren und biete weiter Deine Freundschaft an. Handelt es sich um Schulfreunde, überlege mit anderen aus Deiner Klasse, wie ihr Euch verhalten könnt.

- Wenn Freunde oder Bekannte, die auf Drogen sind, ganz abdriften und Du von Dir aus keinen Kontakt mehr wünschst, ist das in Ordnung. Wenn Du nicht helfen kannst, akzeptiere Deine Grenzen. Das tut vielleicht weh, aber Du bist nicht für Deine Freunde verantwortlich.
- Informiere Dich selber über Drogen, damit Deine Freunde merken: Du hast »den Plan«. Lies deshalb ebenfalls weiter bei den »safer-use«-Regeln.
- Wenn Du merkst, daß es jemandem auf Partydrogen schlechtgeht, hast Du viele Möglichkeiten zu helfen: Oft helfen schon frische Luft oder Getränke wie Tees, Säfte und einfaches Wasser. Bei stärkeren Krisen sind Handhalten, Körperkontakt oder einfühlsames Zureden hilfreich. Laß jemanden in einer akuten Krisensituation nie allein. Grundkenntnisse in erster Hilfe können viele Situationen entschärfen: Lege jemanden mit Kreislaufproblemen sofort hin, die Beine höher als den Kopf. Bring den Kopf in Seitenlage zur Vermeidung von Erbrechen. Hilf der Person möglichst ruhig zu atmen. Du kannst dies durch Deine Hand unterstützen. Wenn Du dir über das Ausmaß der Krise unsicher bist, rufe besser früher als später den Notarzt. Kläre den Arzt sofort über den Drogenkonsum der betroffenen Person auf. Du »schmierst« damit niemanden an. Außerdem ist der Arzt an seine Schweigepflicht gebunden. Wenn weitere Personen Dein umsichtiges Handeln beobachten können, stärkt dies Deine Akzeptanz als Nicht-Konsument.

Diese Hinweise können auch von Eltern oder Multiplikatoren aufgegriffen werden.

Präventiver Ausblick

Zielgruppenorientierte Präventionsprogramme sind sinnvoll, weil wirksam. Sie gehen weit über eine »Keine Macht den Drogen«-Erziehung hinaus. Als Verhaltensprävention fördern sie die Lebenskompetenz der Menschen. Als Verhältnisprävention enthalten sie jedoch auch die Forderung nach einer radikalen, d.h. von den Wurzeln ausgehenden Sanierung der »Innenweltverschmutzung« in den konsumorientierten Industriegesellschaften. Diese Sanierung umfaßt als Grundlage eine Erziehung, die den Selbst-Erfahrungen von Kindern gerecht wird. Deren angemessene Befriedigung beugt jenem Urmißtrauen sowie Ängsten, Depressionen und selbstzerstörerischen Aggressionen vor, die einem späteren Drogenmißbrauch im Leben den Weg bahnen können. Die Sanierung umfaßt aber ebenso eine Auseinandersetzung mit den Funktionsweisen, der Ideologie und der Lebensgestaltung unserer Konsumgesellschaft.

Durch die zunehmende Entfremdung des Homo technicus und »Homo consumens«[6] von seinen menschlichen Wurzeln wird tiefe persönliche Lebensbefriedigung immer unerreichbarer. Wir entfernen uns immer weiter von unserer ursprünglichen Glücksfähigkeit. In der Folge handeln wir uns dadurch sekundäre Probleme ein, zu deren Lösung wir uns dann entweder gar nicht mehr oder nur halbherzig durchringen können. Umfassende gestalterische Prävention als Lebenserziehung wäre daher auch Provokation zu intensiver Begegnung, zu Gespräch und zu Berührung, um tiefgreifende Veränderungen wirksam anzugehen. Dies entspräche genaugenommen der Suche nach einer neuen sozialen Utopie als handlungsleitender Zukunftsperspektive.

6 Zu den Begriffen»Innenweltverschmutzung« und»Homo consumens« siehe: J. vom Scheidt: Innenwelt-Verschmutzung, Neuauflage Frankfurt 1988, und W. Schmidbauer: Homo consumens, Stuttgart 1972

8 Beratung und Therapie mit Ecstasy-Konsumenten

In der Beratung und Therapie mit Ecstasy-Gebrauchern stellt sich eine doppelte Schwierigkeit: die Erreichbarkeit der Konsumenten und die Angebotspalette der Beratungsstellen. Jugend- und Drogenberatungsstellen sowie Therapeuten tun sich mit Ecstasy-Konsumenten nach wie vor schwer. Sie passen nicht in die herkömmliche »Komm-Struktur« vieler Beratungsstellen und sind auch nicht deren typisches »Klientel«. Die Komm-Struktur beinhaltet, daß die Klienten die Beratungsstellen aufsuchen. Genau diesen Schritt gehen Ecstasy-Gebraucher in der Regel nicht. Sie zu erreichen bedarf anderer Strategien. Einige möchte ich hier vorstellen.

Gruppenarbeit vor Ort

Ecstasy-Gebraucher erreicht man am besten vor Ort. »Safer-use«-Kampagnen werden deshalb auch in den Techno-Clubs oder um die »Locations«, d.h. die Veranstaltungsorte von Raves durchgeführt.

Jugendliche Ecstasy-»Experimentierer«, die in ihrer Freizeit noch unterschiedliche Einrichtungen der offenen Jugendarbeit besuchen oder die in sozialen Projekten leben, sucht man zweckmäßigerweise mit einer »Geh-Struktur« dort vor Ort auf. In den Einrichtungen ihrer Wahl sind sie in der Gruppe unter ihresgleichen. Spricht man sie hier unaufdringlich an,

194

lassen sie sich erreichen. Mit offenen »Gesprächskreisen« vor Ort haben wir in unserer Arbeitsstelle Prävention, in der ich tätig bin, gute Erfahrungen gemacht.

Es erleichtert den Kontakt zu den jungen Menschen wesentlich, wenn man sich in Prävention, Beratung und Therapie erst einmal selbst als »Lernender« sieht und den Konsumenten von Ecstasy ihre »Experten«rolle überläßt, um alles über ihr Leben mit ihrer Lieblingsdroge zu erfahren. Man vergibt sich damit nichts. Den Konsumenten gibt es dagegen ein Gefühl von Kompetenz und das Gefühl »etwas-geben-zu-können«. Auf diese Weise sind wir in unserer Präventionsarbeit erfolgreich mit Usergruppen ins Gespräch gekommen. Das kritische Hinterfragen ihres (süchtigen) Konsumverhaltens, ihrer Lebenswelt, ihrer Probleme, Ängste, Nöte, Gefühle, Bedürfnisse und Freuden kam erst im Laufe der Zeit, dann aber wie selbstverständlich. Es ist durchaus nichts Ungewöhnliches, wenn in dieser Arbeitsphase keine explizit beratend-therapeutischen Ziele abgesteckt werden. Es würde eine solche Gruppe eher sprengen. Die Verständigung darüber war mehr ein wechselseitiger Austausch, ohne die Zurückhaltung oder gar Abstinenz, die Therapeuten in solchen Kontexten häufig ausüben.

In längerfristige »Gesprächskreise« gehen wir in der Regel mit einem gemischt-geschlechtlichen Team – nicht nur aus Gründen möglicher Übertragungsprozesse, sondern auch auf Grund geschlechtsspezifischer Identifikationsmöglichkeiten. Wenn die Beziehung erst einmal stabil ist, fangen die Jugendlichen oder jungen Erwachsenen in der Regel irgendwann an, uns als für sie erkennbare Andere zu befragen. Sie wollen wissen, wie wir mit Gefühlen, Lebensfreude, Tanz, belastenden Lebenssituationen und natürlich auch Suchtmitteln umgehen. Sie fragen, weil sie häufig tief in ihrem Inneren Restzweifel an ihrem eigenen Drogengebrauch haben. Sehr wichtig sind deshalb in jeder Phase des Kontakts das Beziehen deutlicher Positionen, klare eigene Erkennbarkeit sowie eigene Grenzen. Diese Art der Beziehungsarbeit zeigt Erfolge. Etliche junge Menschen, die an solch offenen »Gesprächskreisen« teilnahmen, haben mittlerweile den Ausstieg aus dem Konsum von Ecstasy vollzogen und uns dies bisweilen »so ganz nebenbei« mitgeteilt. Das Gefühl von »nebenbei« ist insoweit sogar stimmig, als sie festgestellt haben, daß ihnen auch ohne Ecstasy nichts unverzichtbar Wichtiges fehlt, da sie wichtige Erfahrungen, die sie unter dem Einfluß von Ecstasy gemacht haben, erfolgreich in ihren Alltag integrieren konnten.

In diesem (präventiv-)beratend-therapeutischen Kontext vor Ort ist die Gruppenarbeit unser Mittel der Wahl. Erstens kommt es der Tendenz Jugendlicher und junger Erwachsener zur Gruppenbildung entgegen. Zweitens entspricht es der schwierigen Aufgabe, sich in der Gruppe einen Platz zu schaffen, an dem man sich wohlfühlen kann. Drittens ermöglicht es vor Ort eine Art von »peer-group«-Arbeit, die bei herkömmlicher Komm-Struktur in Beratungsstellen nicht möglich ist. In Drogenberatungsstellen trifft man in der Regel keine Menschen, die keine Drogen konsumieren. In unseren »Gesprächskreisen« vor Ort beziehen wir aber immer drogenfrei lebende junge Menschen in die Arbeit mit ein. In der Regel ist dies überhaupt kein Problem, zumal wenn sie sich um den Drogengebrauch von Freunden Sorgen machen. Es ist für die »Konsumierenden« hilfreich zu sehen, wie die »Drogenfreien« als Gleichaltrige Stellung beziehen und ihre Drogenabstinenz begründen. Dieses »peer-group«-Element ist von unschätzbarem Wert. Mit Sicherheit übersteigt es sogar häufig die Wirksamkeit unserer mit Bedacht gestreuten Interventionen. Ohnehin kann man bei Jugendlichen und jungen Erwachsenen nicht immer zweifelsfrei wissen, welche Interventionen an welcher Stelle sich wie ausgewirkt haben. Beobachtbar ist häufig nur das Ergebnis. Gruppenarbeit als Methode der Wahl bietet außerdem viele zusätzliche Möglichkeiten für Rollenspiele, Inszenierungen, Körperarbeit usw., die in der Einzelarbeit mit jungen Menschen schwieriger zu handhaben sind.

Macht und Machtlosigkeit

Ein besonderes Problem, mit dem Menschen in der Suchtarbeit konfrontiert werden, ist »Macht« und »Machtlosigkeit«. Im Kontakt mit Ecstasy-Konsumenten erfährt dies eine besondere Qualität.

Wer Ecstasy-Gebrauchern in der Drogenarbeit von Beginn an mit dem erklärten Ziel des Ausstiegs aus dem Konsum begegnet, beißt häufig auf Granit. Ecstasy erschließt Erlebnisebenen, die als zu phantastisch erlebt werden, um sie so ohne weiteres wieder aufzugeben. Außerdem trifft man häufiger auf eine hartnäckige, (berechtigte) Verweigerung, die Welt zu akzeptieren, wie sie ist. Auf diese Weise kann man in der Suchtarbeit schnell an seine therapeutischen Grenzen stoßen.

Wir müssen offen eingestehen, daß wir den Ecstasy-Gebrauchern auf der Erlebnisebene erst einmal nichts Vergleichbares anzubieten haben. Deshalb halten sie entschlossen fest an dem, was sie mit Ecstasy haben. Gegen diese Entschlossenheit, verbunden mit den Grandiositätsgefühlen des »Wissenden«, ist schwer anzukommen. Sie verleihen den Ecstasy-Konsumenten in der therapeutischen Beziehung eine enorme Macht und können beim Therapeuten umgekehrt Gefühle eigener Rat- und Machtlosigkeit hervorrufen. Es gelingt dem Therapeuten nicht, den User in seiner Welt zu erreichen und eine Verhaltensänderung zu bewirken. Der Therapeut erlebt in der therapeutischen Beziehung das, was sein Klient als frühe zwischenmenschliche Realität erfahren mußte. Dessen Anstrengungen als Säugling oder Kleinkind, sein Gegenüber zu erreichen und dort eine angemessene Reaktion zu bewirken, erlebten ihr Scheitern. Das grundlegende Selbst-Gefühl von Wirksamkeit wurde dadurch beeinträchtigt. Und somit konnte auch das Vertrauen in die wirksame Eigen-Mächtigkeit nicht zuverlässig erworben werden.

Ecstasy als Droge verleiht mächtige Gefühle. In der Beziehung zum Therapeuten kann sich der Konsument eigen-mächtig erleben. Es ist zwar keine konstruktive Macht, aber eben doch Macht, wenn er den Therapeuten zur Wirkungslosigkeit verurteilt. Es ist gleichzeitig auch eine Entwertung und Entmachtung der Eltern, aber nicht im Dienste von »Erwachsenwerden«, sondern immer noch im regressiven Sinne. Der Konsument wiederholt unbewußt, was ihm selbst widerfahren ist. Der Therapeut sitzt damit unter Umständen schnell in einer Beziehungsfalle: der Falle der Wirksamkeit. Je nach eigener Geschichte mit dem Selbst-Erfahrungsbereich von Urheberschaft und Wirksamkeit, je nach Arbeitskontext sowie bewußten und unbewußten Arbeitsaufträgen unterliegt er dem Zwang zur Wirksamkeit. Er will oder muß etwas beim Gegenüber erreichen. Erlebt er sein wirkungsloses Scheitern, muß er in der Lage sein, mit den eigenen Ohnmachtsgefühlen so umzugehen, daß er nicht mit abqualifizierender negativer Diagnostik auf sein Gegenüber reagiert.

Gelingt es beiden Seiten nicht, den Zirkel von Macht und Machtlosigkeit wirksam zu unterbrechen, ist der therapeutische Dialog rasch gescheitert. Und machen wir uns nichts vor: Im Alltag der Suchtarbeit geschieht dies nicht selten, denn Sucht ist mächtig. Gelingt es dem Therapeuten dagegen, Eintritt in die Welt des Ecstasy-Users zu erlangen, weil dieser ihm auf Grund stimmiger Interventionen eine Tür öffnet, so kann die therapeutische Beziehung Früchte tragen. Erfolge bestehen dann z.B. darin, daß der Klient auf konstruktivem Wege einen Zuwachs an Wirk-Mächtigkeit erfährt, mit dem er auch in den Alltag hinausgeht. Hilfreich sein können in diesem Prozeß Formen von Interventionen, wie sie weiter unten kurz vorgestellt werden.

Die Einbeziehung des Körpers in die Arbeit

In nahezu allen stationären Einrichtungen der Suchtkrankenhilfe werden unterschiedliche Richtungen einer auf den Körper bezogenen Arbeit praktiziert: Musik- und Tanztherapie, Bioenergetik, autogenes Training und viele andere Verfahren sollen die Entwicklung und das Wohlbefinden der Patienten fördern.

Auch für die Einbeziehung des Körpers in die Einzel- oder Gruppenarbeit mit Ecstasy-Konsumenten gibt es mehrere gute Gründe. Die ersten Gründe sind gewissermaßen substanz- und szenespezifisch: die tiefe Wirkung von Ecstasy auf das Körper-Selbst sowie die herausragende Bedeutung des Tanzes in der Techno-Szene lassen es ratsam erscheinen, diese Aspekte in der Arbeit ausreichend zu würdigen. Andere Gründe betreffen allgemein die Wirksamkeit der Körperarbeit.

Wenn in stationären Suchttherapien – nach einer eventuell notwendigen Entgiftung als Voraussetzung – unterschiedliche Verfahren der Körperarbeit praktiziert werden, so wird intuitiv folgerichtig auf eine simple Tatsache reagiert: Da das primäre Selbst unser Körper-Selbst ist, können wir in einem gewissen Sinne auch von seinem Primat über das psychische Selbst ausgehen. In ihren Feststellungen über Alkoholiker bestätigt A. Heigl-Evers dieses Primat: »Ich habe wiederholt von Alkoholkranken hinsichtlich ihrer Befindlichkeit kurz vor dem Griff nach der Flasche folgendes berichtet bekommen: Die Patienten beschreiben eine Sensation unerträglicher, vornehmlich *physischer Spannung*, die sie im Oberbauch, in der Magengegend lokalisieren, eine Spannung, die bis zum Schmerz gesteigert sein kann und die nach dem ersten Schluck Alkohol sofort nachläßt, d.h. noch ehe eine spezifische Drogenwirkung eingetreten sein kann, also unmittelbar nachdem der Akt der Einverleibung eines äußeren Objekts eingeleitet wurde. Mit dieser Unlust sind in der Regel *keine oder nur spärliche Vorstellungen* verbunden. Sie wird auch *hin-*

sichtlich ihrer Entstehung nicht in einen Erlebenszusammenhang und in einen zwischenmenschlichen Kontakt eingeordnet. Sie ist für den Patienten *sprachlich schwer zu fassen*, hinsichtlich der Affektqualität im allgemeinen nicht zu benennen; wenn er sie zu benennen versucht, sie z.B. als Traurigkeit, Depression, Enttäuschung o.ä. bezeichnet, kann es sich dabei um leere Worthülsen handeln, die für den Patienten ohne emotional-ideationalen Inhalt sind; sie beinhalten für ihn emotional-ideational nichts oder nur Dürftiges«.[1]

Ich habe diese Beobachtungen deshalb so ausführlich zitiert, weil wir aus ihnen zwingend alle Argumente für die Einbeziehung des Körpers in die Arbeit ableiten können. Diese Argumente wiederum beruhen auf der Grundlage unserer frühen Selbst-Erfahrungen. Das primäre Gefühl des Suchtkranken ist im leiblich-organismischen Bereich angesiedelt. In der Regel sind damit keine klaren Vorstellungen über Entstehungszeitpunkt und darin verwobenen zwischenmenschlichen Kontext verbunden. Der betroffene Mensch findet keine angemessenen Worte für seine Affekte. Mit Hilfe gezielter Körperarbeit kann sein Erleben jedoch hilfreich aufgeschlüsselt werden. Interessanterweise wird aber auch in stationären Einrichtungen der Suchtkrankenhilfe eine spezifische Form der Körperarbeit eher selten praktiziert: die analytisch orientierte Körperpsychotherapie. Im angemessenen Kontext arbeitet sie unter Umständen auch mit intensiver Berührung des Patienten. Obige Beobachtungen sprechen sehr deutlich für eine solche Methode.

Wie das Hilfsmittel Ecstasy, so öffnet auch psychotherapeutische Körperarbeit die Türen zum Unbewußten des Klienten. Affekte und frühe Erinnerungen werden leichter zugänglich. Zudem erschließt leiborientierte Arbeit auch die präverbale Vergangenheit von Menschen zuverlässiger als deren sprachliche Fassung. Und letzlich kann Körperarbeit eine Neuord-

---

1   Zitiert nach: W-D. Rost: a.a.O., S.53f., Hervorhebungen vom Autor

nung blockierter (affekt)motorischer Schemata sowie des Kör-
per-Bildes bewirken. Das therapeutische Geschehen wird so
um wichtige Dimensionen bereichert.

Über die Sprache hinaus bieten körpertherapeutische Interventionen und Berührungen zusätzliche Möglichkeiten zur
Behandlung des beschädigten Seelenlebens. Die blockierten
oder beschädigten Selbst-Kräfte erfahren durch das seelische
Zurücksinken auf frühere Lebens- und Entwicklungsstufen
(Regression) am Ursprungsort des Geschehens heilende »Antidotes« als Gegenmittel gegen die schädigenden Erfahrungen
in der Kindheit. »Antidotes« korrigieren die ursprüngliche
emotionale Erfahrung und machen »einen Neubeginn« möglich.[2]

Eine Grundhypothese der analytisch orientierten Körpertherapie ist, daß nicht nur unsere Seele als Unbewußtes, sondern auch unser Körper Muster, Erlebnisse und Engramme
unabgeschlossener früher Szenen speichert, deren affektiver
und lebensbestimmender Gehalt oft nicht mehr bewußt ist.
Die vitale Energie ist geschädigt, gebunden, eingesperrt durch
vielfältige Verdrängungen und Abwehrkräfte. Vielfältige Impulse drängen uns zum Handeln in Richtung der früh blok-
kierten affektmotorischen Schemata, um deren Stillegung auf-
zuheben und heilend zu korrigieren. All dies läßt sich auch an
Patienten leiblich-seelisch beobachten.

Viele angeborene Erwartungs- und Entwicklungsfolgen gelangen nicht an ihr natürliches, bestimmungsgemäßes Ziel im
Sinne einer »richtigen« Entwicklung der psychischen Struktur. Oft hat das Kind im Patienten noch nicht einmal die Möglichkeit des Handelns oder des Sprechens gefunden, um sich
auszudrücken, weil es abgewiesen, nicht-richtig verstanden,
unterbunden, eingeengt und falsch geprägt wurde. Seine Af-

---

2 Vgl.: Tilmann Moser/Albert Pesso: Strukturen des Unbewußten. Protokolle und Kommentare, Stuttgart 1991, S.7, zum Begriff des»Neubeginns«
   siehe: Michael Balint: Therapeutische Aspekte der Regression. Die Therapie der Grundstörung, Reinbek bei Hamburg 1973

fekte und Gefühle konnten nicht mehr adäquat mitgeteilt, manchmal sogar nicht einmal mehr wirklich gespürt werden, um überhaupt überleben zu können.

Der analytisch orientierte Teil im Therapeuten achtet demgemäß auf den sprachlichen Ausdruck des Patienten. Der Körpertherapeut in ihm mißt den nichtsprachlichen, körperlichen Ausdrucksmitteln wie Mimik, Gestik, Bewegungen, Haltungen, Schmerzen, Spannungen, Wärme- und Kälteempfindungen usw. eine besondere Bedeutung bei. Erlebtes und Erleben melden sich immer auch im Körper, der wie die Seele nach »Richtigkeit« verlangt. Die Einbeziehung des Körpers in die therapeutische Arbeit ist jedenfalls komplementär und kann erstaunliche Wirkungen entfachen. Einzel- und Gruppenarbeit ermöglichen dabei nochmals ganz unterschiedliche Arbeitsformen und Methoden. In der Einzeltherapie läuft der therapeutische Prozeß über das Beziehungsgeschehen zwischen Therapeut und Patient, in der Gruppentherapie können viele andere Gruppenmitglieder Personen und Aspekte darstellen oder symbolisieren, die in früheren Lebenssituationen des Patienten eine bedeutende Rolle gespielt haben. Sie können auch jemanden konkret halten, der seine ganze Wut und Aggression in einer Szene agiert, durchlebt und integriert ohne dadurch Schaden anzurichten, da er ja konkreten limitierenden Halt erfährt.

Von entscheidender Bedeutung ist, daß der Patient im körpertherapeutischen Setting in seiner Regression geschützt ist, Halt erfährt, und inmitten einer frühen, wiederbelebten Szene mit all ihren Affekten und Handlungsimpulsen eine korrigierende Alternative findet, einen neuen Baustein für eine »neue innere Landkarte«.[3] Die stabilisierende Langzeitwirkung der heilenden emotionalen Erfahrung ist jedoch gebunden an die konkrete Ebene der Regression; ansonsten ist sie bloße Tröstung und stillt nicht die primäre Sehn*Sucht* nach »Richtig-

3   Moser/Pesso, a.a.O, S.20f.

keit«. Oder sie macht süchtig nach Wiederholung ohne eine strukturelle Veränderung zu bewirken. Das heißt auch, daß es in der von Körperarbeit begleiteten Psychotherapie nicht um oberflächliche Bedürfnisbefriedigung oder Tröstung des Patienten geht, sondern tatsächlich um einen tiefgreifenden Umbau psychischer Strukturen. Dieser Neubau vollzieht sich auf Grund direkt nachempfundenen Erlebens auf Ebenen, die eben nicht nur auf sprachlicher Symbolisierung beruhen.

Für den selbst-erfahrenen Therapeuten führt die Einbeziehung des Körpers in die Arbeit zu einer wachsenden Sensibilisierung für das verletzte Kind im Patienten, für das Maß seiner Regression und seiner beschädigten Selbst-Empfindungsbereiche. Sie bietet mehr Möglichkeiten, auf die archaischen Grundbedürfnisse des Kindes nach Sicherheit, Schutz, Halt und Grenzen zu reagieren als die rein verbale Therapie.

Im Kapitel über »Macht und Machtlosigkeit« in der therapeutischen Beziehung haben wir gesehen, wie quälend sich Wirkungslosigkeit anfühlen kann, wenn die Arbeit stagniert. In ihrer Erklärungsnot sind leider viele Therapeuten allzu schnell bereit, mit »negativer Diagnostik« zu reagieren, d.h. den Patienten abzuwerten und verantwortlich zu machen. Wenn sich Patienten in der therapeutischen Beziehung nicht bewegen, »verhungern« oder nur angestrengt durchgebracht werden, handelt es sich oft um Phasen, in denen sie aus zutiefst unerfüllten primären Bedürfnissen heraus wortlosstumm oder auch laut um Hilfe bitten. Ohne deren Erfüllung im Sinne eines zusätzlichen Bausteins für seine Selbst-Struktur kann ein Patient vom therapeutischen Prozeß nur sehr eingeschränkt profitieren. Wie soll er in einer verbalen Therapie etwas formulieren, für das ihm noch die Worte fehlen, vor allem, wenn es auch noch um Erleben geht, das im vorsprachlichen Stadium angesiedelt ist? Das oben erwähnte physische Spannungsgefühl des Alkoholikers ist ein gut dokumentiertes Beispiel. Es bleibt jedoch »im szenischen, im Bewegungs- oder im Körpergedächtnis erhalten« und ermöglicht somit auch weiterhin den Zugang über »den Körper, über Inszenierung, Berührung und handelnde Regression«. Dieser Zugang ist »der Versuch, mit dem realen Kind im Patienten in Kontakt zu kommen, mit dem Kind, das einen großen Teil seiner ihn prägenden Erfahrung außerhalb der Sprache aufbewahrt und sie auch erst außerhalb der Sprache wieder findet. Frühe Affekte, die in die Sprache transponiert werden, sind selektiv überarbeitete und gemilderte Affekte, die aus der Sphäre, in der sie gelernt werden – nämlich Gesten, Laute, Gesichtsausdruck, Handlungen oder deren Kombination, herausgenommen werden, sozusagen in die höhere Schule ihres symbolischen Ausdrucks. Mimisch, lautlich und im Bewegungsapparat sind die Affekte aber bereits in den ersten Monaten vorhanden. Die Lebensstrecke, in der sie genutzt werden ohne Sprache, ist für das Kind unendlich lang«.[4]

Die Gesamtheit dieser leiblichen Ausdrucks- und Interaktionsformen schließt die Körpertherapie in die Arbeit mit ein, um Zugang zu Symptomen zu finden, die in frühen Phasen der Entwicklung wurzeln, wo die stimmigen Befriedigungen und Interaktionen nicht-stimmig entgleist sind. Wenn bestimmungsgemäße Entwicklung dadurch behindert wurde, blockieren regressive Phantasien die Fähigkeit zu angemessener Individuation und Abgrenzung. Regressive Zufluchten können suchtartigen Charakter annehmen. Bei suchtkranken Menschen ist dies offenkundig. Ihre Unstillbarkeit ist allerdings ein Mythos. Er baut auf der Unendlichkeit der süchtigen Phantasien auf, die im »Widerstreit zu den entgleisten und entmutigten Ichbedürfnissen stehen, die auf Wachstum, Kompetenz und Freude zielen«. Wenn im therapeutischen Beziehungsgeschehen durch stimmige Berührung und Regulierungsprozesse die mißglückte Wechselseitigkeit wieder in Gang gesetzt wird, kann »auf Befriedigung der jeweils nächste

4 Tilmann Moser: Der Erlöser der Mutter auf dem Weg zu sich selbst. Eine Körperpsychotherapie, Frankfurt 1993, S.133ff.

Schritt des Wachstums, der Kompetenzsuche, der Abgrenzung« erfolgen. Hierauf komme ich weiter unten zurück, wenn ich die »Sättigung« als ein Motiv des Ausstiegs aus dem Ecstasy-Konsum beschreibe. Der Patient kann in neu erfahrener Wechselseitigkeit unmittelbar leiblich-seelisch überprüfen, daß »süchtiges Phantasieren und gelebte Interaktion (...) ganz verschiedene Dinge« sind.[5]

Es geht in wachstumsorientierter Therapie um die Weiterentwicklung von affektmotorischen Schemata des Patienten, die die Struktur seines Selbst stärken bzw. erst aufbauen. Aus den wechselseitigen Interaktionen in der Regression bilden sich neue Selbst-Kerne und Erlebensmuster, die selbstverständlich der weiteren Stabilisierung und Ermutigung bedürfen. Dies schließt stimmige Spiegelungsprozesse ebenso ein wie fundamentale Erfahrungen mit sicherem körperlichem Halt zum Aufbau von Bindungs- und Beziehungsfähigkeit. Der Neuerwerb von Wirksamkeit fördert die Autonomie und die Fähigkeit zur Abgrenzung. Der Patient wird weder infantil verwöhnt noch überwältigend »gepusht«, um seine Widerstände zu überrennen. Körperarbeit geschieht wohlüberlegt und dosiert. Sie unterstützt den Patienten gerade dort, wo der sprachliche Dialog nicht, nicht mehr oder noch nicht greift, wo aber die beschädigten oder unterentwickelten affektmotorischen Schemata nach Vervollständigung rufen, um ein Gefühl von »Richtigkeit« und Stimmigkeit zu erzeugen.

Eine rein verbale Therapie, die mit den Grundvoraussetzungen unbewußte Erinnerungen, Widerstand und Übertragung arbeitet, kann ungemein differenziert und hilfreich sein. Sie bleibt aber in ihrem Angebot immer auf die symbolische Interaktion begrenzt. Doch die gesund wie krank machenden Fundamente des Seelenlebens sind nonverbal, denn Kern-Selbst-Erfahrungen und zwischenmenschliche Interaktionen werden in Form ganzheitlicher affektmotorischer Schemata

---

5 Moser: 1993, S.136

gespeichert. Bleiben diese unterentwickelt, versuchen immer wieder Kontinuum-Kräfte ihr Werk zu verrichten, indem sie an die sich-selbst-aufrichtende Tendenz der affektmotorischen Schemata appellieren. Dies ist auch eine Erklärung für den Wiederholungszwang, der Menschen notfalls lebenslang zu unbewußten Wiederholungshandlungen drängt, um die Kräfte des Selbst an ihre vorgegebene Entwicklungsrichtung zu erinnern.

Wenn Affekte und Symptome nicht auf der richtigen lebensgeschichtlichen Ebene erreicht werden, können sie zusätzlich sprachlich entstellt und überbaut werden. Dann sind sie noch schwieriger zu dechiffrieren. Die szenische wie die Körperarbeit beziehen deshalb dauerhaft die Ganzheit des Erlebens in die Arbeit mit ein. Dabei kann der Körper des Patienten seine ganz eigene Übertragung entwickeln. Diese muß überhaupt nicht übereinstimmen mit dem seelischen oder verbalen Übertragungsgeschehen. Durch das unmittelbare Erleben im eigenen Körper können Übertragungs- wie Gegenübertragungs-Prozesse aber zur Entwirrung eigener wie fremder Bedürfnisse beitragen.

Der Schritt von der verbalen zur Körperarbeit vollzieht sich dadurch, daß der Therapeut Bekundungen des Patienten nicht nur neutral abwartend registriert, sondern selbst in den Handlungsdialog einsteigt. Die Berührungs- und Handlungsangebote gleichen Türen zur Innenwelt des Patienten, die es behutsam zu öffnen gilt. Sie stellen eine ganz andere Art von Halt dar als eine verbale Ermutigung, Gefühle zu zeigen. Die Kompetenz zum Handlungsdialog wird erworben durch Selbst-Erfahrung und praktische Arbeit. Sie bedarf der Fähigkeit zur genauen Beobachtung des Patienten und zur Auswahl aus den Bildern und Angeboten, die im Therapeuten entstehen, um den Bedürfnissen des Patienten gerecht zu werden. Der Patient hat teil an der Erkundung dessen, was er braucht. Durch das Wirken des Kontinuums »weiß« er unbewußt immer noch, welche Reaktionen für ihn die »richtigen« sind, um stillgelegten Selbst-Kräften wieder ihre angemessene Richtung zu geben.

Der selbst-erfahrene Therapeut kann sich deshalb auf die körpersprachlichen Zeichen des Patienten sowie auf seine eigenen Bilder und Phantasien, die den therapeutischen Prozeß begleiten, verlassen. Wenn er dem Patienten seine Bilder mitteilt, ist dieser informiert über das körpertherapeutische Geschehen (Übertragung und Gegenübertragung) sowie Interaktions- oder Berührungsangebote. Der Patient kann sich dann orientieren und entscheiden, was er braucht oder wünscht oder auch ablehnt. Er lernt die Angebote dosiert zu nutzen und entscheidet, welche Schritte er gehen will: sprechen, verdauen, fühlen, sich Affekten hingeben, phantasieren, eine bestimmte Szene neu körperlich erforschen, unstrukturiertes und gefürchtetes Neuland beackern usw.

Wachsende Intuition und Variationsbreite geben dem Therapeuten oft viel mehr szenische Angebote ein, als dem therapeutischen Prozeß angemessen sind. Sie werden gespeichert und eventuell zu einem späteren Zeitpunkt nutzbar gemacht. Der Umgang mit den Handlungsangeboten ist überlegt und beachtet die Befindlichkeit des Patienten oder der Gruppe. Der Prozeß verläuft nicht immer geradlinig und auch nicht ohne Schwankungen. Das Durchleben und Durcharbeiten einer Szene bedeutet nicht automatisch ihren stimmigen Einbau in die psychische Struktur des Patienten, denn die alten Selbst-Kerne oder familiären Muster verführen immer wieder zum Einsatz unstimmiger Ersatzhandlungen. Die stabile Ausbildung neuer Selbst-Kerne braucht unter Umständen nährende Pflege und immer wieder neue Ermutigung. Viele Szenen können auf diese Weise stets von neuem durchgegangen werden, bis sie eine offene Entwicklungslinie geglückt schließen.

Auch Konflikte und Symptome, die psychogenetisch und beziehungsdynamisch in Zeiten nach Erwerb der Symbolisierungsfähigkeit liegen, lassen sich im szenischen und leiborientierten Arbeiten häufig leichter verstehen als nur durch den verbalen Dialog.

Nicht alle Körperarbeit findet im Zustand der Regression statt. Bei schweren Defekten im Selbst des Patienten ist Regression sogar nicht angezeigt. Dann unterstützt die Körperarbeit durch andere Techniken die Ausdifferenzierung seiner Wahrnehmungsprozesse sowie seine grundlegende Ortung und Zentrierung. Darauf komme ich weiter unten zurück. Wird jedoch im Regressionszustand gearbeitet, liegt das Schwergewicht auf sinnvoll »abgestuften Lernerfahrungen, statt auf kathartischen Entladungen«. Es kann zwar durchaus zu heftigem, karthartischem Erleben kommen, doch »das leitende Kriterium ist die Nützlichkeit des Lernschritts und nicht die Intensität des emotionalen Ausdrucks«.[6]

Die analytisch orientierte Körperarbeit ist lernbar und lehrbar für den, der sich ihr aus eigenem Antrieb zuwendet, wobei in der Regel fachliche mit persönlicher Motivation einhergeht. Sie hat nichts Mythisches oder Charismatisches, sondern beruht auf solidem Handwerk, Intuition und Erfahrung. Jeder seriös therapeutisch Arbeitende klärt durch eigene Therapie oder Analyse sowie Supervision seine eigene kindliche wie erwachsene Position. Körpertherapeutische Selbst-Erfahrung führt darüber hinaus und zurück in den im Erwachsenen-Körper weiterlebenden Körper des Kindes, das wir einmal waren. Ihr Ziel ist die Aneignung des Erwachsenen-, d.h. »Eltern-Körpers« in all seinen Dimensionen.

Rein theoretisch wird nur eingeschränkt erfahrbar, wieviel »heilsame Berührung und Interaktion« im therapeutischen Prozeß zum Nutzen des Patienten stattfinden kann. Wer je selbst unklare Affekte, Gefühle, Sehn*Süchte* oder Handlungsimpulse in einer sinnstiftenden, gestaltschließenden Interaktion klären und damit »in den Raum des verfügenden Ichs« überführen kann, vermag auch den erfahrbaren und er-

---

6   Darauf weist zu recht Downing hin: a.a.O., S.239

fahrenen Unterschied zwischen rein verbaler Beziehung und analytisch orientierter Körperarbeit einzuschätzen. Verbale Therapien und Analysen können in hohem Maße hilfreich sein. Körpertherapeutisch oder szenisch unterstützte Arbeit ist darüber hinaus um eine Ebene reicher und realistischer, als sie sich auch »organismische Prozesse« zu nutzen macht, die sich wesentlich näher am ursprünglichen Selbst-Gefühl vollziehen. Das so gestärkte Ich des Patienten verfügt dann über ein »vitaleres Fundament für die später einsetzenden Prozesse der Symbolisierung«.[7] Es macht einfach einen ganz erheblichen Unterschied, ob ich nur über etwas rede, oder ob ich etwas hautnah am eigenen Körper und an der eigenen Seele neu erlebe und es somit neu erfahrbar und korrigierbar mache. Die Wirkung ist eine *fundamental* andere.

Erlebnisorientierte Interventionen

Jugendliche bzw. junge Erwachsene haben häufig Schwierigkeiten, bei ihren Empfindungen zu verweilen und ihre Gefühle auszudrücken. In ihrer speziellen Entwicklungsphase geben sie sich auch eher »verschlossen«. Viele verfügen auf Grund mangelnder Spiegelung in der Phase der intersubjektiven und verbalen Bezogenheit auch noch gar nicht über das sprachliche Ausdrucksvermögen, Emotionen differenziert beschreiben zu können. Sie empfinden ihre Gefühle zwar, können sie aber nicht adäquat verbal benennen. Ihr Körper ist ihnen ebenfalls noch wenig vertraut, und sie scheuen die Berührung. Insofern ist auch die Einbeziehung des Körpers in die therapeutische Arbeit bei Jugendlichen und jungen Erwachsenen häufig schwieriger als bei älteren Personen.

Über spezielle Techniken des Intervenierens läßt sich jedoch selbst bei obigen Grundvoraussetzungen die körperliche

---

7 Zitate: Tilmann Moser: Vorsicht Berührung. Über Sexualisierung, Spaltung, NS-Erbe und Stasi-Angst, Frankfurt 1992, S.37/38

Dimension in die Arbeit mit einbeziehen, ohne daß Berührung überhaupt stattfindet. Downing nennt diese Techniken treffend »erlebnisorientierte Interventionen«.[8] Dies sind spezielle verbale Interventionen, die darauf abzielen, das innere Erleben sowie das Körpererleben zu erforschen. Sie fordern dazu auf, nach innen zu gehen und darauf zu achten, was leiblich-seelisch geschieht. Dies kann den gesamten Erlebnisprozeß umfassen oder sich auf eng begrenzte Selbst-Erlebnisbereiche konzentrieren.

Offen formulierte erlebnisorientierte Interventionen sind z.B.:

»Was passiert gerade in Ihnen?«

»Finden Sie heraus, was gerade auf Sie zukommt!«

»Womit sind Sie gerade beschäftigt?«

»Was empfinden Sie im Augenblick?«

Solche und ähnliche Interventionen sind so offen gehalten, daß der Klient auf vielen Ebenen reagieren kann. Es kann ein Gedanke, ein Bild, ein Gefühl oder auch ein konkretes körperliches Empfinden geäußert werden. In jedem Fall tragen diese Interventionen dazu bei, die Wahrnehmungsfähigkeit zu steigern.

Soll bei der verstärkten Einbeziehung des Körpers in die Arbeit speziell das leibliche Geschehen erforscht werden, werden auch die Interventionen enger formuliert:

»Was spüren Sie jetzt in ihrem Körper?«

»Wo spüren Sie dieses Gefühl im Körper?«

»Was passiert gerade mit Ihrer Atmung?«

»Was macht gerade Ihre Hand?«

Ebenso kann der Fokus auch auf andere Erlebnisebenen gerichtet werden:

»Welche Bilder fallen Ihnen zu diesem Gefühl ein« oder »Welche Gedanken und Phantasien kommen Ihnen dazu?«

Sollen die mit den Gefühlen verbundenen Bewegungsimpulse

---

8   Vgl. Downing, S. 63ff.

erforscht werden, können die Anregungen dazu lauten:»Was möchte Ihre Hand jetzt am liebsten tun«? oder »Wie möchte Ihr Körper jetzt reagieren?«

Spezifische Variationen der erlebnisorientierten Interventionen betreffen Situationen, in denen die Klienten darauf warten zu spüren, daß ein Prozeß konkrete Gestalt annimmt oder daß sich klärt, worum es bei bestimmten Affekten geht. Wenn noch unklar ist, worauf sich Erlebnisinhalte und Gefühle beziehen oder wem sie eigentlich gelten, kann der Vorschlag sein:»Bleiben Sie noch näher bei diesem Gefühl und achten Sie darauf, welche Bilder oder Phantasien Ihnen dazu einfallen«! Auf die leibliche Ausdrucksebene bezogen, könnte eine Intervention lauten:»Bleiben Sie mit Ihrem Gefühl in Berührung und versuchen Sie herauszufinden, ob Sie dazu den Impuls zu einer Bewegung verspüren«!

In geeigneten Situationen richtig dosiert und in Kombination mit anderen Interventionstechniken sind die erlebnisorientierten Interventionen in jedem Fall ein geeignetes Mittel, die Wahrnehmungsfähigkeit für die eigenen Affekte und körperlich organismischen Reaktionen zu schärfen. Dadurch wird auch der therapeutische Prozeß vertieft. Dieser Bewegung nach innen entspricht auf einer anderen Ebene die entaktogene Wirkung von MDMA.

Urheberschaftliche oder wirksamkeitsorientierte Interventionen

Ich gehe davon aus, daß bei vielen Menschen, die Suchtmittelmißbrauch betreiben oder ein stoffungebundenes Suchtverhalten praktizieren, häufig bereits in der Phase des Kern-Selbstempfindens sowie der intersubjektiven Bezogenheit das Gefühl für die eigene Urheberschaft, Willensbekundung und tatsächliche Wirksamkeit beschädigt wurde. In der Auseinandersetzung mit der Realität sowie in ihren konkreten Lebensstrategien sind diese Menschen deshalb auch häufig passiv ge-

211

hemmt. Ihre »Erlernte Hilflosigkeit«[9] behindert die Entwicklung der entsprechenden blockierten affektmotorischen Schemata. Um diese Schemata, die auf Urheberschaft und Wirksamkeit abzielen, gezielter anzusprechen, kann man mit Interventionstechniken arbeiten, die ich als *urheberschaftliche* oder *wirksamkeitsorientierte Interventionen* bezeichnen möchte.

Um eigene bzw. fremde Wünsche und Bedürfnisse zu entwirren und dadurch die eigene Willensbekundung wieder zu ermutigen, können mögliche Interventionen lauten:

»Entspricht dieses Verhalten wirklich Ihren Wünschen oder wessen Stimme spricht da zu Ihnen?«

»Wie drücken Sie Ihre Wünsche und Bedürfnisse aus?«

»Welche Stimme macht Sie so klein und hilflos. Was möchten Sie ihr entgegnen?«

Um die eigene Urheberschaft zu wahren, braucht es auch die Fähigkeit zur Abgrenzung gegenüber fremdem Willen. Strukturierende Vorschläge können deshalb sein: »Wie können Sie sich wirksam schützen?« oder: »Wie grenzen Sie sich ab?« Wenn bereits früh die Hoffnung resigniert hat, den Anderen berühren und erreichen zu können, ist es hilfreich zu prüfen: »Was können Sie tun, um Kontakt herzustellen?« Auf aktivere Lebensgestaltung bezogen können Anregungen klärend wirken: »Wie möchten Sie die Situation gerne gestalten?« oder: »Was können Sie tun, um die Situation Ihren Wünschen gemäß zu verändern?« Interventionen, die auf die unmittelbare Handlungs- und Bewegungsebene abzielen, sind: »Wie möchten Sie diesem Gefühl oder Impuls Ausdruck verleihen?« oder: »Was bewirken Sie, wenn Sie diesem Impuls nachgeben?«

Wird in der Therapie auch mit konkreten Handlungsproben und Berührungen gearbeitet, können die blockierten affekt-

---

9 Dieser Begriff stammt von Martin Seligman: Erlernte Hilflosigkeit, Weinheim und Basel 1995

motorischen Schemata auf noch tieferen Ebenen angesprochen und wiederbelebt werden. Außerdem hat der Klient die
Chance herauszufinden und zu spüren, was er möchte bzw.
was für ihn richtig und angemessen ist. Im aktiven Umgang
mit Interventionen wie: »Wie weit möchten Sie gehen?«,
»Reicht dieser Schritt für heute, oder möchten Sie weitergehen?« erlebt er zudem einen direkten Zuwachs an Urheberschaft und Handlungskompetenz, weil er selbst sein eigener
Steuermann bleibt und nichts gegen seinen Willen geschieht.

Die hier vorgeschlagenen Interventionen sind nur ein klei-
ner Ausschnitt aus einer Fülle möglicher Vorschläge an den
Klienten, die auf die jeweilige konkrete Situation im therapeutischen Prozeß abgestimmt sein müssen. Es gibt immer wieder
Gelegenheiten, bei denen der Fokus gezielt auf die Weiterentwicklung der Handlungskompetenz des Klienten gerichtet
werden kann.

Ortung und Zentrierung

Nicht nur schwerer gestörte Menschen empfinden Brüche
oder Unsicherheiten im Körper-Selbst. Verunsicherungen im
eigenen Körper-Erleben habe ich auch bei nahezu allen
Ecstasy-Konsumenten beobachtet, denen ich begegnet bin.
Ich halte dies allerdings für nichts Außergewöhnliches. In einer Gesellschaft, in der die Entfremdung vom Selbst um sich
greift, nehmen zwangsläufig auch Beeinträchtigungen im
Körper-Selbst epidemiologische Ausmaße an. *Die Techno-Szene
betreibt nicht umsonst einen regelrechten Körper-Kult. Dies spricht
eindeutig für eine Einbeziehung des Körpers in die Arbeit mit
Ecstasy-Konsumenten.*

In individuell unterschiedlichem Ausmaß geht es bei der
Wahrnehmung und Erforschung des Körper-Selbst erst einmal
um die relativ umfassenden Erlebnisweisen von Ortung und
Zentrierung. Zum einen sind wir mit unserem Körper in der
materiellen Welt, zum anderen dient er uns gleichzeitig als

Vehikel, um uns zu anderen Menschen in Beziehung zu setzen. Wie wir körperlich in der Welt sind, hat Alexander Lowen bereits 1958 unsere »Erdung« genannt. [10] Wie ist unsere generelle Körperhaltung? Wie stehen wir an unserem Platz? Wie bewegen wir uns? Fühlen wir uns in diesem ganz alltäglichen Wohnen in unserem Körper sicher und gut geerdet oder spüren wir hier bereits Unsicherheiten? Sind wir mit unserem Atem in Berührung, der so eng mit unserem gefühlsmäßigen Erleben in Verbindung steht, oder nimmt uns etwas die Luft zum Atmen?

Bei Ortung und Zentrierung geht es also zunächst um Erdungsgefühle, d.h. um das Gefühl, festen Boden unter den Füßen zu haben und sicher zu stehen. Eine Übung, die ich hierzu gerne in Gruppen mache, lautet: »Stellen Sie sich möglichst bequem auf Ihren Platz. Achten Sie auf Ihren Atem. Wo spüren Sie Ihren Atem besonders, wo nicht? Spüren Sie alle Richtungen, oben, unten, rechts und links? Berühren Sie sich mit den Händen an den Körperstellen, die Sie besonders schützen mögen. Richten Sie sich zu voller Größe auf und greifen Sie mit Ihren Händen weit aus in den Raum. Achten Sie darauf, daß Ihnen dabei niemand Ihren Raum nimmt!«

Bei solchen Übungen, die mit der vertikalen Aufrichtung zu voller Körpergröße sowie einem Platzgreifen im Raum arbeiten, werden Gefühle wachgerufen, die um unseren Platz in der Welt kreisen: »Hier stehe ich. Dies ist tatsächlich mein Platz. Hier bin ich. Hier darf ich sein« usw. Nach dieser Überzeugung »sein-zu-dürfen«, suchen wir alle.

Eine ausführlichere, der Bioenergetik entlehnte Übungskette, die sich ebenfalls gut für die Arbeit mit Gruppen eignet, mobilisiert zum einen erstaunlich unterschiedliche Gefühle, zum anderen macht sie Unsicherheiten und Brüche in der Koordination der Körperbewegungen anschaulich, die man anschließend gezielter integrieren kann:

10 Vgl.: A. Lowen: Bio-Energetik, Reinbek 1986

- Stellen Sie sich bequem auf Ihren Platz, die Knie leicht gebeugt.
- Verlagern Sie einige Male wechselnd Ihr ganzes Gewicht auf ein Bein. Ein Fuß trägt fest Ihr Gewicht.
- Legen Sie Ihre Hand auf Ihren Bauch und atmen Sie tief ein und aus, so daß Ihr Bauch beim Einatmen Ihre Hand nach außen bewegt.
- Lassen Sie langsam Ihr Becken kreisen, erst in kleineren, dann in größeren Kreisen. Atmen Sie bei der Halbkreisbewegung nach hinten aus, bei der Bewegung nach vorne ein.
- Verschränken Sie Ihre Hände ineinander, führen Sie sie über den Kopf, strecken Sie sich und wachsen Sie dabei zu Ihrer vollen Größe.
- Bewegen Sie Ihre Schultern nach vorne und hinten. Hin und her.
- Führen Sie Ihre Hände in den Nacken und streichen Sie sich vom Kopfansatz über den Nacken bis zu den Schultern alle Schwere weg.
- Hüpfen Sie auf der Stelle und treten Sie am Schluß kräftig mit Ihren Beinen nach vorne.
- Schütteln Sie Ihre Beine aus.

Zwischen den einzelnen Anweisungen bleibt jeweils genügend Zeit, um zu spüren, was passiert.

Es ist bei solchen Übungen wichtig, die Teilnehmer darauf hinzuweisen, daß es nicht »schlimm« ist, wenn sie an einem Punkt verharren und nicht weiter können. Sie sollen sich dann nur ganz auf ihre Empfindungen konzentrieren.

Bei tiefer gestörten Klienten können Ortungsübungen zur weiteren Differenzierung ähnlich sein wie urheberschaftliche oder wirksamkeitsorientierte Interventionen: »Bin ich noch da, wenn Sie die Augen schließen?« Menschen, die hier tiefe Verunsicherung erfahren haben, kann der Therapeut die Hand geben, um sie gewahr werden zu lassen, daß er noch da ist und bleibt. Oder der Klient macht einen Laut, und der Therapeut antwortet auf diesen Laut, um zu zeigen, daß er vom Klienten erreichbar ist.

Es gibt unendlich viele Variationen für Ortungs- und Zentrierungsübungen. Sie können kurz und bescheiden im Anspruch sein, differenzierter im Ausdruck, sparsam oder ausgreifend in der Bewegung, je nachdem, worum es für einen bestimmten Menschen geht. Es gibt auch Übungen mit Leichtigkeit und Heiterkeit, die zum Lachen animieren, oder Übungen mit Kraft und voller Schwung. Mit der Zeit bekommt man ein Gefühl dafür, was jeweils stimmig und hilfreich für jemanden ist.

Mit Jugendlichen und jungen Erwachsenen, die sich nicht immer bereitwillig und neugierig auf ein solches Geschehen einlassen, kann man zunächst auch völlig ohne konkrete Übungen arbeiten, indem man sich ganz auf körper(therapeutische) Bilder und Phantasien beschränkt. Solche Phantasien können ebenso wie Bewegungsproben eine Fülle an »Material« liefern, mit dem man weiter arbeiten kann. Es gibt keine Patentrezepte, sondern die praktische Erfahrung vermittelt die Sicherheit. Als Grundregel jedoch gilt: »Je labiler das Selbst, desto behutsamer die Vorgehensweise«.

Im übertragenen Sinne bedeuten Ortung und Zentrierung auch das seelisch sichere Wohnen im eigenen Körper. Dies vereint die klare Wahrnehmung von Gefühlen einschließlich ihres leiblichen Ausdrucks, das Finden einer angemessenen Sprache zur Mitteilung von Gefühlen sowie das Gespür dafür, worauf sich die Gefühle beziehen.

Frühstörungen

Im Gegensatz zu den häufig stark Abhängigen von Heroin, Kokain oder auch Alkohol finden wir in der ursprünglichen Konsumentengruppe von Ecstasy bisher weniger Menschen, die man als Psychotiker oder Borderliner einstufen würde. Die Fälle, denen man in der Beratungs- und Therapiepraxis dennoch begegnet, müssen behutsamer behandelt werden als die

Ecstasy-Konsumenten mit stabilerem Selbst-Kern. *Wenn die »Auswanderungstendenz« der Droge aus den ursprünglichen Konsumentengruppen von Ecstasy in andere Gruppen von Drogengebrauchern jedoch anhält sowie unkontrollierter Mischkonsum von Rauschmitteln aller Art hinzukommt, werden wir künftig auch bei den Nutzern von Ecstasy vermehrt Menschen mit tiefgehenden Persönlichkeitsstörungen finden.*

Die Einbeziehung des Körpers in die Arbeit ist dennoch auch bei Psychotikern und Borderlinern grundsätzlich möglich, erfordert jedoch mehr Vorsicht. Die Vorbereitungsphase dauert länger und es kann sein, daß auf die Arbeit mit konkreter Berührung ganz verzichtet wird. Zunächst geht es bei diesen Klienten nur um eine deutlichere Wahrnehmung ihres inneren Selbst-Erlebens wie ihres körperlichen Geschehens. Der Fokus liegt darauf, die leiblich-seelischen Wahrnehmungen genauer zu registrieren und Worte zu finden, um das Wahrgenommene zu beschreiben. Die Steigerung der Mitteilungsfähigkeit ist also die eine Seite, die andere Seite beinhaltet, daß diese Klienten auch bemerken, daß der Therapeut als der Andere das Mitgeteilte begreift.

Der Therapeut muß höchste Sorgfalt darauf verwenden, die einzelnen Selbst-Empfindungsbereiche dieser Klienten möglichst genau einzuschätzen, um deren spezielle Stärken und Schwächen herauszufinden. Bei nahezu jedem Menschen lassen sich Türen finden, durch die man mit Hilfe der erlebnisorientierten Interventionen seine Innenwelt betreten kann. Gut gewählte und dosierte erlebnisorientierte Interventionen sind auch für schwer gestörte Menschen eine Hilfe, die sie als nicht oder nur wenig bedrohlich empfinden. Mit dieser Hilfe können sie erfahren, daß es zwischen ihren seelischen Problemen und ihrer organismisch-körperlichen Beziehung zur Außenwelt tiefe Zusammenhänge gibt. Können diese Klienten hierdurch erste klärende Fortschritte erleben, wird ihre Motivation zur Auseinandersetzung mit ihren eigenen Wahrnehmungen deutlich gestärkt.

Ebenso motivierend ist es für diese Klienten, wenn sie sich innerhalb ihrer Möglichkeiten auf eine Erforschung ihres unmittelbaren leiblich-seelischen Erlebens einlassen und dabei feststellen, daß sie die Entfaltung des Prozesses völlig in ihrer Hand haben, so langsam er auch verlaufen mag. Gefühle von Urheberschaft stellen sich wieder vermehrt ein, wenn diese Menschen an jedem Punkt des Geschehens selbst entscheiden, ob sie weitergehen können oder nicht. Therapeuten müssen hier die nötige Geduld aufbringen, sich auf das Tempo und den Rhythmus der Klienten einzustimmen und auch in Momenten des ungewissen Wartens aufmerksam dafür zu bleiben, wohin der Prozeß der Klienten geht. Auch wenn die Richtung bisweilen unklar erscheint oder wenn Therapeuten vorschnell beschleunigend eingreifen möchten, man kann sich grundsätzlich darauf verlassen, daß in Wiederbelebung begriffene affektmotorische Schemata um die angemessene Richtung ihrer Entwicklung »wissen«. Die Sorgfalt des Therapeuten besteht darin, die Klienten nicht zu drängen Schritte zu tun, die ihr tolerierbares Angst- und Stimulierungsniveau übersteigen. Der minimalste Ausdruck von affektiven oder leiblichen Reaktionen reicht häufig bereits aus, um in einem Prozeß adäquat voranzukommen.

In der Arbeit mit schwer gestörten Klienten geht es zunächst immer um die verfeinerte Ausdifferenzierung des Selbst-Körpers und der Selbst-Empfindungsbereiche. Arbeit mit regressiven Zuständen ist über lange Zeit hinweg unangemessen. Die gestörte Erlebniswelt muß in »Ich« und »Du« ausdifferenziert werden. Das Gefühl für »hier bin ich, und dies gehört zu mir« und »dort bist du, und das gehört zu dir« muß gefestigt werden. Die hilfreichen Interventionen müssen für jeden einzelnen Klienten mit Bedacht gewählt werden. Bei Klienten, für die dies stimmig ist, kann beispielsweise mit einfachen Ortungs- oder Nähe-Distanz-Übungen oder auch »Guck-Guck-« und »Versteckspielen« gearbeitet werden: »Wo ist hier Ihr Platz? Wo möchten Sie hier im Raum sein?«,

»Möchten Sie die Position Ihres Stuhles verändern?«, oder: »Bin ich noch da, wenn Sie die Augen schließen«, oder: »Können Sie mich noch erreichen, wenn Sie sich verstecken?« usw. Nichts, was hilfreich ist, ist verrückt oder zu albern, außer vielleicht in der Vorstellung eines Therapeuten, der ein anderes Selbst-Verständnis von seiner Arbeit hat.

Auch bei schwer gestörten Menschen sind die angeborenen Kontinuummuster und Entwicklungsschemata noch vorhanden. Sie sind vielleicht unentwickelt und bis zur Unwirksamkeit ruhiggestellt, aber sie sind nicht tot. Ihre ebenfalls angeborene Entwicklungsbereitschaft kann relativ leicht wiederbelebt werden, ihr individuelles Entwicklungspotential ist nicht verloren. Ob sie sich noch bis zu ihrer vollen Größe entfalten können, hängt vom einzelnen Menschen ab, aber in jedem Falle können sie sich erheblich verfeinern und ausdifferenzieren. Je mehr die Klienten dabei durch angemessene Interventionen ihre motorischen, affektiven und verbalen Überzeugungen und »Realitäten« stimmig zusammenbringen vermögen, desto mehr ist ihnen bei der Festigung ihrer Selbst-Empfindungsbereiche und damit auch bei der Entwicklung ihrer alltäglichen Lebenskompetenz geholfen.

Die Sucht nach Liebe und »Richtigkeit« – Vom Rausch über die Trauer zur Realität

Unser Leben lang suchen wir nach uns selbst sowie nach Glück und Sinn im Leben. Kontinuum- und blockierte Selbst-Kräfte streben nach bestimmungsgemäßem Wachstum, nach dem Gefühl von leiblich-seelischer »Richtigkeit«. Aus dem angeborenen »Wissen« von: »So hätte es sein sollen« wird bei Entgleisung der angemessenen Entwicklung das fortdauernde Gefühl: »Mir steht noch etwas zu.« Es führt zu einer immerwährenden Suche, wobei das Ziel der Suche häufig verschwommen und diffus bleibt und infolgedessen nicht mehr konkret benannt werden kann. Wir suchen so etwas wie ein »Sich-Getragen-Fühlen« durch das tiefe Erleben von stimmigem Gleichgewicht. Bei der Annäherung an solch paradiesisch-»richtige« Urgefühle durch den Gebrauch von Ecstasy stellt sich schnell süchtige Maßlosigkeit ein: »So soll es immer sein«.

Wer es schafft, aus dem süchtig machenden Konsum von Glückspillen auszusteigen, vollbringt eine anerkennenswerte »Ich-Leistung«. Er nimmt die vielfältige Übertragung von Funktionen auf die Droge zurück, die nunmehr eher die eigene Psyche und das eigene Selbst entwickeln können.

> Suchtarbeit ist bekanntlich Beziehungs- und auch Trauerarbeit. Auch Ecstasy-Aussteiger leisten Trauerarbeit, lassen lang abgewehrte Gefühle von Schmerz und Depression zu. Sie müssen einen »doppelten Betrug« verarbeiten: den ursprünglichen Betrug an ihrem Selbst und ihrer uneingeschränkten Glücksfähigkeit sowie den Betrug der Droge, die auf Grund der Toleranzentwicklung ihren ersehnten Dienst versagt. In diesem Prozeß kann man Aussteiger stärkend begleiten.

Man kann gemeinsam betrauern, daß das erfahrene und erträumte Paradies real nicht existiert und sich die Intensität von ozeanischen Gefühlen im Alltag nicht so selbstverständlich einstellt. Dies bedeutet kein gemeinsam geteiltes Abwehrbündnis gegen die Welt, sondern eröffnet realistische Perspektiven *in die Welt*, was nicht zu verwechseln ist mit einem Training zu bedingungslosem Akzeptieren einer als unakzeptierbar erfahrenen Realität. Es bedeutet nicht problemloses Funktionieren und angepaßte Arbeitsfähigkeit, auch wenn Arbeitsfähigkeit in unserer Gesellschaft ein durchaus erstrebenswertes Ziel ist; allerdings eher verstanden als Selbst-Entfaltung zum Erreichen persönlicher Lebensziele, als im Sinne der Aufrechterhaltung reibungsloser Arbeitsabläufe. Dies macht einen gewichtigen Unterschied.

Beim gemeinsamen Suchen nach Perspektiven in der realen Welt sollte auch danach gesucht werden, was von der entaktogen und kommunikativ erfahrenen Wirkung von Ecstasy in den Alltag hinübergenommen werden kann. Es ist möglich, sinnvoll zu unterscheiden, welche Schutzmechanismen und Mauern noch gebraucht werden und welche aufgegeben werden können, weil sie die eigene Lebendigkeit und Glücksfähigkeit einschränken. Es besteht kein Zweifel daran, daß positive Erfahrungen mit Ecstasy tatsächlich in den Alltag transportiert werden können. Es existieren hierzu zahlreiche Erfahrungsberichte von ehemaligen MDMA-Gebrauchern über bleibende positive Wirkungen auf ihr »soziales/interpersönliches Benehmen«.[11] Da Ecstasy als Droge häufig an positive Erlebnisse gekoppelt ist, erscheint es generell erfolgversprechender, mehr mit dem Positiven zu arbeiten, als das Fremde oder Destruktive des Drogengebrauchs zu betonen. Den Focus auf das Negative zu legen, ist eine Einbahnstraße, die in die Leere führt.

Die mögliche dauerhafte Veränderung des existentiellen Lebensgefühls, die Neubewertungen von Sinn-haftigkeit und Lebensprioritäten oder auch die befreiende Milderung von Ängsten sind natürlich keine direkten Nachwirkungen der Droge als solche, sondern persönliche Konsequenzen aus den tiefen Erfahrungen unter dem Einfluß von MDMA.

Das Ziehen persönlicher Konsequenzen für den Alltag berührt auch den weiter unten behandelten Punkt von »Sättigung« als Ausstiegsmotiv. Wenn ein bestimmter Raum unter dem Einfluß der Droge lange genug betreten werden konnte, kann das Interesse aufkeimen, die Türen des »privaten Selbst« nach innen und außen auch ohne Hilfsmittel durchgängiger zu gestalten. Gelingt dies, ist der Effekt in der Regel auch ein Zugewinn an Wirksamkeit und Wohlbefinden.

11 Vgl.: Saunders, a.a.O., S.26

Unter der Voraussetzung, daß MDMA-Erfahrungen so Bedeutung für den Alltag gewinnen können und szenetypische Einflüsse nachlassen, können selbst schwierigere Ausstiege positiv verlaufen. So bestätigt Mark, »daß ich auf dem richtigen ›Trip‹ bin mit meiner Abstinenz«. Über Jahre hinweg hat er Ecstasy regelmäßig als einen »Schlüssel zur Tür« in sein privates Selbst benutzt, bis er nach einem langen Abschied sicher spürte, daß es ihm »auf Partys und auch so wesentlich besser geht als in der Zeit, wo ich auf keiner Party ohne Drogen war. Denn auf einer Party natürlichen Spaß zu haben und dann mit einem Lächeln nach Hause zu kommen und nicht völlig im Arsch zu sein, das ist der richtige Flash, den man ganz schnell lieben lernt«. Zwar merkt er gelegentlich noch, daß es müheloser ist, »auf Droge Party zu machen, als alles aus mir selbst holen zu müssen«, aber das Gefühl ist »viel, viel besser ohne, und so schwierig ist es auch wieder nicht«.[12] Die zeitweiligen Verlockungen, nach dem willentlich vollzogenen Abschied von der Droge in den alten Trott zurückzufallen, klingen noch in der weiteren Verwendung einer szeneverhafteten Sprache an.

Die Sucht nach »Richtigkeit« und innerem Wohlbefinden schließt die Suche nach Liebe ein. Diese Suche nach der ursprünglichen bedingungslosen Liebe der ersten »(Selbst-)Objekte« wurde in der Suchtarbeit schon lange gesehen. Für den therapeutischen Prozeß bedeutet dies, daß die »Symptom-Sucht« erst durch die »Liebes-Sucht«, d.h. durch stimmige Neuerfahrungen mit einem nahen Anderen, ersetzt werden muß. Der Therapeut fungiert unter Umständen vorübergehend selbst als »Droge«, wenn die Übertragungen greifen. Erst danach ist eine Ablösung von der »Droge« und der weitere Entwicklungsschritt in die Selbst-Ständigkeit und Autonomie möglich.

12 Mark, a.a.O., S. 93 und 98

Die Suche nach »Richtigkeit« schließt zwar »die Suche nach Liebe« ein, geht aber noch über sie hinaus. Insbesondere Menschen, die auf Grund ihrer Defekte im Selbst zu symbolischen Übertragungsprozessen vielleicht noch gar nicht in der Lage sind, suchen über die Liebe hinaus eine viel fundamentalere, grund-legende Form ihrer »Richtigkeit«. Bei ihnen ist die affektmotorische zwischenmenschliche Welt so nachhaltig gestört, daß sie in den tiefsten Schichten ihrer unbewußten Erwartungen verharren, »richtig« in die Welt eintreten und stimmig-angemessen berühren zu können sowie umgekehrt ebenso stimmig berührt zu werden. Das »Wissen« um »Richtigkeit« ist auch in ihnen angelegt, aber nicht einmal in seinem Kern entwickelt worden.

»Normale« Gebraucher von Glückspillen, die sich Urgefühlen nähern, können, durch Hilfe, »Sättigung« oder andere Motivationen bewegt, häufig auf einen weiteren Gebrauch ihres Mittels verzichten und sich einem nächsten Entwicklungsschritt stellen. Wenn ein solcher Ausstieg bewußt vollzogen wird, bedarf es würdigender Bestätigung. Diese Würdigung kommt im Arbeitsalltag viel zu kurz. *Viele Eltern, Multiplikatoren und sogar Mitarbeiter von Drogenberatungsstellen halten es irgendwie für selbstverständlich, daß Jugendliche oder junge Erwachsene das aus ihrer Sicht unangemessene oder unerwünschte Verhalten des Drogengebrauchs aufgeben. Sie würdigen es daher nicht entsprechend als Leistung. Wenn es Ecstasy-Aussteigern jedoch gelingt, auf ein Mittel zu verzichten, das ihnen ozeanische Gefühle bescheren kann, dann verzichten sie damit auch auf etwas für sie sehr Wichtiges. Betrauert man den Verlust der großen Gefühle mit ihnen zusammen, fühlen sie sich zutiefst verstanden. Ein Anderer erkennt, was sie aufgeben. Wenn diese Leistung auch noch würdigende Bestätigung erfährt, weitet dies den Blick in eine Zukunft mit lebenswerten Alternativen.*

Selbstgewählte Ausstiegswege aus dem Konsum

Designerdrogen sind eine neue, hoch wirksame Generation von Drogen. Sie werden uns auch noch erhalten bleiben, wenn die Konsum-Situationen sich ändern und von »Raves« oder »Techno-Parties« schon lange niemand mehr spricht. Von den vielen Hunderttausend Jugendlichen und jungen Erwachsenen, die über kürzere oder längere Zeit Ecstasy konsumieren, steigt die Mehrzahl wieder aus. Wenn wir ihre Motivation für den Verzicht auf ihr Mittel präziser fassen, können wir anderen Usern auch gezielter hilfreich sein. Deshalb unterscheide ich in diesem Kapitel abgrenzbare Motivationen, die Ecstasy-Aussteiger als entscheidend für ihren Entschluß angeben.

Abschätzung des Risikos

Zwischen wenig spektakulär bis hoch dramatisch kann sich ein Abschied von der Droge gestalten, der durch das Abschätzen des Risikos motiviert ist.

Ich kenne eine Reihe von Ecstasy-Konsumenten, die mit der Einnahme der Pillen aufgehört haben, weil sie die Folgewirkungen nicht länger in Kauf nehmen wollten. Sie hatten noch genug Bezug zu sich selbst, um sicher festzustellen, daß ihnen bestimmte Nebenwirkungen den Preis nicht mehr wert waren. Zusätzliche Probleme waren nicht das, was sie in der

Droge gesucht hatten. Rasende Kopfschmerzen, Kieferkrämpfe, Nierenbeschwerden und andere körperliche Symptome, die sie dauerhaft quälten, ließen ihre Drogenbilanz ernüchternd ausfallen. Die als angenehm empfundenen entaktogenen und empathischen Wirkungen des Mittels verblaßten dagegen. Vermutlich haben sich einige dieser Aussteiger nicht wirklich innerlich von der Droge verabschiedet, sondern scheuten nur die schmerzhaften Nebenwirkungen. Ein risikoärmeres Mittel könnte sie dagegen wieder locken.

Todeserlebnisse

Eine besondere Form der Risikoabwägung ist die dramatische Erfahrung von Todeserlebnissen, die tatsächlich zu einer inneren Loslösung von der Droge führen. Das fast mystische Erleben des eigenen nahen Todes verändert in der Folge völlig die Grundeinstellung zum eigenen Leben. In »Rave New World« beschreibt M., ein junger Erwachsener, sehr eindrücklich diesen Ausstiegsweg aus der Droge.

Ohne Gespür für den eigenen Körper und sich selbst entfremdet, begann er auf der Suche nach einem anderen Lebensgefühl mit dem Gebrauch von Ecstasy: »Ich war mir gar nicht bewußt, daß ich ein Herz habe: Ich habe einfach Drogen ›gefoodet‹, nicht an mich gedacht, ein gutes Feeling gehabt, aber nicht an mich gedacht«. Bis zu dem Tag, als die Droge fast sein Leben gefordert hätte: »Ich habe fast angefangen zu fliegen. Das Herz wurde immer schneller. Ich habe es nicht mehr gespürt, so schnell war es. Ich wußte, jetzt dauert es noch ein paar Sekunden und dann ist es aus. Und da wehrte ich mich dagegen. Ich konnte es irgendwie nicht glauben. Das darf nicht sein. Das geht nicht. Ich hatte schon ein wenig Euphorie mit all diesen Lichtern, die um mich herum waren, als ich ... meinte, ich sterb.«

Bei vielen Jugendlichen und jungen Erwachsenen ist eine Lebenshaltung zu beobachten, die von scheinbarer Gleichgültigkeit sich selbst gegenüber geprägt ist. Perspektiv- und orientierungslos spielen sie mit dem Risiko und dem eigenen Leben. Häufige, gleichgültige Aussagen lauten: »An irgendwas muß ich ja doch sterben« und »Älter als 30 möchte ich sowieso nicht werden« oder »Lieber ›Fun‹ haben und daran sterben, als sich zu Tode langweilen«. Mit einer solch »coolen« Einstellung dem eigenen Leben gegenüber spielt man vermutlich aber nur so lange, wie die Bedrohung nicht »wirklich« erlebt wird.

Für M. jedenfalls hat das einschneidende Todeserlebnis sein existentielles Lebensgefühl völlig verändert. Er blickt mit anderen Augen in die Welt und hat ein Stück Glücksfähigkeit wiedergewonnen: »In der Situation, in der ich sozusagen mit dem Tod konfrontiert war, wollte ich leben. Ich habe mich dagegen gewehrt. Das hat mir eigentlich gezeigt, daß ich doch am Leben hänge. Ich hätte mich auch gehen lassen können und denken: Pech jetzt. Jetzt nehme ich die Umgebung mehr wahr. Ich gehe jetzt jeden Tag über's Land spazieren ... Ich schaue mir die Natur an und kann mich freuen. Ich sehe, wie die Natur schön ist. Das habe ich vorher nicht so gesehen. Ich habe irgendwie nur das Schlechte gesehen«.

Dies ist ein Beispiel für eine dramatische Selbst-Erfahrung mit Ecstasy, die zu einer positiven Wendung im Lebensweg geführt hat.

Perspektivenwechsel

Einen vergleichsweise unspektakulären Ausstiegsweg ging S., damals 21 und in Ausbildung bei einem deutschen Großunternehmen. Er bekam von seinem Betrieb die Auflage, sich an die Drogenberatung zu wenden. Er war zwar noch nicht völlig süchtig entglitten, hatte aber bereits schon Schwierigkeiten mit seiner Lehre. Obwohl er unter Auflage seines Vorgesetzten kam, war er nicht gänzlich ohne Eigenmotivation, denn er litt besonders unter der depressiven Entleerung nach den Ecstasy-Wochenenden. Außerdem beschrieb er sehr treffend jene besondere Form von Melancholie, die er auch dann bei sich verspürte, wenn er voll im E-Film war: Ihm war deutlich bewußt, daß sein Erleben nicht Realität war und auch nicht sein konnte. Von den gleichen Leuten, mit denen er für die Dauer der Party »eins war«, fühlte er sich hinterher genauso »abgelinkt« wie immer. Damit hatte er innerlich fast schon abgeschlossen. Ihm fehlte aber noch die Alternative.

Als ich ihn fragte, was ihm vor seiner Ecstasy-Periode Freude bereitete, erzählte er von seinem Eingebundensein in einen Sportverein, wo jeder jeden kannte. Seine alten Freunde dort hatte er aber aufgegeben, als er mit Ecstasy anfing, und er war sich nicht sicher, ob diese den Kontakt zu ihm nochmal aufnehmen würden. Er war jedoch fähig, den Weg zu Verein und Freunden zurückzugehen. Seine Angst vor Ablehnung erwies sich als unbegründet. Heute trainiert er die »Kleinen« im Verein, ist beliebt und bekommt Bestätigung. Er fühlt sich wieder »zugehörig«. Seine Lehre hat er ebenfalls abgeschlossen.

Ähnlich unspektakulär vollzog sich ein Perspektivenwechsel bei A., einer jungen Frau. Bei ihr war ich mir lange Zeit nicht sicher, ob sie es schaffen würde, ihren Drogenkonsum zu reduzieren, geschweige denn auszusteigen. Sie erlebte Phasen mit Ecstasy und Beikonsum anderer Drogen, in denen sie völlig »verpeilt« war. Sie erlebte Freunde auf Horrortrips, den Tod eines engen Freundes durch Herzstillstand nach maßlosem Konsum von Ecstasy, LSD und Speed, und sie litt selbst an körperlichen Nebenwirkungen ihres eigenen Konsums. Sie erlebte es als besonders stimulierend, wenn es ihr gelang, die deswegen aufgesuchten Ärzte hinters Licht zu führen.

Sie war in jeder Hinsicht ein lebendiges Beispiel dafür, daß »Abschreckung« nicht wirksam ist. In Gruppengesprächen gab sie sich betont überlegen und »eingeweiht«, nahm über längere Zeit hinweg aber freiwillig daran teil, weil die anderen aus ihrer vertrauten »Clique« auch dabei waren. Eine Motivation zur Veränderung war in dieser Zeit nicht feststellbar.

Nach einem Umzug und der räumlichen Trennung von ihrem Vater begann jedoch eine Neu-Orientierung. Sie hat ihren Drogengebrauch zwar noch nicht ganz aufgegeben, aber erheblich reduziert. Sie nimmt keine »Cocktails« mehr, sondern gelegentlich gezielt Ecstasy. Eindeutigen Vorrang in ihrem Leben hat aber für sie der Abschluß ihres Studiums. Der Perspektivenwechsel ist also vollzogen. Sie kann sich vermutlich aus ihrem Drogengebrauch »ausschleichen«.

Erreichbarkeit und Halt

Ein junger Mann berichtet in »Rave New World« darüber, daß letztlich die Beziehung zu einem ihm nahestehenden Menschen die Macht der Droge besiegt hat. Die Beständigkeit seines Vaters, der die Beziehung zu seinem Sohn bejahte, gegen die Droge aber klar Stellung bezog, war das Motiv für seinen Abschied von Ecstasy. Der Sohn erzählt: »Er konnte mir sehr helfen, … indem er mir einfach zuhörte, indem er einfach mit mir auf dem Bett saß und meinen Jargon annahm. Er hat sich Mühe gegeben. Man macht es dann trotzdem wieder. Aber mein Vater kam dann jeden Sonntag wieder und wieder und wieder. Er hat nicht lockergelassen, er hat nicht lockergelassen …«

Mit beharrlicher Geduld gelang es dem Vater, die Beziehung zu seinem Sohn zu halten. Seine Zuwendung war beständiger als die wechselhaften Wirkungen der Droge, die ihre Gebraucher immer wieder in Enttäuschungslöcher fallen läßt. Die Rückkehr in die Realität durch haltende, nahe Menschen ist so möglich. Auf einer tieferen Ebene kann diese Zuverlässigkeit mit dem sicheren körperlichen Halt in den frühen Phasen der Bezogenheit verglichen werden.

Nahestehende, zugewandte Menschen sind vielleicht der wesentlichste Faktor, der einen Ausstieg aus dem Gebrauch von Drogen wirksam unterstützen kann – zumindest dann, wenn Ansätze einer Eigenmotivation beim Konsumenten gegeben sind.

Der doppelte Verlust von Urheberschaft und Wirksamkeit

Ein weiterer innerlich motivierter Ausstiegsweg aus dem Gebrauch von Ecstasy besteht anfänglich in einem intensiv wahrgenommenen Verlustgefühl.

Der frühkindliche Verlust des Selbst-Gefühls von Urheberschaft und Wirksamkeit geschieht schleichend. Er beeinflußt die gesamte zukünftige Lebensführung. Einen zusätzlichen Verlust von Urheberschaft und Wirksamkeit erleben Drogen-Konsumenten. In einem schleichenden oder auch schlagartigen Prozeß entgleitet ihnen durch den »Mehr-Bedarf« die Kontrolle über ihr Mittel. Häufig bemerken sie das Ergebnis dieses Prozesses erst, wenn nicht mehr sie die Droge im Griff haben, sondern sie selbst von der Droge kontrolliert werden.

Es gibt jedoch auch Suchtmittel-Konsumenten, die den erneut drohenden Verlust von Urheberschaft und Kontrolle sehr bewußt wahrnehmen und dagegensteuern: »Ich hab's nicht gern, wenn mich wer oder etwas steuert. Ich möchte selber bestimmen, was ich tue, wütend sein oder mich freuen, ich möchte mir Aufgaben stellen und sie lösen können und nicht weiter in diesen Tunnel reinrennen, der nur schwärzer und schwärzer wird«.[1] Diese Aussage erinnert sehr an die Abstimmungs- und Regulierungsprozesse während der frühen Phasen der Bezogenheit, in denen das Gefühl für die eigene

---

1   Reichmann, a.a.O., S.65

Urheberschaft und Wirksamkeit entweder stabil ausgebildet oder aber beschädigt wird.

Wird der Verlust von Wirksamkeit schließlich deutlich als Fremdsteuerung empfunden, kann dies dazu motivieren, das eigene Leben wieder in den Griff bekommen zu wollen: »LSD und Ecstasy haben meine Wahrnehmung, mein Leben verändert. Ich bedaure weder das Erlebte noch die Erfahrung mit Drogen; mir ging es unter deren Einfluß gut. Doch diese Zeit ist nun vorbei. Ich weiß jetzt, daß Drogen gefährlicher sind, als ich dachte – egal, für wie bewußtseinsfördernd sie gehalten werden. Im Moment scheint alles so positiv. Nimmst du ein E, bringt es dich weit nach oben, und wenn du weiterfährst, sinkst du schließlich noch tiefer, wenn du nicht mehr drauf bist. Wie kann jemand sein Leben im Griff haben, der nicht ohne Drogen leben und tanzen kann? Du wähnst dich im Himmel. Doch die Hölle ist nicht weit«.[2]

Mit einer solchen Eigen-Motivation kam G. zu mir. G. war ein junger Mann, Mitte zwanzig, der sich nicht damit abfinden wollte, daß ihm die Kontrolle über seinen Ecstasy-Konsum zu entgleiten drohte. Im Bereich Urherberschaft und Wirksamkeit hatte er Schwierigkeiten mit eigener Willensbekundung und Abgrenzung gegenüber fremden Bedürfnissen. Mit Hilfe erlebnis- und wirksamkeitsorientierter Interventionen gelang es ihm, seine Gefühle weiter auszudifferenzieren und seine eigenen Bedürfnisse deutlicher von denen anderer zu unterscheiden. Als er schließlich herausfinden wollte, wie er sich auf einer Rave-Party ohne Ecstasy fühlen würde, entdeckte er eine neue Qualität echter Gefühle. Er »berauschte« sich, durch keine Droge getrübt, an der Authentizität seiner Körper-Wahrnehmungen beim Tanzen. Tranceartige Gefühlszustände wurden nun nicht »von außen« bewirkt, sondern von seiner eigenen Selbst-Versunkenheit im Tanz. Sein Hoch-

---

2 Erfahrungsbericht einer jungen Erwachsenen, aus: Saunders, a.a.O., S.330f.

gefühl wurde im nachhinein zudem durch keinerlei »Kater« beeinträchtigt. Er hatte ein Gefühl von »Echtheit« wiederentdeckt, für das er Ecstasy loslassen konnte. Vorher allerdings hatte ihn das Mittel von seinen Tanzhemmungen befreit.

Über ganz ähnliche Erfahrungen berichtet auch ein Konsument in dem Film »Rave New World«. In gewissem Sinne sind sie sogar ein Alltagsbeispiel für einen Mechanismus, den ich direkt anschließend als »Sättigung« bezeichne.

Sättigung

Eine besondere Motivation zum Ausstieg aus dem Konsum von Ecstasy, die ich als »Sättigung« bezeichne, möchte ich etwas ausführlicher beschreiben.

Ecstasy kann die ruhelose Suche nach einem nicht genau zu benennenden Etwas zu einem Ende bringen, wenn es seine Gebraucher wieder in die Nähe des verlorengegangenen Gefühls von »Richtigkeit« führt. Darin liegt für Ecstasy-Konsumenten eine Chance wie eine Gefahr: die Chance zur bewußten Weiterentwicklung oder die Gefahr süchtigen Entgleitens.

Ich stelle folgende These auf: Wenn Ecstasy-Gebraucher eine »ausreichende« Zeit unter dem Einfluß von MDMA zubringen, können seine spezifischen Wirkungsweisen unbefriedigt gebliebene Bedürfnisse neu ordnen oder soweit »sättigen«, daß die Konsumenten sich gefühlsmäßig in eine nächste Entwicklungsfolge begeben können. Die »ausreichende« Zeit ist dabei individuell höchst unterschiedlich. Durch Neuordnung oder »Sättigung« werden stillgelegte Kontinuum-Kräfte wiederbelebt. Außerdem erfährt die sich-selbst-aufrichtende Tendenz unterentwickelter affektmotorischer Schemata einen neuen Anschub zur bestimmungsgemäßen Weiterentwicklung.

Es mag sein, daß auch die Wirkungen anderer Suchtmittel einen solchen »Sättigungs«effekt herbeiführen können. Was eine Antwort auf die bisher nicht befriedigend beantwortete Frage wäre, wieso manche älteren Heroin-Konsumenten plötzlich nach Jahren des Konsums einen spontanen Ausstieg aus ihrem Drogenkonsum schaffen, sofern sie die Zeit auf Heroin überlebt haben. Da Heroin eine Droge ist, die extrem »zu« macht, könnte eine »ausreichende« Zeit hier Jahre messen, bevor ein »Sättigungs«effekt eintritt.

Auf Grund der vitalisierenden, entaktogen und empathischen Wirkungen von MDMA halte ich es bei diesem Mittel für weitaus weniger spekulativ, ein solches »Sättigungs«konzept zu formulieren. Außerdem gibt es zahlreiche Erfahrungsberichte von Ecstasy-Gebrauchern, die die begründete Annahme eines solchen Konzepts stützen. Eine 23-jährige Frau beispielsweise berichtet: »In Lebenssituationen, wo ich besorgt, beschäftigt, gestreßt oder angespannt war, und in Beziehungen zu Personen, die weniger offen und vertrauensvoll sind, als sie es sein könnten, empfand ich Ecstasy als einen starken und feinen Lehrer, der mich an mein wirkliches Ich erinnerte – daß ich ein intuitiver und spontaner Mensch bin und daß ich mir erlauben muß, dieser Mensch zu sein.«[3]

Ecstasy kann eine das eigene Selbst aufbauende Wirkung entfalten, wenn die unter seiner Wirkung gewonnenen Einsichten konstruktiv verarbeitet werden, um sie in einen drogenfreien Alltag zu integrieren: »Ich hatte auch das Gefühl, der MDMA-Zustand sei ein Raum gewesen, den ich genug erkundet hatte. Die dadurch gewonnenen Einsichten waren sicher brauchbar, aber ich wollte nicht wieder in diesen Raum zurück, um die gleichen Erkenntnisse zu haben – das ist der Anfang einer Abhängigkeit. Für mich geht es nun darum, die vielen durch MDMA gelernten Dinge im täglichen Leben anzuwenden, wie z.B. die Ängste zu überwinden.«[4] Genau dies meint »Sättigung«.

---

3 Saunders, a.a.O., S.332f
4 Saunders, a.a.O., S.336

Wenn verloren geglaubte Gefühle wiederentdeckt und blok-
kierte Selbst-Anteile der Weiterentwicklung zugeführt werden,
kann dies auch als eine Art von Wiedergeburt erlebt werden,
wie es eine erwachsene Frau formuliert: Ich hatte »das Gefühl,
die Welt würde neu geboren, bis ich merkte, daß ich es war, die
neu geboren wurde – in eine Welt, die immer noch ist, wie sie
eben ist! Ich begann erneut, die kleinsten, anscheinend un-
wichtigsten sowie die größten Dinge um mich herum auf eine
neue, ehrfürchtige und faszinierte Art zu sehen. Der Eindruck
des sich lüftenden Schleiers um mich herum war überwältigend«. Auf Grund der mit Ecstasy gemachten Erfahrungen
beschloß jene Frau, »diese ›verlorene‹ Welt meiner Anfänge
wieder hervorzuholen, um selbständig an meinem Selbstbewußtsein und geistigen Wachstum zu arbeiten«. Obwohl sie
danach ihren Gebrauch von MDMA dauerhaft einstellte, blieb
sie »eine überzeugte Verteidigerin von Ecstasy, da es mir dazu
verhalf, die Verantwortung für mein eigenes Bewußtsein und
für Veränderungen zu übernehmen«.[5]

Alle angeführten Erfahrungsberichte belegen, daß der Gebrauch von Ecstasy von vielen Usern irgendwann als nicht
mehr stimmig erlebt wird. Es ist ein »Sättigungs«effekt eingetreten, jedoch nicht durch Langeweile, sondern durch die innere Verarbeitung der unter dem Einfluß von MDMA gewonnenen Einsichten. Die Gebraucher sind dadurch offen und
bereit für den Eintritt in eine neue Motiv- und Entwicklungsfolge.

»Normale« Ecstasy-User auf dem Dance-Floor nehmen solche Veränderungen nur selten bewußt wahr. Dennoch machen auch sie Erfahrungen auf ganz unterschiedlichen Ebenen. Ob und wie sie diese nutzen, liegt in ihrer persönlichen
Verantwortung.

5 Saunders, a.a.O., S.337–339

10 Entwicklung von Lebensfreude

Die positiv erlebten Seiten von Ecstasy bescheren Glücksgefühle und schüren die pure Lust am Leben. Wer auf Drogen verzichtet, muß auf anderen Wegen versuchen, Lebenszufriedenheit und glückliche Momente zu erreichen. Die Arbeit mit Ecstasy-Gebrauchern gestaltet sich unter anderem deshalb so schwierig, weil auf der Erlebnisebene kaum ein adäquater Ersatz angeboten werden kann, der so direkt zugänglich wäre, wie das chemisch induzierte Glück.

Wo die grundlegende Glücksfähigkeit gelitten hat, muß auf der Grundlage der realen Beziehungserfahrungen danach gesucht werden, wie Lebensfreude zu erreichen ist. Drogen- und Suchtarbeit sowie die Psychotherapie anderer »Störungen« gleicht aber oft einem aufrührenden Wühlen in den sumpfigen Niederungen der beschädigten menschlichen Seele. Es ist auffällig, wie wenig in Therapien über Freude und Lebenslust gesprochen oder gar nach Herzenslust gelacht wird. Über vielen Therapien hängt die bleierne Schwere von Schmerz, Depression, Angst und untergründiger Wut. Alle lebenseinschränkenden Erfahrungen, die mit solchen oder ähnlichen Affekten verknüpft sind, müssen selbstverständlich ihren angemessenen Raum einnehmen, aber man sollte sich nicht darin verlieren. Das Selbst unmittelbar stärkend sind Erfahrungen mit Freude oder Glück, die es in jedem Leben gibt, wenn auch oft bis zur Unkenntlichkeit verstümmelt oder bis zur scheinbaren Unauffindbarkeit verborgen.

Verena Kast gebührt das Verdienst, die Bedeutung der Freude für die Selbst-Entwicklung wieder in den Vordergrund therapeutischer Arbeit gerückt zu haben. Stimmig, einfühlsam und mit körpernaher Sprache eröffnet sie ihren Patienten nicht nur den heilenden Zugang zu ihren schmerzvollen Erfahrungen, sondern auch den noch heilsameren Zugang zur »Glücks-« oder »Freudenbiographie« ihres Lebens.

Unsere angeborene Glücksfähigkeit wird beschädigt durch nicht-»richtige« zwischenmenschliche Abstimmungs- und Einfühlungsprozesse, durch mangelnde Spiegelung, Beschämung und erlittene Demütigung, durch Neid und Mißgunst. Eltern, die sich an der ungestümen Lebendigkeit ihrer Kinder nicht mitfreuen können, sie vielleicht sogar nicht einmal ertragen, entziehen ihnen die Grundlagen der Lebensfreude. Die Suche danach im therapeutischen Prozeß stimuliert die stillgelegten Selbst-Kräfte, die auf Wachstum, Kraft und Glück abzielen.

Ungebändigte Freude und überschäumendes Glück erfahren wir ursprünglich in genußvoll gelebter, stimmiger Gemeinsamkeit. Freudvolle Gemeinsamkeit wird genährt von vertrauter Körperlichkeit, bewegender Vitalität und tiefer Verbundenheit mit anderen Menschen. Diese Elemente prägen unsere frühen Selbst-Erfahrungen.

Wer je im therapeutischen Kontext Zeuge war, wie Menschen sich wieder in die leiblich-seelischen Ausdrucksformen kindlicher Freude einfühlen, kennt deren belebende Kraft für das beschädigte Selbst. Wenn er vielleicht sogar Zeuge war, wie diese Ausdrucksformen durch körpertherapeutische Interventionen unmittelbare Gestalt annehmen, zum Beispiel in Form eines ursprünglichen Freudentanzes, wird er auch seine Zweifel an der Sinnhaftigkeit solchen Tuns verlieren.

Menschen, die wieder Bezug finden zu den freudigen Tönungen ihres Lebens, tauchen ein in ein umfassendes »Emotionsfeld« von »Freude – Zufriedenheit – Heiterkeit – Behagen – Glück – Liebe – Begeisterung – Inspiration – Ekstase – Rausch«. Die Gefühle in diesem »Emotionsfeld« gehen ineinander über. Das Erleben dieser Menschen kann vielleicht in »ruhige Zufriedenheit« münden. Oder ihre sich steigernde »Freude kann sehr leicht zu Begeisterung werden, und dann ist die Ekstase auch nicht mehr sehr weit entfernt«.[1]

> Bei Ecstasy-Gebrauchern, die Rausch und Ekstase suchen, drängt sich neben der notwendigen aufdeckenden Erforschung der Selbst-Empfindungsbereiche die Arbeit mit dem Emotionsfeld »Freude« also geradezu auf. Glückserlebnisse bewirken die einschneidendsten psychischen Veränderungen. Auch dies kann übrigens zu dem weiter oben beschriebenen »Sättigungs«effekt beitragen. Ecstasy kann auf Grund der bewirkten Glücksgefühle die Selbst-Akzeptanz positiv verstärken. In den Momenten unseres Lebens, in denen wir Freude und Glücksgefühle verspüren, akzeptieren wir auch bereitwilliger uns selbst, unsere Mitmenschen und unsere Umwelt. Das Selbst-Vertrauen und der Selbst-Wert steigen und bewirken ihrerseits wieder die angenehmsten und besten Selbst-Gefühle. Am augenfälligsten wird dies, wenn Menschen sich verlieben und die Liebe erwidert wird. In vielen Fällen beendet ein Sich-Verlieben auf Grund der »Schmetterlinge im Bauch« von heute auf morgen den »Spuk« eines Drogengebrauchs junger Menschen.

Die Begegnungen mit Freude und Glück richten uns auch körperlich auf, denn die damit verbundenen körperlichen Ausdrucksformen sind alles Bewegungen in die Höhe. Sie stecken voller vitaler Lebendigkeit. Auch Tanzen ist häufig eine Bewegung in die Höhe. So fügt sich bei den tanzenden Ravern eins ins andere.

Die verstärkte Arbeit mit der Freudenbiographie eines Menschen steht in keiner Weise im Widerspruch zu der weiter oben getroffenen Feststellung, daß Drogen- und Suchtarbeit auch Trauerarbeit ist. Menschen können selbst während der

---

1 Verena Kast: Freude, Inspiration, Hoffnung. Neuauflage, München 1997, S. 43

Arbeit mit Schmerz und Trauer Gefühle erstaunlicher Freude erleben. Wenn sie erfahren, daß sich quälende Affekte klären, daß sich diffuse Depression wieder in deutlich spürbare Trauer verwandelt, kann diese Erfahrung als höchst beglückend erlebt werden. Lebendige Trauer ist eine so klare Gefühlsqualität, daß ihr Auftauchen aus der Depression tatsächlich von intensiven Gefühlen der Freude begleitet sein kann. In solchen Momenten wiederentdeckter Gefühle können Menschen glücklich traurig oder traurig glücklich sein, ohne darüber noch Verwirrung zu empfinden.

Verstärkte Arbeit mit der Freudenbiographie eines Menschen darf auch nicht dahingehend mißverstanden werden, diesem unlustvolle, schmerzhafte Gefühle zu ersparen, damit er sich möglichst »gut fühlen« kann. Wenn »sich wohlfühlen« vorschnell zu einem Bewertungsmaßstab für die Wirksamkeit der therapeutischen Beziehung wird, liegt tatsächlich die Gefahr nahe, durch Verstrickung in einem gemeinsamen Abwehrbündnis gegen leidvolle Erfahrungen schmerzhafte Gefühle zu vermeiden. Diese Abwehr kann auch eigene Ohnmachtsgefühle des Therapeuten einschließen, der sich zur Wirkungslosigkeit verurteilt sieht.

Professionelle Helfer in der Suchtarbeit leiden häufig am »burn-out«-Syndrom, d.h. sie brennen nach Jahren ihrer Tätigkeit innerlich aus. Dieses »Ausbrennen« hat zum einen damit zu tun, daß das reale Elend der suchtkranken Menschen auf Dauer als zu belastend empfunden wird, zum anderen ist »burn-out« gekoppelt an eigene quälende Gefühle von Ohnmacht und mangelnder Wirksamkeit, wenn zu lange in sumpfigen Niederungen verharrt wird.

Gelingt es dagegen, und sei es in noch so bescheidenem Maße, verstärkt mit der Freudenbiographie suchtkranker Menschen zu arbeiten, wirkt dies auch einem vorschnellen »Ausbrennen« entgegen, weil über die kräftigende Berücksichtigung vitaler Gefühls-Facetten mehr Wirksamkeit erfahren werden kann.

Die Arbeit an den lebendigen Impulsen empfiehlt sich insbesondere auch im Kontakt mit der spezifischen Gruppe der Ecstasy-Konsumenten. Deren Grundstruktur ist zwar häufig eine depressive oder narzißtisch-gestörte, aber dahinter verbergen sich erstaunlich lebendige Reste von Lebenslust und intakter Genußfähigkeit. Die noch aktiven Kontinuum-Kräfte nähren außerdem wirksam die unbewußte Hoffnung auf Weiterentwicklung ihrer blockierten affektmotorischen Muster. Die Wahl ihres sowohl vitalisierend wie entaktogen-empathisch wirkenden Mittels stützt diese Behauptung. Kreative Interventionen und Angebote können zuviele Grautöne in ihrer Innenwelt wieder durch bunte Lebensvielfalt bereichern.

Das Design der »Schönen neuen Welt«

11

Der Riß im Selbst geht durch die Gesellschaft, geht durch die Welt. Es ist auch der Riß zwischen »Ich« und »Wir« oder »Dir« und »Mir«, im innerseelischen Bereich kaum noch beachtet, im zwischenmenschlichen und wirtschaftlichen Handeln dagegen in aller Entgleisung sichtbar.

Immer wieder werden Bilder und Vergleiche bemüht, wenn es um die Zukunft der Menschen und der Welt geht. Für viele ist es »5 vor zwölf«, für andere »längst zu spät«. Irgendwie »stehen wir am Scheideweg«. Diese »klassischen« Aussagen drücken die Sorge um unsere Zukunft aus.

Überall auf der Welt finden wir Menschen, die sehr bewußt umgehen mit sich selbst, ihren Mitmenschen und der Umwelt, von der sie leben. Wir finden aber noch mehr Menschen, die orientierungslos im Strudel des blinden Fortschrittsglaubens treiben. In welche Richtung wird sich dieser Widerspruch entwickeln?

Wer das Leben, das er führt, nicht mehr für lebenswert oder erfüllend hält, versucht es mit tauglichen oder untauglichen Mitteln zu ändern. Bezogen auf Suchtverhalten und Drogengebrauch ist eine mögliche Entwicklung abzusehen: Wenn der in den Industriestaaten bzw. den technisierten Tele-Kommunikationsgesellschaften zu beobachtende Trend anhält, wird über kurz oder lang – (eher kürzer) – die Zahl der suchtabhängigen Menschen die Zahl der Nicht-Süchtigen überschreiten. Der Gebrauch neu abgestimmter Glückspillen wird dabei möglicherweise mehr steigen als der bisher bekannter Suchtmittel. Vielleicht nähern wir uns dem legendären »Soma« aus Aldous Huxleys Roman »Schöne neue Welt«. Gäbe es eine perfekt abgestimmte Pille, die Glücksgefühle ohne lästige Reue verspräche, wer würde sie nicht nehmen wollen? In vielen Labors der Welt sind Drogen-Designer auf der Suche nach Glück verheißenden Wunderdrogen.

Vielleicht entwickeln zukünftige Gesellschaften aber auch neue Rituale, bei denen Drogen im festgefügten Rahmen zu neu definierten Initiationszwecken gebraucht werden?

Oder aber der Gebrauch bestimmter Drogen wird ein nahezu selbstverständliches Übergangs- und Reifestadium in der Entwicklung selbst-entfremdeter Menschen hin zu mehr »Richtigkeit«. Ihre Funktion wäre dann die »Sättigung« bzw. der Appell an den Wachstumswillen beschädigter Entwicklungsstrebungen.

Vieles ist denkbar. Klar ist, daß Drogen aller Art einen Rückzug aus der Realität und eine passive Lebensgestaltung bewirken. Wenn sie nicht sehr bewußt zur gezielten persönlichen Weiterentwicklung in Dienst genommen werden, gilt dies selbst für Substanzen, die aktivierende und feinfühlige Wirkungen miteinander verbinden und von ihrer Bestimmung her geeignet wären, einer »Bewußtseinserweiterung« zu dienen.

Wer heute zu den Gebrauchern von Ecstasy gehört, sieht den Höhepunkt seines Lebens vielfach im Innern der Pille. Er vermittelt dadurch die tief pessimistische Botschaft: »Ich sehe in dieser Welt keine andere lohnende Lebensperspektive und keine Chance, meine tiefen Bedürfnisse auf andere Art zu befriedigen.« Eine gesellschaftspolitische Tendenz, Perspektivlosigkeit, inneren Rückzug oder gar Verzweiflung am Leben in dieser Welt zu fördern, statt jungen (wie erwachsenen) Menschen zu helfen, sinn-stiftende Wege zu finden, richtet sich gegen alle grundlegenden menschlichen Entwicklungsstrebungen. Ein Gemeinwesen, das von Natur aus offene, begabte, kreative und glücksfähige Menschen zunehmend zum Rückzug in die Welt der Süchte zwingt, ist nicht gesund. Die Tatsache, daß so viele Menschen keinen befriedigenden Weg in die Welt mehr finden, sollte uns aus unserer »satten Ruhe« aufstören und unseren gewohnten Seelenfrieden bis in seine Grundfesten erschüttern.

Täglich lassen wir neue Entscheidungen darüber treffen, welchen Weg wir gehen sollen. Es liegt an uns, einen »stimmigeren« Weg zu wählen – einen Weg im Einklang mit uns selbst, unseren Mitmenschen und unserer natürlichen Umwelt. Zufriedene und glückliche Menschen brauchen keine Drogen, denn sie beherrschen die »Kunst des Lebens«.

Literatur- und Materialverzeichnis

Amt der Vorarlberger Landesregierung, Jugend- und Familienreferat (Hrsg.): Bevor es zuviel wird. Suchtvorbeugung konkret, o.J.

Balint, M.: Therapeutische Aspekte der Regression. Die Therapie der Grundstörung, Reinbek bei Hamburg 1973

Bateson, G./Jackson, D./Haley, H./Weakland, J. (1956): Vorstudien zu einer Theorie der Schizophrenie, in: G. Bateson: Ökologie des Geistes, Frankfurt 1981

Bayerisches Staatsministerium für Arbeit und Sozialordnung, Familie, Frauen und Gesundheit (Hrsg.): Mind Zone. Ecstasy – Was tun? Ein Ecstasy-Ratgeber von Ex-Usern für Eltern, München 1997

Bilstein, E./Voigt-Rubio, A.: Ich lebe viel. Materialien zur Suchtprävention, Mühlheim 1991

Bündnis 90/Die Grünen (Hrsg.): Ecstasy und Techno. Informationen, Bonn und Berlin o.J.

Bundeszentrale für gesundheitliche Aufklärung (Hrsg.): Expertise zur Primärprävention des Substanzmißbrauchs (Kurzfassung), Köln o.J.

Dilling, H./Mombour, W./Schmidt, M.H. (Hrsg.): Internationale Klassifikation psychischer Störungen: ICD – 10. Klinisch-diagnostische Leitlinien. Weltgesundheitsorganisation, 2. Aufl., Bern, Göttingen, Toronto, Seattle 1993

Domes, R.: Ravekultur und Drogenprävention. Selbstorganisation, Ekstasekonzepte und die Praxis von Drogenprävention als Ansatz von Peergroup-education in den Projekten von Eve & Rave Berlin, in: Büro für Suchtprävention (Hrsg.): Ecstasy: Prävention des Mißbrauchs, Neuland 1995

Dornes, M.: Der kompetente Säugling. Die präverbale Entwicklung des Menschen, Frankfurt 1993

Dornes, M.: Die frühe Kindheit. Entwicklungspsychologie der ersten Lebensjahre, Frankfurt 1997

Downing, G.: Körper und Wort in der Psychotherapie. Leitlinien für die Praxis, München 1996

Europäische Beobachtungsstelle für Drogen und Drogensucht: Synthetische Drogen auf dem Vormarsch in Europa. 1. Jahresbericht der Europäischen Beobachtungsstelle 1996, in: drogen-report, 1/1997

Eve & Rave Schweiz (Hrsg.): Ecstasy-Pillen. Analysen und Werte qualitativ und quantitativ. Information Drug-Checking Berlin, Juli 1996

Eve & Rave Berlin: Partydrogen. Safe the Night-info zu: Ecstasy, Speed, LSD, Kokain, Berlin 1994

Fromberg, E.: Die Pharmakologie und Toxikologie von MDMA, in: Neumeyer, J./H. Schmidt-Semisch (Hrsg.): Ecstasy – Design für die Seele?, Freiburg 1997

Fromm, E.: Haben oder Sein. Die seelischen Grundlagen einer neuen Gesellschaft, Stuttgart 1976

Gasser, D.: »Rave New World«. Mit Ecstasy durchs Wunderland der 90er, SAC-CO- Film, Zürich 1992 (in der BRD zu beziehen über: Medienwerkstatt Freiburg, Konradstraße 20, 79100 Freiburg. Tel: 0761/70 97 57)

Gottschling, C./Vernier, R./Wolfsgruber, A.: Ecstasy. Wie gefährlich ist die Glückspille?, in: FOCUS, Nr. 24, 1996

Grof, S. (1975): Topographie des Unbewußten. LSD im Dienst der tiefenpsychologischen Forschung, 6. Aufl., Stuttgart 1993

Greaves, G.B.: Existentielle Therapie der Drogenabhängigkeit, in: Lettieri, D.J./R. Welz (Hrsg.): Drogenabhängigkeit. Ursachen und Verlaufsformen – Ein Handbuch, Weinheim, Basel 1983

Heisterkamp, G.: Heilsame Berührungen. Praxis leibfundierter analytischer Psychotherapie, München 1993

Herbst, K./Kraus, L./Scherer, K.: Repräsentativerhebung zum Gebrauch psychoaktiver Substanzen bei Erwachsenen in Deutschland. Schriftliche Erhebung 1995, Bundesministerium für Gesundheit, Bonn 1996

Huxley, A.: Schöne neue Welt, Frankfurt 1953

Huxley, A.: Die Pforten der Wahrnehmung, München 1954

Kahl, R.: Kindheit Heute. Das Schwinden der Sinne (Film), Hamburg 1996 (Bezugsadresse: Pädagogische Beiträge Verlag, Rothenbaumchaussee 11, 20148 Hamburg. Tel.: 040/45 45 95)

Kast, V.: Freude, Inspiration, Hoffnung, Neuauflage München 1997

Kemper, W.R./Kunze, T.: Butamin (MBDB) – Ecstasy der besonderen Art?, in: Neumeyer, J./H. Schmidt-Semisch (Hrsg.): Ecstasy – Design für die Seele?, Freiburg 1997

Kohut, H.: Narzißmus. Eine Theorie der psychoanalytischen Behandlung narzißtischer Persönlichkeitsstörungen, Frankfurt 1973

Kohut, H.: Die Heilung des Selbst, Frankfurt 1979

Kriener, M./Saller, W.: Ecstasy – das giftige Glück, in: DIE ZEIT, Nr. 26, 1997

Krystal, H./Raskin, H.A. (1970): Drogensucht: Aspekte der Ichfunktion, Göttingen 1983

Kuntz, H.: »Du liebst alle, und alle lieben dich«. Mit Ecstasy auf der Suche nach dem verlorenen Glück, in: Sucht*Report*, 1/1997

Kuntz, H.: »Die Kunst des Lebens«. Dokumentation eines Modellprojekts mit SchülerInnen der Klassenstufe 7 am von-der-Leyen Gymnasium Blieskastel, Saarbrücken o.J.

Kuntz, H.: Der rote Faden in der Sucht. Neue Ansätze in Theorie und Praxis. Weinheim und Basel 2000

Liedloff, J. (1977): Auf der Suche nach dem verlorenen Glück. Gegen die Zerstörung unserer Glücksfähigkeit in der frühen Kindheit, München 1992

Lowen, A.: Bio-Energetik, Reinbek bei Hamburg 1986

Mahler, M./Pine, F./Bergman, A. (1975): Die psychische Geburt des Menschen. Symbiose und Individuation, Frankfurt 1978

Mark: »Mit XTC einfach abzuschließen ist nicht so easy!«. Meine Erfahrungen mit Ecstasy – und die Schwierigkeiten des Aufhörens, in: M. Rabes/W.

Harm (Hrsg.): XTC und XXL. Ecstasy. Wirkungen, Risiken, Vorbeugungsmöglichkeiten und Jugendkultur, Reinbek 1997

Meisch, P.: Les drogues synthétiques de type »Ecstasy« au Grand-Duché de
Luxembourg. Analyse de la situation, Luxembourg 1997

Miller, A.: Am Anfang war Erziehung, Frankfurt 1980

Miller, A.: Du sollst nicht merken, Frankfurt 1981

Miller, A.: Das verbannte Wissen, Frankfurt 1988

Moser, T./Pesso, A.: Strukturen des Unbewußten. Protokolle und Kommentare, Stuttgart 1991

Moser, T.: Vorsicht Berührung. Über Sexualisierung, Spaltung, NS-Erbe und
Stasi-Angst, Frankfurt 1992

Moser, T.: Der Erlöser der Mutter auf dem Weg zu sich selbst. Eine Körperpsychotherapie, Frankfurt 1993

Naranjo, C.: Die Reise zum Ich – Psychotherapie mit heilenden Drogen,
Frankfurt 1979

Neumeyer, J.: »Techno ist Lebensfreude und ein kulturelles Zuhause«. Interview mit den DJ's und Musikern Peter Pan, Digital Joy und Hans Cousto,
in: Neumeyer, J./H. Schmidt-Semisch (Hrsg.): Ecstasy – Design für die Seele?, Freiburg 1997

Neumeyer, J./Schmidt-Semisch, H. (Hrsg.): Ecstasy – Design für die Seele?,
Freiburg 1997

Nietzsche, F. (1883–85): Also sprach Zarathustra. Ein Buch für Alle und Keinen, 12. Aufl., Goldmann 1996

Rakete, G./U. Flüsmeier: Der Konsum von Ecstasy. Empirische Studie zu
Mustern und psychosozialen Effekten des Ecstasykonsums. Eine Studie im
Auftrag der Bundeszentrale für gesundheitliche Aufklärung, Hamburg 1997

Reichmann, L.: Wege aus der Drogensucht. Berichte über Menschen, die den
Ausstieg geschafft haben, München 1996

Rosenbaum, M./Morgan, P./Beck, J.E.: »Auszeit«. Ethnographische Notizen
zum Ecstasy-Konsum Berufstätiger, in: Neumeyer, J./H. Schmidt-Semisch
(Hrsg.): Ecstasy – Design für die Seele?, Freiburg 1997

Rost, W.D.: Psychoanalyse des Alkoholismus. Theorie, Diagnostik, Behandlung, Stuttgart 1992

Saunders, N.: Ecstasy, 2. Aufl., Zürich 1994

Scheidt, J. vom: Der falsche Weg zum Selbst – Studien zur Drogenkarriere,
München 1976

Scheidt, J. vom: Innenwelt-Verschmutzung, Neuauflage Frankfurt 1988

Schmidbauer, W.: Homo consumens, Stuttgart 1972

Schmidbauer, W./Scheidt, J. vom: Handbuch der Rauschdrogen, Neuausgabe,
Frankfurt 1996

Schreiber, L.H.: Das Urteil des BGH zu Ecstasy, in: NJW, Heft 12, 1997

Schultes, R.E./A. Hofmann: Pflanzen der Götter. Die magischen Kräfte der
bewusstseinserweiternden Gewächse. Komplett überarbeitete Neuauflage.
Aarau 1998

Schuster, P./Wittchen, H.U. (Max-Planck-Institut für Psychiatrie, München): Ecstasy- und Halluzinogengebrauch bei Jugendlichen – Gibt es eine Zunahme?, Originalarbeit, München 1996

Seligman, M.: Erlernte Hilflosigkeit, Weinheim 1995

Snyder, S.H.: Chemie der Psyche. Drogenwirkungen im Gehirn, Heidelberg 1994

Stern, D. (1985): Die Lebenserfahrung des Säuglings, 2. Aufl., Stuttgart 1992

Spitz, R.A. (1957): Nein und Ja. Ursprünge der menschlichen Kommunikation, 2. Aufl., Stuttgart 1970

Spitz, R.A.: Vom Säugling zum Kleinkind. Naturgeschichte der Mutter-Kind-Beziehungen im ersten Lebensjahr, 4. Aufl., Stuttgart 1974

Suter, M.: Die dunkle Seite des Mondes. Zürich 2000

Thomasius, R. (Hrsg.): Ecstasy. Eine Studie zu gesundheitlichen und psychosozialen Folgen des Missbrauchs. Stuttgart 2000

Tossmann, H.P./W. Heckmann: Drogenkonsum Jugendlicher in der Techno-Party-Szene. Eine empirisch-explorative Untersuchung zur Notwendigkeit und den Möglichkeiten einer zielgruppenbezogenen Drogenprävention. Im Auftrag der Bundeszentrale für gesundheitliche Aufklärung, Köln 1997

Trebes, S./Saum-Aldehoff, T.: Ecstasy. Psychotherapie mit einer Modedroge?, in: Psychologie Heute, August 1994

Walder, P.: Love, Peace & Ecstasy – Technokultur und Drogenkonsum. Die Raving- Society als Konsumgemeinschaft zwischen Trance, Kommerz und Absturz, in: Büro für Suchtprävention (Hrsg.): Ecstasy: Prävention des Mißbrauchs, Neuland 1995

Walder, P./Amendt, G.: Ecstasy & Co. Alles über Partydrogen, Reinbek bei Hamburg 1997

Winnicott, D.W.: Von der Kinderheilkunde zur Psychoanalyse, München 1976

Winnicott, D.W.: Reifungsprozessse und fördernde Umwelt, München 1974

Winnicott, D.W.: Vom Spiel zur Kreativität, 4. Aufl., Stuttgart 1987

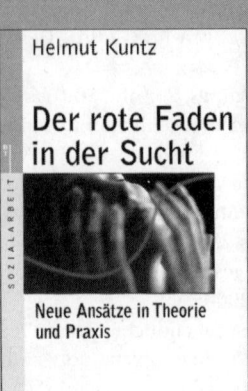
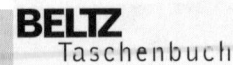